மேயோ கிளினிக்

# நீரிழிவைச் சமாளிப்பது எப்படி?

**மரியா கொலாசோ-கிளாவெல, எமடி**
முதன்மை மருத்துவ ஆசிரியர்

தமிழில்

**மருத்துவர் சிவசுப்ரமணிய ஜெயசேகர்**

அடையாளம்

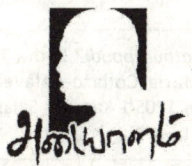

இந்நூல் நீரிழிவைக் கட்டுப்படுத்தவும் அதன் சிக்கல்களைத் தவிர்ப்பதும் பற்றி நம்பகமான, நடைமுறைக்கு உகந்த, புரிந்துகொள்வதற்கு எளிய தகவல்களை வழங்குகிறது. இதில் காணப்படும் விஷயங்களில் பெரும்பாலானவை மேயோ கிளினிக்கைச் சார்ந்த அகச் (நாளமில்லா) சுரப்பியல் நிபுணர்கள் மற்றும் இதர உடல்நலப் பராமரிப்பு நிபுணர்களின் அனுபவத்திலிருந்து நேரடியாகப் பெற்றவையாகும். ஆயினும் தங்கள் குடும்ப மருத்துவரின் ஆலோசனையுடன் இணைந்தே துணைபுரிகிறது இந்நூல். அதாவது தனிப்பட்ட மருத்துவப் பிரச்சினைகளுக்குத் தங்கள் குடும்ப மருத்துவருடன்தான் நீங்கள் கலந்தாலோசிக்க வேண்டும். இந்நூல் எந்த நிறுவனத்தின் உற்பத்திப் பொருளையும் ஆதரிக்கவில்லை. மேயோ, மேயோ கிளினிக், மேயோ கிளினிக் ஹெல்த் இன்ஃபர்மேஷன், மேயோ மூன்று கேடயச் சின்னம் ஆகியவை மருத்துவக் கல்வி மற்றும் ஆய்வுக்கான மேயோ நிறுவனத்தைக் குறிக்கும்.

'நலவாழ்வு எல்லாருக்கும்' எனும் முத்திரை உடல்நலக் கல்விக்கான அடையாளத்தின் வெளியீடு களைக் குறிக்கும். இவ்வரிசையில் வெளிவரும் தரமான மருத்துவ நூல்கள் குறைந்த விலையில் வழங்கப்படுகின்றன. எனவே இவ்வரிசை நூல்களை வாங்குவது மேலும் பல தரமான மருத்துவ நூல்களைக் கொண்டு வருவதற்கு உதவும். அதிகமான படிகள் வாங்கிப் பரவலாக்க விரும்புவோருக்குச் சிறப்புக் கழிவு உண்டு.

புகைப்படங்கள்: முதல் மற்றும் மூன்றாம் பகுதியில் உள்ள புகைப்படங்கள் © ஸ்டாக்பைட். 2, 4, 5 ஆகிய பகுதிகளிலும், 65, 86, 103, 169, 210, 227ஆம் பக்கங்களிலும் உள்ள புகைப்படங்கள் © போட்டோடிஸ்க்.

இந்நூல் பதிப்புரிமை பெற்றது. இந்நூலின் எந்தவொரு பகுதியையும் எந்த வடிவத்திலும் நகல் எடுப்பது, பதிப்பிப்பது, பரவலாக்குவது, பதிவுசெய்வது, இருப்பு வைப்பது, மேற்கோள் காட்டுவது, இணைப்பாகத் தருவது கூடாது. பத்திரிகை, செய்தித்தாள் மற்றும் ஊடகங்களில் மதிப்புரைக்காகச் சிறு பகுதியை மேற்கோள் காட்டலாம். மேலும் விவரங்களுக்கு வெளியீட்டாளரைத் தொடர்புகொள்ளவும்.

இந்நூலில் குறிப்பிடப்படும் மருந்துகளில் பெரும்பாலானவை இந்தியத் துணைக்கண்டம் மற்றும் ஆசிய நாடுகளில் கிடைக்கின்றன. இந்தியாவில் கிடைக்கும் சில மருந்துகளின் வணிகப் பெயர்களும் இலங்கைத் தமிழ் வழக்கும் (இலங்.) ஆங்காங்கே அடைப்புக்குறிகளுக்குள்ளும் இறுதியாக கலைச்சொற்கள் பட்டியலும் கொடுக்கப்பட்டுள்ளன.

முதல் பதிப்பு: டிசம்பர் 2007, இரண்டாம் பதிப்பு 2016, © மருத்துவக் கல்வி மற்றும் ஆய்வுக்கான மேயோ அறக்கட்டளை. © தமிழ் மொழிபெயர்ப்பு: அடையாளம், நூல்வடிவம்: த பாபிரஸ்.

இம்மொழிபெயர்ப்பு *மேயோ கிளினிக் ஆன் மேனேஜிங் டயபிடிஸ்* என்னும் ஆங்கில நூலின் இரண்டாவது பதிப்பிலிருந்து தமிழாக்கப்பட்டுள்ளது. மொழிபெயர்ப்பின் துல்லியத் தன்மைக்குத் தமிழ்ப் பதிப்பாளரே பொறுப்பாவார். இதற்கான பதிப்புரிமையை அமெரிக்க ஐக்கிய நாட்டிலுள்ள மருத்துவக் கல்வி மற்றும் ஆய்வுக்கான மேயோ அறக்கட்டளை அடையாளத்திற்கு வழங்கியுள்ளது.

வெளியீடு: அடையாளம், 1205/1 கருப்பூர் சாலை, புத்தாநத்தம் 621310, திருச்சி மாவட்டம், தமிழ்நாடு, இந்தியா, தொலைபேசி: (+91) 04332 273444, தொலைநகல்: (+91) 04332 273055

**ISBN: 978 81 7720 078 2**

விலை: **₹ 190**

*mayo clinic neerilivaich samaalippathu eppadi?* is the Tamil translation of *Mayo Clinic on Managing Diabetes,* Edited by Maria Collazo-Calavell, Translated by Sivasubramania Jeyasekar, Published by Adaiyaalam, 1205/1 Karupur Salai, Puthanatham 621310, Tamilnadu, India, email: info@adaiyaalam.net

## நீரிழிவு பற்றி

முன் எப்போதும் இல்லாத அளவுக்கு இப்போது இந்தியர்கள் பலருக்கு நீரிழிவு இருக்கிறது. உலகம் முழுவதும் 14.3 கோடி பெரியவர்களையும் குழந்தைகளையும் நீரிழிவு பாதித்திருப்பதாக மதிப்பிடப்பட்டுள்ளது. இந்த எண்ணிக்கை 2025இல் 30 கோடியை எட்டும் என எதிர்பார்க்கப் படுகிறது. நீரிழிவு உள்ளவர்களில் பலர் தங்களுடைய பாதிப்பைக் கட்டுக்குள் வைக்கவில்லை. ஆயினும் இந்தச் சாதாரண பாதிப்பை நன்கு சமாளிக்கும் வழிமுறைகளை ஆய்வாளர்கள் தொடர்ந்து கண்டறிந்து வருகிறார்கள். முன்புபோல் அல்லாமல், இன்று உங்களுக்கு நீரிழிவு இருப்பதாகக் கண்டறியப்பட்டால் சுறுசுறுப்பான, ஆரோக்கியமான வாழ்க்கை வாழ்வதற்கு உங்களுக்கு நல்ல வாய்ப்பு உள்ளது. ஆனால் இதற்கு நீங்கள் உடல்நலப் பராமரிப்புக் குழுவுடன் ஒத்துழைத்து, உங்கள் இரத்தச் சர்க்கரை (குளுகோஸ்) அளவைக் கட்டுப்படுத்தத் தேவையான நடவடிக்கைகளை மேற்கொள்ள வேண்டும்.

இந்நூலில் உங்கள் நீரிழிவை வெற்றிகரமாகச் சமாளிப்பதற்கும் தீவிர நோய்ச் சிக்கல்களுக்கு உள்ளாகும் அபாயத்தைக் குறைப்பதற்கும் நீங்கள் பயன்படுத்தக்கூடிய, நடைமுறைக்கேற்ற ஆலோசனைகளைக் காண்பீர்கள். உங்களுக்கு நீரிழிவு ஏற்படும் அபாயம் இருந்தால், அது ஏற்படாமல் தடுக்கக்கூடிய வாழ்க்கை முறை மாற்றங்களைப் பற்றியும் இதில் காண்பீர்கள். இந்நூல் மேயோ கிளினிக் மருத்துவர்களின் நிபுணத்துவம் மற்றும் தங்கள் நோயாளிகளுக்கு அவர்கள் அன்றாடம் வழங்கும் ஆலோசனைகளின் அடிப்படையில் அமைந்துள்ளது.

## மேயோ கிளினிக் பற்றி

டாக்டர் வில்லியம் வோரல் மேயோவின் தொழில் பயிற்சியிலிருந்தும் அவருடைய மகன்கள் வில்லியம் ஜே. மேயோ மற்றும் சார்லஸ் ஜே. மேயோ ஆகியோரின் கூட்டு முயற்சியிலிருந்தும் 1900களின் முற்பகுதியில் மேயோ கிளினிக் உருவானது. ரோசெஸ்டரில் (மின்னசோட்டா) சுறுசுறுப்பாக நடைபெற்ற தங்கள் தொழிலுக்கு நிறையத் தேவை எழுந்ததால், மேயோ சகோதரர்கள் பிற மருத்துவர்களைத் தங்களுடன் இணையுமாறு அழைத்து, தனியார் துறை மருத்துவச் சேவைக்கு முன்னோடியாய் அமைந்தனர். ரோசெஸ்டர் (மின்னசோட்டா), ஜாக்சன்வில்லே (ஃப்ளோரிடா), ஸ்காட்ஸ்டேல் (அரிசோனா) ஆகிய மூன்று முக்கிய இடங்களிலும் அதன் வட்டார, சமுதாய அளவில் அமைந்த உடல்நலப் பராமரிப்பு நிலையங்கள்,

தொழிற்பயிற்சிகள், 4000க்கும் மேற்பட்ட மருத்துவர்கள் மூலமாக விஞ்ஞானிகளின் விரிவான நோயறிதல், துல்லியமான விடைகள் மற்றும் திறமான சிகிச்சைகள் ஆகியவற்றை வழங்குவதில் மேயோ கிளினிக் தன்னை அர்ப்பணித்துக்கொண்டுள்ளது.

இந்த ஆழமான அறிவு, அனுபவம் மற்றும் நிபுணத்துவத்துடன் மேயோ கிளினிக் ஓர் உடல்நலத் தகவல் ஆதாரமாக இணையற்ற இடத்தைப் பிடித்துக்கொண்டிருக்கிறது. 1983 முதல் மேயோ கிளினிக் பல்வேறுவிதமான பரிசு பெற்ற செய்தி மடல்கள், நூல்கள் மற்றும் இணையசேவைகள் மூலம் லட்சக்கணக்கான வாசகர்களுக்கு நம்பகமான உடல்நலத் தகவல்களைப் பதிப்பித்துள்ளது. பதிப்புச் செயல்பாடுகளின் மூலம் கிடைக்கும் வருவாய், மேயோ கிளினிக்கின் மருத்துவக் கல்வி மற்றும் ஆய்வு உள்ளிட்ட திட்டங்களுக்கு உதவுகிறது.

## பதிப்புக் குழு

**முதன்மை மருத்துவப் பதிப்பாசிரியர்**
மரியா கொலாசோ-கிளாவெல், எம்டி

**நிர்வாக ஆசிரியர்**
எலிசபெத் டேவிஸ்

**தமிழ்ப் பதிப்பாளர்**
மு. சாதிக்

**முதன்மைப் பதிப்பாசிரியர் நூல்கள் மற்றும் செய்திமடல்கள்**
கிறிஸ்டோஃபர் ஃப்ரை

**ஆய்வு மேலாளர்**
டெய்ட்ரே ஹெர்மன்

**ஆய்வு நூல்கள்**
ஆண்டனி குக்
டேனா கெர்பெரி
மிஷெல் ஹ்யூலெட்

**பங்களிப்பு எழுத்தாளர்கள்**
நான்சி பூட்ரோ
லீ எங்ஃபெர்
ரெபெக்கா கொன்சாலஸ்-கேம்பாய்
டமாரா குன்
ஸ்டீபன் மில்லர்

**படைப்பாக்க இயக்குநர்**
டேனியல் ப்ரெவிக்

**விளக்கப்படங்கள்**
கிறிஸ்டோபர் ஸ்ருங்கா

**மருத்துவ விளக்கப்படங்கள்**
மைக்கேல் கிங்
எம். ஆலிஸ் மேக்கின்னே

**புகைப்படங்கள்**
ஜோசப் கேன்
ரிச்சர்ட் மேட்சென்
ராண்டி சீக்லெர்

**தமிழாக்கம்**
சிவசுப்ரமணிய ஜெயசேகர்

**செம்மையாக்கம்**
எம். சிவசுப்ரமணியன்

**மெய்ப்பு**
ராஜமார்த்தாண்டன்
கோ. சுந்தர்

**வடிவமைப்பு**
கிரெய்க் கிங்
கதிர்

**சுட்டி**
பார்வதி

**நிர்வாக உதவியாளர்**
பிரிசிலா

## பங்களிப்பு ஆசிரியர்கள் மற்றும் மதிப்புரையாளர்கள்

டேரில் பார்ன்ஸ், எம்டி
ஆனந்தா பாசு, எம்டி
சூசன் ப்யோர்ன்சென், ஆர்என்
எம். ரெஜினா காஸ்ட்ரோ, எம்டி
டயானா டீன், எம்டி
ஆண்ட்ரூ குட், எம்டி
ஷரோன் ஹேஸ், எம்டி
வில்லியம் இஸ்லி, எம்டி
கேரி கிரீகர், ஃபார்ம்.டி.
யோகிஷ் குட்வா, எம்பிபிஎஸ்
எட்வர்ட் லாஸ்கோவ்ஸ்கி, எம்டி
ஜேம்ஸ் லெவின், எம்டி, பிஎச்டி
அய்டா டெய்ஃப், எம்டி
எம். மோலி மேக்மஹோன், எம்டி
விக்டர் மோன்டோரி, எம்டி
லான்ஸ் மின்டெர்சே, எம்டி
ஜெனிஃபர் நெல்சன், ஆர்டி
ராபர்ட் ரீஸா, எம்டி
டபிள்யூ. ஃப்ரெடரிக் ஷ்வெங்க், எம்டி
ஸ்டீவன் ஸ்மித், எம்டி
பீட்டர் டெப்பென், எம்டி
அட்ரியன் வெல்லா, எம்டி
கரென் வல்லேவண்ட்
கரோல் வில்லெட், ஆர்டி

# முன்னுரை

*நீரிழிவைச் சமாளிப்பது எப்படி?* எனும் மேயோ கிளினிக்கின் இந்நூலை நீங்கள் படித்துக்கொண்டிருந்தால், உங்களுக்கோ அல்லது உங்களுக்கு நெருக்கமானவருக்கோ நீரிழிவு இருக்க வேண்டும் அல்லது அந்நோய் ஏற்படும் அபாயத்தில் இருக்க வேண்டும். நீரிழிவு தீவிரமானது - சாதாரணமாக அது அதிகரித்துக்கொண்டே வருகிறது. ஆனால் இன்று, நீங்களோ நீங்கள் நேசிக்கும் ஒருவரோ ஓர் ஆரோக்கியமான, உருப்படியான வாழ்க்கை வாழும் விதத்தில் நீரிழிவைக் கட்டுப்படுத்த என்ன செய்வது என்று முன்னெப்போதையும்விட இப்போது மருத்துவர்கள் நன்கு அறிந்திருக்கிறார்கள். ஒரு விஷயம் உறுதியானது: நீரிழிவை வெற்றிகரமாகச் சமாளிப்பதற்கு உடல்நலப் பராமரிப்புக் குழுவில் நீங்கள் ஈடுபாடு காட்டுவதும் வாழ்நாள் முழுவதுமான நீடிக்கக்கூடிய கடப்பாடும் தேவைப்படுகிறது.

இந்நூலில், நோய் கண்டறிதல் மற்றும் சமாளிப்பு குறித்த புதிய வழிமுறைகளையும் மதிப்புமிக்க தன்கவனிப்புக் குறிப்புகளையும் காண்பீர்கள். நீரிழிவானது எவ்வாறு இதய மற்றும் இரத்த நாள (இலங். குருதிக்கலன்) நோய்களுக்கும் தீவிரமான பிற சிக்கல்களுக்கும் இட்டுச் செல்லும் என்றும் அறிந்துகொள்வீர்கள். இந்த அபாயங்களைக் குறைப்பது குறித்து ஆலோசனை பெறுவீர்கள்.

நீரிழிவைச் சமாளிப்பது, இரத்த குளுகோஸைக் (சர்க்கரையை) கண்காணித்தல், ஆரோக்கியமான உணவை உண்ணுதல், ஆரோக்கியமான எடையைப் பராமரித்தல், மற்றும் உடல்ரீதியாகச் சுறுசுறுப்பாகச் செயல்படுதல் போன்ற புதிய, இன்றியமையாத ஆலோசனைகளை வாசியுங்கள். பலவகை இன்சுலின்கள், புதிய மருந்துகள் உட்பட பலவகை மருத்துவங்களை, பயனுள்ள அட்டவணைகளுடன் அறிந்துகொள்வீர்கள். உறுப்பு (அங்கம்) மாற்றுதல் குறித்து நீங்கள் யோசித்துக் கொண்டிருந்தால், இப்பொருள் பற்றிய எங்களது விரிவான பகுதி உதவிகரமான தகவல்களை அளிக்கும்.

'நீரிழிவும் கர்ப்பமும்' எனும் பகுதி உங்கள் உடல்நலத்தையும் உங்கள் குழந்தையின் உடல்நலத்தையும் எவ்வாறு பாதுகாப்பது என விளக்குகிறது. குழந்தைக்கு நீரிழிவு இருந்தால், குழந்தைகள் மற்றும் விடலைகளைப் பாதிக்கும் நீரிழிவு குறித்த எங்கள் புதிய பகுதியை வாசியுங்கள். அறிகுறிகளையும் நோய்க்குறித் தொகுதிகளையும் கண்டறிவதில் தொடங்கி உங்கள் குழந்தையை நீரிழிவுப் பராமரிப்பில் ஈடுபடுத்துவது, உணர்வுபூர்வமான பிரச்சினைகளைச் சமாளிப்பது வரை நடைமுறைக்கேற்ற குறிப்புகளை அறிந்துகொள்வீர்கள்.

உங்களுக்காக இந்நூலை வாசித்தாலும் சரி, அல்லது நீங்கள் நேசிக்கும் ஒருவருக்காக வாசித்தாலும் சரி, இந்த உத்திகள் உங்கள் உடல்நலப் பராமரிப்புக் குழுவின் வழிகாட்டுதலுடன் இணைந்து, நீங்கள் வாழ்க்கையை முழுமையாக வாழ உதவும் என்று நாங்கள் நம்புகிறோம்.

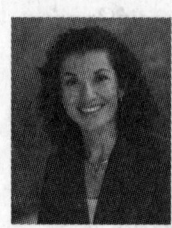

மரியா கொலாசோ கிளாவெல், எம்.டி.
முதன்மை மருத்துவப் பதிப்பாசிரியர்

# பொருளடக்கம்

முன்னுரை

## பகுதி 1: அடிப்படைத் தகவல்கள்

| | | |
|---|---|---|
| இயல் 1 | நீரிழிவை அறிந்துகொள்வோம் | 3 |
| | நீரிழிவு என்றால் என்ன? | 4 |
| | நீரிழிவின் வகைகள் | 7 |
| | அறிகுறிகளும் நோய்க்குறிகளும் | 11 |
| | நீரிழிவு ஏற்படுவதை மிகைப்படுத்தும் காரணிகள் | 14 |
| | நீரிழிவைக் கண்டறிய உதவும் சோதனைகள் | 17 |
| | நீரிழிவைத் தடுக்க வழியுண்டா? | 20 |
| | கேள்விகளும் பதில்களும் | 22 |
| இயல் 2 | கட்டுப்படுத்தப்படாத நீரிழிவின் அபாயங்கள் | 24 |
| | அவசரச் சிகிச்சைக்கான நிலைகள் | 25 |
| | தாழ்குளுகோஸ் நிலை (குளுகோஸ் அளவு குறைதல்) | 25 |
| | ஆஸ்மொலாலிடி மிகுந்த மிகைகுளுகோஸ் நிலை | 28 |
| | கீடோன் மிகுதல் (நீரிழிவில் கீடோன் அமிலமாதல்) | 29 |
| | நாள்பட்ட நோய்ச் சிக்கல்கள் | 31 |
| | இதய மற்றும் இரத்த நாள நோய்கள் | 31 |
| | நரம்பு பாதிப்புகள் (நரம்பு வலுவிழப்பு) | 36 |
| | சிறுநீரக நோய் (சிறுநீரக வலுவிழப்பு) | 37 |
| | கண் பாதிப்புகள் (விழித்திரை வலுவிழப்பு) | 38 |
| | தொற்று ஏற்படும் வாய்ப்பு மிகுதல் | 40 |
| | கேள்விகளும் பதில்களும் | 41 |

## பகுதி 2: நோய்க் கட்டுப்பாடு

| | | |
|---|---|---|
| **இயல் 3** | **இரத்த குளுகோஸ் அளவைக் கண்காணித்தல்** | **45** |
| | எப்போது பரிசோதிப்பது? | 46 |
| | தேவைப்படும் கருவிகள் | 47 |
| | நல்ல, தரமான முடிவுகளைப் பெறுவதாக நம்புகிறீர்களா? | 50 |
| | உங்கள் முடிவுகளைப் பதிவுசெய்தல் | 52 |
| | இரத்த குளுகோஸ் அளவைப் பாதிக்கும் காரணிகள் | 53 |
| | பரிசோதனை முடிவுகள் சுட்டும் பிரச்சினை | 56 |
| | இரத்த குளுகோஸ் கண்காணிப்பில் புதிய வரவுகள் | 58 |
| | கேள்விகளும் பதில்களும் | 59 |
| **இயல் 4** | **ஆரோக்கியமான உணவுப் பழக்கத்திற்கு மாறுதல்** | **62** |
| | நீரிழிவு உணவு என ஒன்று இல்லை | 62 |
| | கார்போஹைட்ரேட்: அடிப்படை உணவு | 63 |
| | புரதம்: உடலைக் கட்டும் பணி | 67 |
| | கொழுப்பு: மிக அதிக சக்தியளிக்கும் உணவு வகை | 67 |
| | உங்கள் உணவைத் திட்டமிடுவது எப்படி? | 69 |
| | பரிமாறப்படும் உணவின் அளவைக் கவனியுங்கள் | 74 |
| | தொடர்ந்து முயலுங்கள் | 75 |
| | கேள்விகளும் பதில்களும் | 76 |
| **இயல் 5** | **ஆரோக்கியமான உடல் எடையை அடைதல்** | **79** |
| | எடையைக் குறைப்பது அவசியமா? | 80 |
| | நீங்கள் தயாரா? | 83 |
| | எட்டக்கூடிய இலக்கை வரையறுங்கள் | 84 |
| | ஆரோக்கியமான உணவுத் திட்டத்தைத் தொடருங்கள் | 86 |
| | முதன்மையான பிரச்சினைகளைக் கவனியுங்கள் | 88 |
| | தோல்வியை முறியடிக்க வழி தேடுங்கள் | 89 |
| | கேள்விகளும் பதில்களும் | 90 |

**இயல் 6 சுறுசுறுப்புடன் இருத்தல்** 93
உடல் உழைப்பும் உடற்பயிற்சியும் 93
உடற்பயிற்சியின் பலன்கள் 95
என்ன வகை உடற்பயிற்சி? 97
எவ்வளவு உடற்பயிற்சி செய்வது? 101
தொடங்குவது எப்படி? 102
சரியான வேகத்தை எட்டிப்பிடியுங்கள் 104
காயங்களைத் தவிர்ப்பது எப்படி? 106
உடற்பயிற்சிகளும் இரத்த குளூகோஸ் கண்காணிப்பும் 108
கேள்விகளும் பதில்களும் 111

## பகுதி 3: மருத்துவச் சிகிச்சைகள்

**இயல் 7 இன்சுலின் மருத்துவம்** 115
இன்சுலின் வகைகள் 116
இன்சுலின் மருந்தளவு நேரங்கள் 117
தீவிர இன்சுலின் மருத்துவ முறை 117
இன்சுலின் ஊசி போட்டுக்கொள்வது எப்படி? 123
இன்சுலின் பம்ப் எவ்வாறு செயல்படுகிறது? 130
கேள்விகளும் பதில்களும் 133

**இயல் 8 வகை 2 நீரிழிவிற்கான மருந்துகள்** 135
வாய்வழி மருந்துகள் 135
சல்பனைல் யூரியாக்கள் 138
பைகுவனைடுகள் 139
ஆல்பா–குளூகோசிடேஸ் குறைப்பான்கள் 140
தயாசோலிடின்டயோன்கள் 142
மெக்ளிடினைடுகள் 143
வாய்வழி மருந்தின் இணைப்புகள் 143
வாய்வழி மருந்துகளும் இன்சுலினும் 146
புதிய வகை ஊசி மருந்துகள் 147
கேள்விகளும் பதில்களும் 149

| | | |
|---|---|---|
| இயல் 9 | சிறுநீரகச் செயற்கைச் சுத்திகரிப்பும் உறுப்புமாற்றுச் சிகிச்சையும் | 152 |
| | சிறுநீரகச் செயற்கைச் சுத்திகரிப்பு | 153 |
| | சிறுநீரக மாற்று அறுவைச் சிகிச்சை | 155 |
| | கணைய ஒட்டறுவை | 157 |
| | ஐலெட் உயிரணு மாற்று ஒட்டறுவை | 160 |
| | உறுப்புமாற்று மையத்தைத் தேர்ந்தெடுப்பது எப்படி? | 161 |
| | கேள்விகளும் பதில்களும் | 162 |

## பகுதி 4: வெற்றிகரமான செயல்பாடு

| | | |
|---|---|---|
| இயல் 10 | முக்கியப் பரிசோதனைகளை நீங்கள் செய்துகொள்கிறீர்களா? | 165 |
| | ஒரு மருத்துவக் கவனிப்பில் என்ன செய்ய வேண்டும்? | 167 |
| | ஏ1சி பரிசோதனை | 168 |
| | கொழுப்புப் பரிசோதனைகள் | 171 |
| | சீரம் கிரியேட்டினின் பரிசோதனை | 172 |
| | சிறுநீரில் புரதப் பரிசோதனை | 173 |
| | கேள்விகளும் பதில்களும் | 175 |
| இயல் 11 | தன்கவனிப்பு: நீரிழிவினால் ஏற்படும் சிக்கல்களைக் குறைத்தல் | 177 |
| | வருடத்திற்கு ஒருமுறை முழு உடல் பரிசோதனை | 177 |
| | வருடத்திற்கு ஒருமுறை கண் பரிசோதனை | 178 |
| | பல் மருத்துவரை முறையாகச் சந்தியுங்கள் | 179 |
| | தடுப்பூசி அட்டவணையைப் புதுப்பியுங்கள் | 180 |
| | கால்களைக் கவனமாகப் பாதுகாத்துக்கொள்ளுங்கள் | 181 |
| | புகைபிடிக்காதீர்கள் | 186 |
| | தினசரி ஒரு ஆஸ்பிரின் மாத்திரை | 186 |
| | இரத்த அழுத்தத்தைக் கண்காணியுங்கள் | 187 |
| | கொலஸ்டிராலைக் கண்காணிப்பது எப்படி? | 188 |

| | |
|---|---|
| மன அழுத்தத்தைச் சரிசெய்யும் விதம் | 190 |
| கேள்விகளும் பதில்களும் | 192 |

## பகுதி 5: தனிக் கவனத்திற்குரிய பிரச்சினைகள்

### இயல் 12  பாலியல் ஆரோக்கியம்: ஆண், பெண் பிரச்சினைகள் 197

| | |
|---|---|
| ஆண்குறி விறைப்புப் பிரச்சினை | 197 |
| மாதவிலக்கும் இரத்த குளுகோஸும் | 202 |
| மாதவிலக்குச் சுழற்சி நிற்றலும் நீரிழிவும் | 203 |
| நீரிழிவும் கர்ப்பமும் | 206 |
| கேள்விகளும் பதில்களும் | 215 |

### இயல் 13  உங்கள் குழந்தைக்கு நீரிழிவா? 217

| | |
|---|---|
| வகை 1 நீரிழிவு | 217 |
| வகை 2 நீரிழிவு | 221 |
| மருத்துவத் தேவைகளுக்கான கவனிப்பு | 223 |
| மனநல மற்றும் சமூகப் பிரச்சினைகள் | 226 |
| வாழ்க்கை முறை மாற்றங்கள் மூலம் நலவாழ்வு | 228 |
| கேள்விகளும் பதில்களும் | 231 |

| | |
|---|---|
| விரிவான வாசிப்புக்கு | 234 |
| கலைச்சொற்கள் | 235 |
| சுட்டி | 241 |

# பகுதி 1
## அடிப்படைத் தகவல்கள்

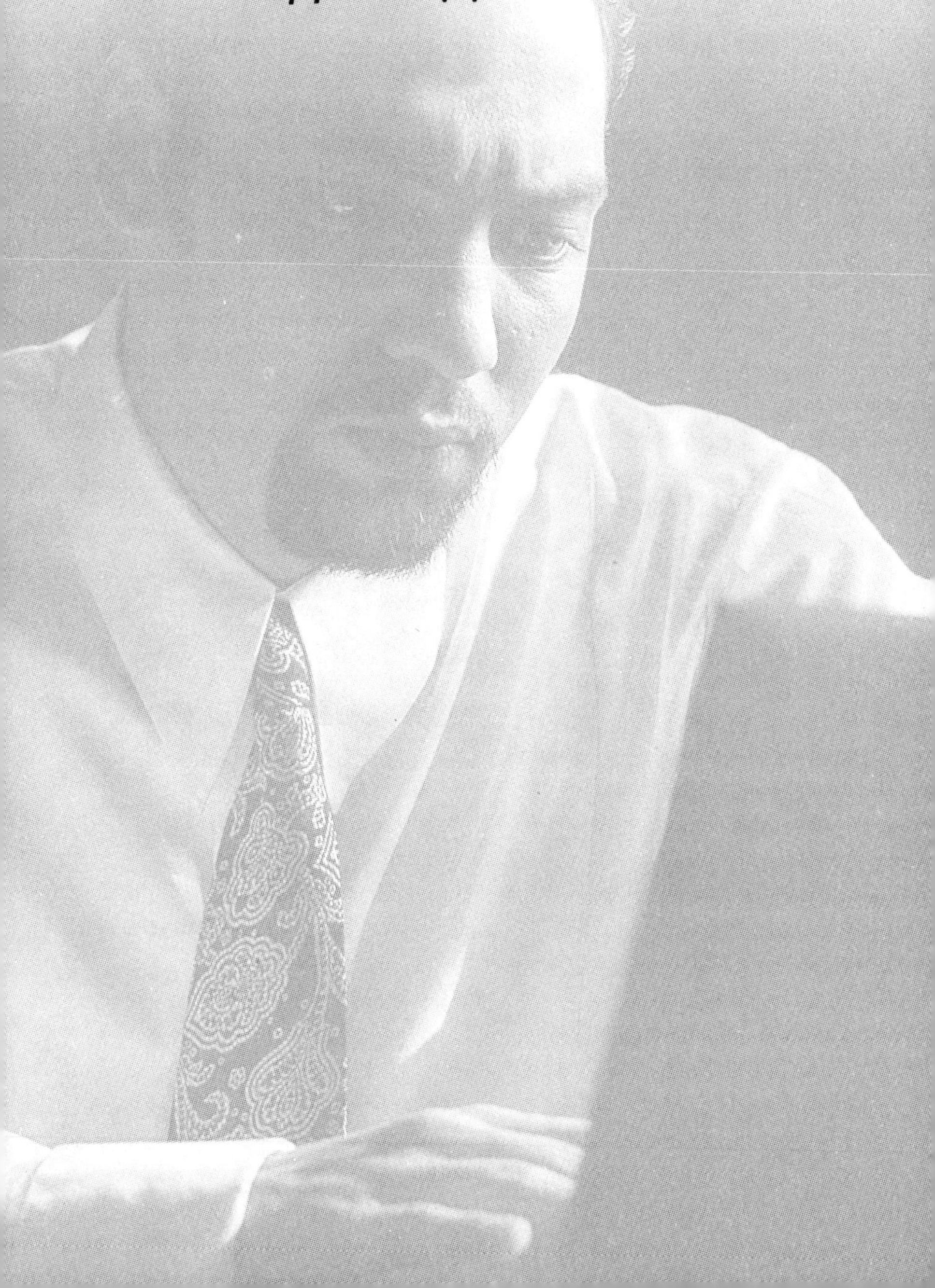

# பக்தி

ஸ்ரீபுரம்_ப் பதிப்பகன்

# இயல் 1

## நீரிழிவை அறிந்துகொள்வோம்

உங்களுக்கு நீரிழிவு இருக்கிறது என்ற செய்தியை ஒருவேளை அண்மையில் உங்கள் மருத்துவர் தெரிவித்திருக்கலாம் அல்லது நீரிழிவு வரக்கூடிய ஆபத்தில் இருப்பதை நீங்கள் அறிந்திருக்கலாம். நீரிழிவு உங்களை என்ன செய்யும் என்று நீங்கள் கவலைப்படுகிறீர்கள் - அச்சப்படுகிறீர்கள். சர்க்கரையல்லாத சுவையற்ற உணவைத்தான் இனி சாப்பிட வேண்டுமா? ஒவ்வொரு நாளும் உங்களுக்கு நீங்களே இன்சுலின் செலுத்திக்கொள்ள வேண்டுமா? உடல் உறுப்புகளின் பகுதிகளை அவ்வப்போது வெட்டியெடுக்க வேண்டிய நிலை வருமா? உங்கள் நீரிழிவு உங்களைக் கொன்றுவிடுமா?

நீரிழிவுள்ள பெரும்பாலானவர்களைப் பொறுத்தவரை இந்தக் கேள்விகளுக்கு எல்லாம் 'இல்லை' என்பதுதான் பதில். தொடக்க நிலையிலேயே நீரிழிவைக் கண்டறிதல் எவ்வாறு? அதைக் கட்டுப்படுத்துவது எவ்வாறு? என்பவை பற்றி ஆய்வாளர்கள் பெருமளவில் அறிந்திருக்கிறார்கள். இந்த முன்னேற்றங்கள் காரணமாக, உணவு, பயிற்சி, இரத்தத்தில் குளுகோஸ் அளவைக் கண்காணித்தல், தேவைப்படும்போது மருந்து எடுத்துக்கொள்ளுதல் ஆகிய விஷயங்களில் உங்கள் மருத்துவரின் ஆலோசனையை நீங்கள் பின்பற்றினால், ஆபத்தான சிக்கல்களால் பாதிக்கப்படாமல் நீங்கள் நலமாக வாழ முடியும்.

வளர்ந்த நாடுகளில் பெரும்பாலோர் அதிக வயதானவர்களாக இருப்பதாலும் அதிக உடல் பருமன் மிக்கவர்களாக இருப்பதாலும் அங்கே நீரிழிவு மிகப் பெரிய நலவாழ்வுப் பிரச்சினையாக உருவெடுத்துள்ளது. வளர்ந்த நாடுகளில் மட்டுமன்றி இந்தியாவிலும் மேற்கத்தியக் கலாசார முறைகள் காரணமாக, மாறிவரும் உணவுப் பழக்கவழக்கம், உடலுழைப்புக் குறைவு, மன அழுத்தம் அதிகரிப்பு போன்றவற்றால் நீரிழிவுத் தாக்கம் அதிகரித்து வருகிறது. உங்கள் வயதும் எடையும் அதிகரிக்க அதிகரிக்க உங்களுக்கு வகை 2 நீரிழிவு ஏற்படும்

வாய்ப்பும் அதிகரிக்கிறது. இந்தியர்களில் பெரியவர்களும் குழந்தைகளுமாக சுமார் 3.3 கோடி பேர் ஏதோ ஒருவகை நீரிழிவினால் பாதிக்கப்பட்டுள்ளனர். ஆனால் இதில் பாதிப் பேர் தங்களுக்கு நீரிழிவு இருப்பதையே அறியாதவர்கள். இதற்கு முக்கியக் காரணம் வகை 2 நீரிழிவு பல வருடங்களாக கொஞ்சம் கொஞ்சமாக தாக்குவதும் பலவேளைகளில் அறிகுறிகளற்றும் காணப்படுவதே.

மருத்துவம் செய்யாமல் விடப்படும்போது உங்கள் உடலில் உள்ள பல முக்கிய உறுப்புகள் பாதிக்கப்பட வாய்ப்புள்ளது. அமெரிக்காவில் ஏற்படும் இறப்புகளில் ஆறில் ஒன்றிற்கு நீரிழிவுதான் காரணம். ஆண்டொன்றுக்கு 2 லட்சம் பேருக்கு மேல் இறக்கவும் இந்நோய் காரணமாகிறது. எனவேதான் இந்நோயைக் கண்டறிந்தவுடன் மருத்துவம் செய்வது அவசியமாகிறது. வாழ்க்கை முறையில் மாற்றங்கள் மற்றும் மருந்துகள் நீரிழிவின் நோய்ச் சிக்கலிலிருந்து விடுபட உதவுகின்றன. நீங்கள் இதில் ஆர்வத்துடன் ஈடுபட முன்வந்தால் மட்டுமே மகிழ்ச்சியான, ஆரோக்கியமான வாழ்க்கையை வாழ இயலும்.

## நீரிழிவு என்றால் என்ன?

உங்கள் உடலில் உள்ள இரத்த குளுகோஸ் வளர்சிதைமாற்றத்தைப் பாதித்து அதனால் ஏற்படும் பலவகையான நோய்த் தொகுப்பினையே நீரிழிவு, இரத்தத்தில் சர்க்கரை (குருதியில் வெல்லம்) அல்லது டயபிடிஸ் என்று அழைப்பர். இரத்தத்தில் உள்ள குளுகோஸ் உங்கள் ஆரோக்கிய மான உடல்நிலைக்குத் தேவை. உடலில் உள்ள தசைகள் மற்றும் திசுக்களில் உள்ள உயிர்அணுக்களுக்கு அதுவே ஒரு முக்கியச் சத்தாகும். உடலுக்குச் சக்தியளிக்கும் முக்கிய எரிபொருள் இதுதான். உங்களுக்கு நீரிழிவு இருக்கும்பட்சத்தில் அது எந்த வகையானதாக இருந்தாலும் உங்கள் இரத்தத்தில் உள்ள குளுகோஸின் அளவு அதிகரித்துக் காணப்படும். இவ்வாறு அதிகரிப்பதற்கான காரணம் ஒருவருக்கொருவர் மாறுபடலாம். அதேசமயம் இரத்த குளுகோஸ் அதிகரிப்பதன் காரணமாக உங்களுக்குப் பல மோசமான உடல்நலக் கேடுகள் ஏற்படலாம்.

நீரிழிவு பற்றி அறிந்துகொள்ள முதலில் உடலில் குளுகோஸ் எவ்வாறு இயல்பாக மாற்றமடைகிறது என்பதை அறிந்துகொள்வது அவசியமாகும்.

### குளுகோஸின் இயல்பான செயல்பாடு

இரத்தத்தில் காணப்படும் குளுகோஸ் இரண்டு முக்கிய வழிகளில் கிடைக்கிறது: நீங்கள் உண்ணும் உணவு மற்றும் உங்களுடைய கல்லீரல். நீங்கள் உண்ட உணவு செரிக்கப்படும்போது இரத்த ஓட்டத்திற்குள்

குளுகோஸ் வந்தடைகிறது. இவ்வாறு இரத்த ஓட்டத்தில் உள்ள குளுகோஸ் இன்சுலினின் பணி காரணமாக உயிரணுக்களுக்குள் (செல், கலன்) நுழைகிறது.

இந்த இன்சுலின் எனும் நாளமில்லாச் சுரப்பு (ஹார்மோன், கானில் சுரப்பு) கணையத்தில் உற்பத்தியாகிறது. நீங்கள் உணவு உண்டதும் கணையம் (இலங். சதையி) இன்சுலினைச் சுரக்கச் செய்து அதை இரத்த ஓட்டத்திற்குள் அனுப்புகிறது. இன்சுலின் இரத்த ஓட்டத்தில் சுற்றிச் சுற்றி வந்து உயிரணுக்களில் உள்ள நுண்ணிய கதவுகளைத் திறந்து உயிரணுக்களுக்குள் குளுகோஸ் நுழைய உதவுகிறது. இவ்வாறு இன்சுலின் இரத்த ஓட்டத்தில் உள்ள குளுகோஸ் அளவைக் குறைப்பதுடன் அது இரத்தத்தில் அதிகரிக்காதவாறும் தடுக்கிறது. இரத்தத்தில் உள்ள குளுகோஸ் அளவு குறையும்போது கணையத்தில் சுரக்கும் இன்சுலின் அளவும் குறைகிறது.

உங்கள் கல்லீரல் (ஈரல்) குளுகோஸ் சேமிக்கும் கிடங்காகவும் அதை உற்பத்தி செய்யும் ஆலையாகவும் பணிபுரிகிறது. உணவுக்குப் பின் இரத்தத்தில் குளுகோஸ் மற்றும் இன்சுலின் அளவு உயரும்போது கல்லீரல்

## இயல்பான வளர்சிதைமாற்றம்

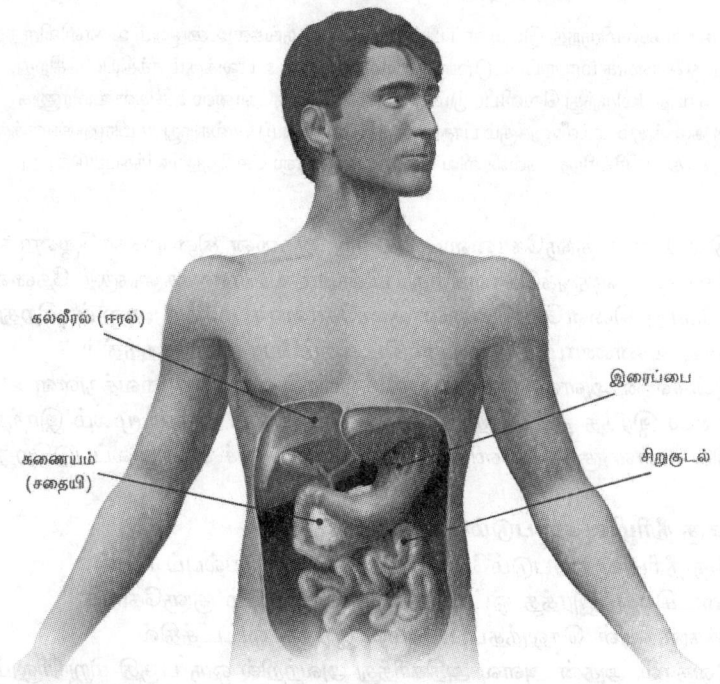

# 6 அடிப்படைத் தகவல்கள்

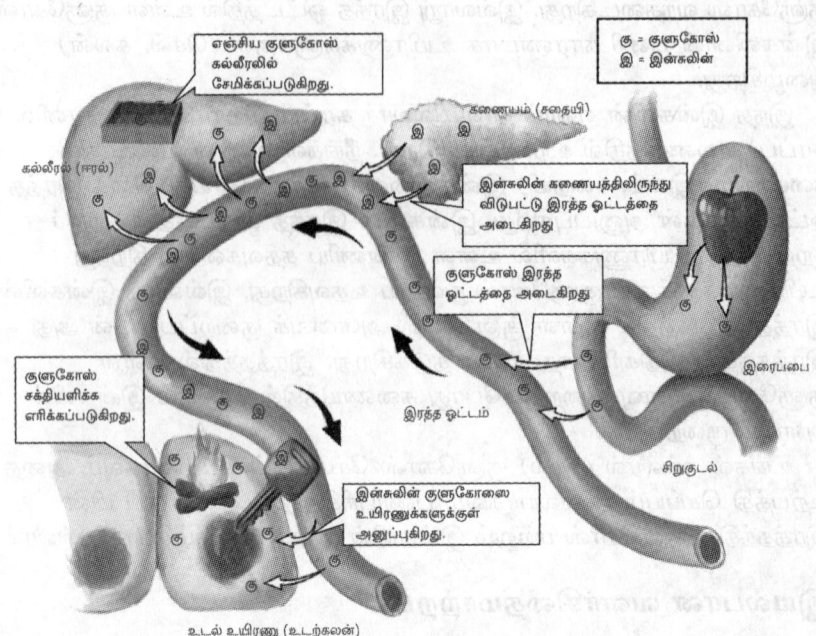

உடல் உயிரணு (உடற்கலன்)

அம்புக்குறிகளை வலமிருந்து இடமாகப் பின்பற்றுங்கள்: நீங்கள் உண்ணும் உணவிலிருந்து சர்க்கரை குளுகோஸாக மாற்றப்பட்டு உங்கள் மூளைக்கும் உடலுக்கும் சக்தியளிக்கிறது. உங்கள் கணையத்திலிருந்து வெளிப்படும் இன்சுலின், குளுகோஸை உங்கள் உயிரணுக் (செல், கலன்)களுக்கும் கல்லீரலுக்கும் பாதுகாப்பாகக் கொண்டு செல்கிறது. உயிரணுக்களுக்கு குளுகோஸ் சக்தி அளிக்கிறது; கல்லீரலில் உபரி குளுகோஸ் சேமித்துவைக்கப்படுகிறது.

இரத்தத்தில் உள்ள குளுகோஸைப் பெற்று அதனை கிளைகோஜெனாக மாற்றி சேமித்துவைத்துக்கொள்கிறது. பின்னர் உயிரணுக்களுக்குத் தேவை ஏற்படும்போது கிளைகோஜெனை குளுகோஸாக மாற்றி அனுப்புகிறது. நாம் உணவு உண்ணாமல் பட்டினி கிடக்கும்போது இரத்தத்தில் உள்ள இன்சுலின் அளவு குறைவதால் கல்லீரல் சேமித்து வைத்துள்ள குளுகோஸை இரத்த ஓட்டத்திற்குள் செலுத்துகிறது. இதன் மூலம் இரத்த ஓட்டத்தில் உள்ள குளுகோஸின் அளவு அதிகரித்துச் சமநிலைப்படுகிறது.

## உங்களுக்கு நீரிழிவு ஏற்படும்போது

உங்களுக்கு நீரிழிவு ஏற்படும்போது மேற்கூறிய இயல்புப் பணி பாதிப்படைகிறது. இரத்த ஓட்டத்தில் காணப்படும் குளுகோஸ் உயிரணுக்களுக்குள் செலுத்தப்படாமல் இரத்த ஓட்டத்தில் தங்கிவிடுவதால், அதன் அளவு அதிகரித்து அவற்றில் ஒரு பகுதி சிறுநீரிலும்

வெளியாகிறது. உங்கள் கணையத்தில் இன்சுலின் சுரப்பு குறைவதாலோ இன்சுலின் சுரப்பு இல்லாதுபோவதாலோ அல்லது உங்கள் உயிரணுக்கள் இன்சுலினின் கட்டளைகளுக்கு அடிபணியாமல்போவதாலோ அல்லது இரண்டு குறைகளும் இணைவதாலோ நீரிழிவு ஏற்படுகிறது.

ஆங்கில மருத்துவத்தில் இந்நிலையை டயபிடிஸ் மெலிட்டஸ் என அழைப்பர். மெலிட்டஸ் எனும் லத்தீன் சொல்லுக்குத் 'தேன் போன்ற இனிப்பு' எனப் பொருள். அதாவது இரத்தத்திலும் சிறுநீரிலும் இனிப்பு அதிகரிப்பதைக் குறிக்கிறது.

மற்றொரு வகை நீரிழிவு டயபிடிஸ் இன்சிபிடிஸ் என அழைக்கப்படுகிறது. இது மிக அரிதான வகையாகும். இந்நோயில் சிறுநீரகத்தால் நீரைச் சேமிக்க இயலாதுபோவதால் அதிக அளவில் சிறுநீர் வெளியாவதுடன் மிகுந்த தாகமும் ஏற்படுகிறது. இது இன்சுலின் பற்றாக்குறை காரணமாக மட்டுமன்றி வேறு ஒரு ஹார்மோன் (ஓமோன்) குறைவால் ஏற்படுகிறது. இந்த நூலில் நீரிழிவு என்னும் சொல்லை நாம் பயன்படுத்தும்போது டயபிடிஸ் மெலிட்டஸைத்தான் குறிப்பிடுகிறோம்.

## நீரிழிவின் வகைகள்

பொதுமக்கள் பலரும் பொதுவாக நீரிழிவை ஒரே வகையாகவே கருதுகின்றனர். பல காரணங்களால் குளுகோஸ் உடலில் தங்கிவிடுகிறது. அதனால் நீரிழிவும் பலவகைப்படுகிறது. இவற்றில் பொதுவாகக் காணப்படுவது இரண்டு வகைகளே.

### வகை 1

உங்கள் கணையம் இன்சுலினை மிகமிகக் குறைவாகச் சுரப்பதாலோ இன்சுலினைச் சுரக்காமல்போவதாலோ வகை 1 நீரிழிவு ஏற்படுகிறது. இரத்த ஓட்டத்தில் இன்சுலின் இல்லாததால் குளுகோஸ் உயிரணுக்களுக்குள் நுழைய முடியாமல் இரத்தத்திலேயே தங்கிவிடுகிறது.

வகை 1 நீரிழிவை, இளவயது நீரிழிவு அல்லது இன்சுலின் தேவைப்படும் நீரிழிவு எனவும் அழைப்பர். இது குழந்தைப் பருவத்திலோ பருவ வயதிலோ ஏற்படும். இவ்வகை நீரிழிவு உள்ளவர்களுக்கு தினமும் இன்சுலின் ஊசி தேவைப்படும். உடல் இன்சுலினை உற்பத்தி செய்ய இயலாததால் ஊசி மூலம் இன்சுலின் செலுத்த வேண்டிவருகிறது.

ஆனால் இளவயது நீரிழிவு மற்றும் இன்சுலின் தேவைப்படும் நீரிழிவு என்பதுகூட மிகச் சரியான, பொருத்தமான பெயர்களல்ல. வயது வந்தவர்களுக்கும் சிலசமயம் வகை 1 நீரிழிவு ஏற்படலாம். அத்துடன் வகை 1 நீரிழிவுக்கு மட்டுமின்றி மற்ற நீரிழிவுக்கும் இன்சுலின் தேவைப்படலாம்.

# 8 அடிப்படைத் தகவல்கள்

வகை 1 நீரிழிவு, தன்னுயிர் எதிர்ப்பு நோயாகும் (ஆட்டோ இம்யூன் டிஸ்ஸீஸ்). அதாவது இந்நோய் உங்கள் தனிப்பட்ட நோயெதிர்ப்பு முறைமையின் (இம்யூன் சிஸ்டம்) குறைபாடு காரணமாக ஏற்படுகிறது. உடலின் நோயெதிர்ப்பு முறைமை உடலுக்குள் நுழையும் வைரஸ்கள், மற்றும் பாக்டீரியாக்கள் போன்றவற்றை எதிர்த்துச் செயல்படுவது போன்று கணையத்தையும் எதிர்த்துப் போரிடுகிறது. அவற்றில் உள்ள இன்சுலின் உற்பத்திசெய்யும் பீட்டா உயிரணுக்களையும் தாக்கி அழித்துவிடுகிறது. ஏன் நமது உடல் நோயெதிர்ப்பு முறைமையே, நமது உடலின் உறுப்பைத் தாக்கி அழிக்க முற்படுகிறது என்பது கண்டுபிடிக்கப்படவில்லை. ஆனால் மரபியல் காரணங்கள், குறிப்பிட்ட சில வைரஸ் தாக்குதல்கள் மற்றும் சில உணவு வகைகளால் இம்மாற்றம் தூண்டப்படுவதாக நம்பப்படுகிறது. நோயெதிர்ப்பு முறைமையால் ஏற்படும் இந்தத் தன்னுயிர் எதிர்ப்புத் தாக்குதல்களால் உங்கள் கணையத்தின் இன்சுலின் சுரக்கும் திறன் முற்றிலும் அழிக்கப்படலாம்.

## வகை 1 நீரிழிவு

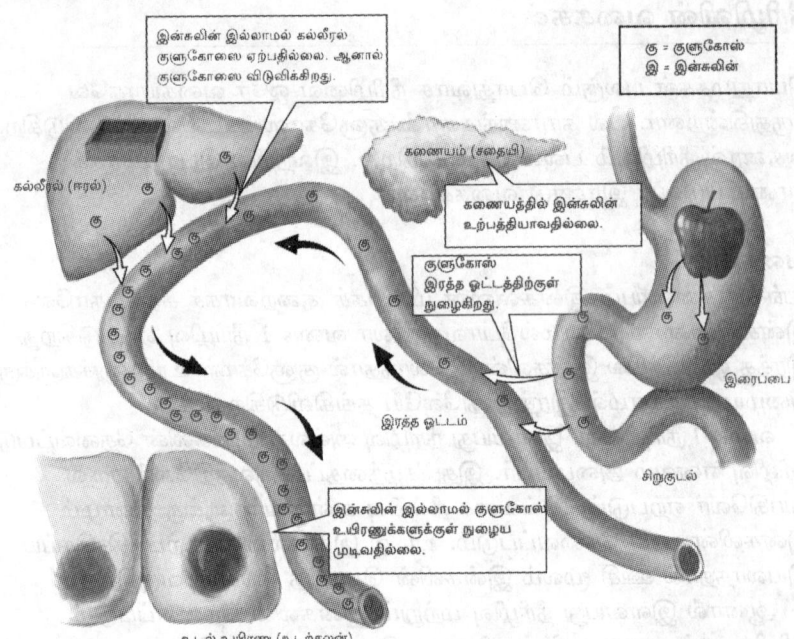

வகை 1 நீரிழிவில், உங்கள் கணையம் (மேலே காட்டப்பட்டுள்ளது) சிறிதளவு இன்சுலினை உற்பத்திசெய்கிறது. வலமிருந்து இடமாக: உணவிலிருந்து சர்க்கரை குளுகோஸாக மாற்றப்படுகிறது. ஆனால் குளுகோஸை உங்கள் செல்களுக்கு (உயிரணுக்களுக்கு) நகர்த்த இன்சுலின் இல்லாததால், குளுகோஸ் உங்கள் இரத்த ஓட்டத்திலேயே தங்கிவிடுகிறது.

நீரிழிவை அறிந்துகொள்வோம் 9

நீரிழிவால் பாதிக்கப்பட்டவர்களில் 5 முதல் 10 சதம் பேருக்கு வகை 1 நீரிழிவு காணப்படுகிறது. இது ஆண், பெண் இருபாலருக்கும் சம அளவில் காணப்படுகிறது. வகை 1 நீரிழிவு மெல்ல மெல்ல ஏற்படுவதால் பல மாதங்கள் அல்லது ஆண்டுகள் வரை நோய் கண்டுபிடிக்கப்படாமல் உடலில் நீடிக்கலாம். பொதுவாக ஏதேனும் உடல்நலக் குறைவைத் தொடர்ந்து நோய்க்குறிகள் திடீரென வெளிப்படலாம்.

## வகை 2

இவ்வகை நீரிழிவே மிகப் பொதுவாகக் காணப்படுகிறது. இருபது வயதிற்கு மேற்பட்டவர்களில் 90 முதல் 95 சதம் பேருக்கு இவ்வகை நீரிழிவு காணப்படுகிறது. வகை 2 நீரிழிவு இன்சுலின் தேவையற்ற நீரிழிவு மற்றும் வயதானபின் ஏற்படும் நீரிழிவு என வேறு சில பெயர்களாலும் அழைக்கப்படுகிறது. இந்தப் பெயர்கள் வகை 2 நீரிழிவால் பாதிக்கப் பட்டவர்களுக்கு இன்சுலின் தேவையில்லை என்றும் வயதாவதால் பாதிப்பு ஏற்படுவதைக் காட்டுகிறது என்றும் குறிக்கின்றன. ஆனால் வகை 1 நீரிழிவுபோல வகை 2 நீரிழிவுக்கும் இந்தப் பெயர்கள் முற்றிலும் பொருத்தமற்றவைதான்.

குழந்தைகள், இளம் வயதினர், வயது வந்தவர்கள் அனைவருக்கும் வகை 2 நீரிழிவு ஏற்படலாம். குறிப்பாகக் குழந்தைகளுக்கும் குழந்தைப் பருவத்தைக் கடக்கும் நிலையில் உள்ளவர்களுக்கும்கூட வகை 2 நீரிழிவு ஏற்படுவது அதிகரித்து வருகிறது. இவர்களில் பலருக்கும் இரத்த குளுகோஸ் அளவைக் கட்டுக்குள் வைக்க ஊசி மூலம் இன்சுலின் செலுத்த வேண்டும்.

வகை 1 நீரிழிவைப் போல வகை 2 நீரிழிவு தன்னுயிர் எதிர்ப்பு நோயாக ஏற்படுவதில்லை. வகை 2 நீரிழிவில் உங்கள் கணையம் இன்சுலினை உற்பத்திசெய்யும். ஆனால் உங்கள் உயிரணுக்களில் இன்சுலின் எதிர்ப்புணர்வு காணப்படும். இந்த எதிர்ப்புணர்வு காரணமாக இன்சுலினால் குளுகோஸை உயிரணுக்களுக்குள் அனுப்பிவைக்க இயலாமல் போய்விடுகிறது. இதன் விளைவாகப் பெரும்பான்மையான குளுகோஸ் உபயோகிக்கப்படாமல் இரத்தத்திலேயே தங்கிவிடுகிறது.

எதனால் உயிரணுக்களுக்கு இன்சுலின் எதிர்ப்புணர்வு ஏற்படுகிறது என்பதற்கான காரணம் தெளிவாக அறிய இயலவில்லை என்றாலும் அதிக உடல் பருமன் மற்றும் கொழுப்பு மிகுதல் போன்றவை இதில் முக்கியப் பங்கு வகிக்கின்றன. வகை 2 நீரிழிவு ஏற்படுபவர்களில் நிறையப் பேர் உடல் பருமன் மிக்கவர்கள் என்பது குறிப்பிடத்தக்கது.

நாளாக நாளாக வகை 2 நீரிழிவால் பாதிக்கப்பட்டவர்களுக்கும் வெளியிலிருந்து இன்சுலின் தேவைப்படுகிறது. ஏனெனில் நாள்பட்ட நிலையில் கணையத்தின் இன்சுலின் உற்பத்தித் திறன் குறைந்துவிடுகிறது.

## வகை 2 நீரிழிவு

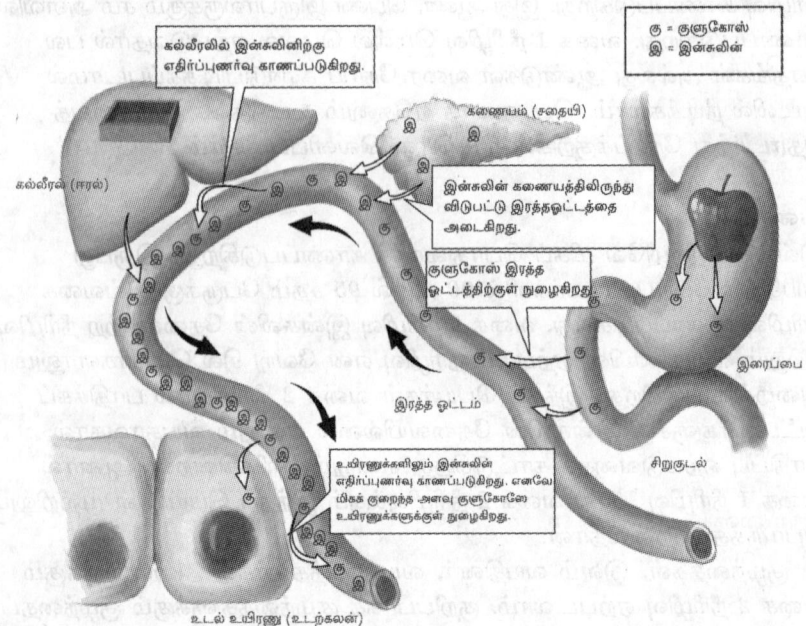

வகை 2 நீரிழிவில், உங்கள் கணையம் (மேலே காட்டப்பட்டுள்ளது) இன்சுலினை உற்பத்தி செய்கிறது. ஆனால் (வலமிருந்து இடமாக) செல்கள் (உயிரணுக்கள்) இன்சுலினின் விளைவுகளுக்கு எதிர்வினை ஆற்றுவதில்லை. இதனால் நீங்கள் உணவு உண்ட பிறகு உங்கள் இரத்த ஓட்டத்திலேயே குளுகோஸ் தங்கிவிடுகிறது.

அல்லது முற்றிலும் சுரக்க இயலாத நிலை ஏற்படுகிறது. இதனால் இவர்களுக்கும் வகை 1 நீரிழிவு நோயாளிகளைப் போல இரத்த குளுகோஸைக் கட்டுப்படுத்த இன்சுலின் ஊசி தேவைப்படுகிறது.

### கர்ப்பகால நீரிழிவு

இது கர்ப்பகாலத்தில் பெண்களுக்கு ஏற்படும் நீரிழிவு. கர்ப்பகாலத்தில் சுரக்கும் சில அகச் (நாளமில்லா) சுரப்புகளால் (ஹார்மோன்ஸ், கானில் சுரப்பு) உடலில் இன்சுலின் எதிர்ப்புணர்வு அதிகரித்து தற்காலிகமாகக்கூட நீரிழிவு ஏற்படலாம். அமெரிக்காவில் இது 4 சதக் கர்ப்பிணிகளுக்கு ஏற்படுவதாக மதிப்பிடப்படுகிறது. எனினும் இந்த அளவு நிலையானதல்ல.

பெண்களின் கர்ப்பகாலத்தை முதல் மூன்று, இரண்டாம் மூன்று, மூன்றாம் மூன்று என மூன்று மும்மாதங்களாகப் பிரித்தறிவது வழக்கம். கர்ப்பகால நீரிழிவு கர்ப்பகாலத்தின் இரண்டாம் பகுதியில் – அதிலும்

குறிப்பாக மூன்றாம் மும்மாதக் கர்ப்ப காலத்தில் – ஏற்பட்டுக் குழந்தை பிறந்தவுடன் மறைந்துவிடுகிறது. ஆனால் கர்ப்பகாலத்தில் நீரிழிவு ஏற்பட்ட பெண்களில் பாதிப் பேருக்குப் பிற்காலத்தில் நீரிழிவு வருகிறது.

பெரும்பாலான கர்ப்பிணிகளுக்கு ஆரம்பநிலையிலேயே பரிசோதனை மூலம் கர்ப்பகால நீரிழிவு இருக்கிறதா என அறிந்துகொள்ளலாம். உங்களுக்குக் கர்ப்பகாலத்தில் நீரிழிவு ஏற்பட்டால் அதனை உடன் அறிந்து உங்கள் இரத்த குளுகோஸ் அளவைக் கட்டுப்பாட்டில் வைத்திருக்க வேண்டும். இதன் மூலம் உங்களுக்கு ஏற்படும் நோய்ச் சிக்கலைத் தடுக்கலாம்; உங்கள் குழந்தைகளின் நலத்தையும் பேணலாம். (காண்க, 'நீரிழிவும் கர்ப்பமும்', பக். 206.)

## லாடா மற்றும் மோடி வகை நீரிழிவுகள்

வயது வந்தவர்களுக்கு மெல்ல ஏற்படும் தன்னுயிரெதிர்ப்பு நீரிழிவை லாடா வகை நீரிழிவு என அழைப்பர். இது மெல்லப் பல ஆண்டுகளாக ஏற்படும் நீரிழிவு. மிக அரிதாக ஏற்படினும் இதனை வகை 2 நீரிழிவு எனத் தவறாகக் கருத இடமேற்படும். இளம் வயதினருக்கு ஏற்படும் நீரிழிவை மோடி வகை நீரிழிவு என்பர். இதுவும் அரிதாகவே ஏற்படுகிறது. இது, வகை 2 நீரிழிவின் ஒரு வகையாகக் கருதப்படுகிறது. இது, ஒரே ஒரு மரபுக் கூறு (ஜீன், பரம்பரை அலகு) மாறுபாட்டால் ஏற்படுகிறது.

## மற்ற காரணங்கள்

சில நோய் நிலைகளிலும் சில மருந்துகளாலும் இன்சுலின் சுரப்பிற்கும் இன்சுலின் பணிக்கும் இடையூறு ஏற்பட்டு நீரிழிவு வரலாம். இந்நிலை ஒரு சில நோயாளிகளுக்கு ஏற்படலாம். இவை கணையத்தில் ஏற்படும் அழற்சி காரணமாகவும், கணைய அறுவை நீக்கம் காரணமாகவும், அட்ரினல் மற்றும் பிட்யூட்டரி சுரப்பி (கபச் சுரப்பி) மாறுபாடுகளாலும், மிக அரிதான மரபியல் (பிறப்புரிமையியல்) நோய்களாலும், நோய்த் தொற்றுகளாலும், ஊட்டக் குறைவுகளாலும், மற்ற நோய்களுக்குக் கொடுக்கப்படும் மருந்துகளாலும் ஏற்படலாம்.

## அறிகுறிகளும் நோய்க்குறிகளும்

எவ்வித அறிகுறியும் தென்படாமல் உங்களுக்கும் நீரிழிவு இருப்பதாக அறியவரும்போது அதிர்ச்சி ஏற்படலாம். கவலைப்படாதீர்கள். நீரிழிவின் ஆரம்ப காலங்களில் அறிகுறிகள் ஏதும் காணப்படாது. இது குறிப்பாக இது வகை 2 நீரிழிவுக்குப் பொருந்தும். அறிகுறிகளற்ற நிலையாலும், மெல்ல ஏற்படும் நோய் நிலையாலும் வகை 2 நீரிழிவைப் பல ஆண்டுகளுக்குப் பின்னரும் அறிய இயலாதுபோகும்.

தொடர்ந்து நீடிக்கும் மிகை இரத்த சர்க்கரையால் (குளூகோஸ்) அறிகுறிகள் ஏற்படும்போதும் அவை மாறுபட்டுக் காணப்படும். எனினும் பலருக்கு ஏற்படும் மிகப் பொதுவான இரண்டு அறிகுறிகளில் ஒன்று அதிக தாகம், மற்றொன்று அடிக்கடி அதிகளவு சிறுநீர் கழித்தல்.

***அதிக தாகமும் மிகையாகச் சிறுநீர் கழித்தலும்.*** உங்கள் உடலில் இரத்த குளூகோஸ் அளவு மிகையாகும்போது அது சிறுநீரகத்தின் வடிகட்டி உறிஞ்சும் திறனுக்குக் கூடுதல் சுமையை அளிக்கும். அப்போது கூடுதலான குளூகோஸைச் சிறுநீரகங்களால் உட்கிரகிக்க இயலாது போய்விடும். அவ்வாறு உள்ளிழுக்கப்படாத குளூகோஸ், திசுக்களிலிருந்து (இழையங் களிலிருந்து) திரவத்தை உறிஞ்சிச் சிறுநீராக வெளிப்படும். இதன் காரணமாகச் சிறுநீர் மிகையாவதுடன், நீரிழப்புக் காரணமாகத் தாகமும் ஏற்படும். இந்த நீரிழப்பைச் சரிசெய்ய நீர் மற்றும் திரவ ஆகாரங்களை அதிகம் பருக நேரிடும்.

***ஃப்ளூ காய்ச்சல் போன்ற உறுதலுணர்ச்சி.*** களைப்பு, தளர்ச்சி, பசியின்மை போன்ற அறிகுறிகள் நீரிழிவால் பாதிக்கப்பட்டவர்களுக்கு ஏற்படும்போது அவை வைரஸ் தொற்று போன்ற தோற்றத்தைத் தரும். உங்களுக்கு நீரிழிவு ஏற்பட்டு, இரத்த குளூகோஸ் அளவு கட்டுப்படுத்தப் படாமல் இருக்கும்போது உங்கள் உடலில் குளூகோஸைச் சக்தியளிக்கும் பொருளாகப் பயன்படுத்த இயலாமல் போய்விடும். அப்போது உடல் செயல்பாடுகள் பாதிப்பிற்குள்ளாகி மேலே கூறிய அறிகுறிகள் ஏற்படலாம்.

***எடை குறைதல் அல்லது எடை அதிகரித்தல்.*** சிலர், குறிப்பாக வகை 1 நீரிழிவு உள்ளவர்கள் நோய் கண்டறியும் முன்னர் உடல் எடை இழப்பிற்கு ஆளாக நேரிடும். உடலின் சக்தியளிக்கும் குளூகோஸ் சிறுநீர் வழியாக மிகையாக வெளியாவதன் காரணமாக இது ஏற்படுகிறது. மேலும் உடலில் சேமிக்கப்பட்ட கொழுப்பு சக்தியளிக்கச் செலவழிக்கப் படுவதுடன், தசைகளால் வளர்ச்சிக்கு குளூகோஸைப் பயன்படுத்த இயலாமலும் போகக்கூடும். ஆனால் வகை 2 நீரிழிவு உள்ளவர்களுக்கு உடல் எடையிழப்பு வெளியே தெரியாமலும் போகலாம். ஏனெனில் அவர்கள் இயல்பிலேயே உடல் பருமன் மிக்கவர்களாக இருப்பர். ஆனால் வகை 2 நீரிழிவில் பலருக்கும் வகை 1 நீரிழிவில் சிலருக்கும் ஒரு காலகட்டத்தில் உடல் எடை அதிகரிக்கலாம். இவ்வாறு உடல் எடை அதிகரிப்பது இன்சுலின் எதிர்ப்புணர்வை அதிகரித்து, இரத்த குளூகோஸ் அளவை மேலும் அதிகரிக்கும்.

***பார்வை மங்குதல்.*** இரத்தத்தில் குளூகோஸ் அளவு மிகையாகும்போது அவை கண்களின் லென்சிலிருந்து திரவத்தை இழுப்பதால் லென்ஸ் மெலிதாகிப் பார்வைத் திறன் குறைபடும். இரத்தத்தில் குளூகோஸ் அளவைக் குறைப்பதன் மூலம் லென்சின் நீர்த்தன்மையைச் சரிசெய்யலாம். உங்கள் விழி லென்ஸ் திரவ சமநிலை அடையும்வரை உங்களுக்குப்

**நீரிழிவில் ஏற்படும் எச்சரிக்கைக் குறிகள்**

வகை *1*, வகை *2* நீரிழிவால் ஏற்படும் சிறப்புக் குறிகள்:

- அதிக தாகம்
- அடிக்கடி சிறுநீர் கழித்தல்

மற்ற குறிகள்

- எப்போதும் பசியிருத்தல்
- காரணம் அறியா எடை குறைதல்
- எடை மிகுதல் (குறிப்பாக வகை 2 நீரிழிவில்)
- ஃப்ளூ போன்ற காய்ச்சல் குறிகள், தளர்ச்சி மற்றும் களைப்பு
- பார்வை மங்குதல்
- காயங்கள் ஆறாதிருத்தல்
- கைகால்களில் உணர்ச்சி மாறுபாடுகள், உணர்ச்சிக் குறைகள்
- ஈறு, தோல்களில் அடிக்கடி தொற்று ஏற்படுதல்
- அடிக்கடி ஏற்படும் சிறுநீர்ப் பாதைத் தொற்று மற்றும் யோனித் தொற்று

பார்வை மங்குதல் நீடிக்கலாம். ஆனால் நாளாக நாளாகப் பார்வைத் திறன் மேம்படும்.

இரத்தத்தில் குளூகோஸ் அளவு மிகைப்படும்போது கண்களுக்குள் மிக மெல்லிய இரத்த நாளங்கள் உருவாவதால் பிரச்சினை ஏதும் ஏற்படுவதில்லை. ஆனால் அவற்றில் ஏற்படும் இரத்தக்கசிவுகள் காரணமாகக் கறுப்புப் புள்ளிகள், வெளிச்சப் புள்ளிகள், விளக்குகளைச் சுற்றி ஒளிவட்டங்கள் தோன்றுவதுடன் பார்வையிழப்பும் ஏற்படலாம். பெரும்பாலும் நீரிழிவால் ஏற்படும் கண் பாதிப்பின்போது, உடனடி அறிகுறிகள் ஏதும் தென்படுவதில்லை. ஆகவே அடிக்கடி முறையாகக் கண் மருத்துவரிடம் பரிசோதித்துக்கொள்வது அவசியம். அவர் கண்களின் பாவையை மருந்துகள் விட்டு விரிவடையச் செய்வதன் மூலம் விழித்திரையில் உள்ள இரத்த நாளங்களையும் பரிசோதிப்பார்.

**மெல்ல ஆறும் புண்கள் அல்லது அடிக்கடி ஏற்படும் தொற்றுகள்.** இரத்தத்தில் மிகையாகும் குளூகோஸ் அளவு உங்கள் உடலின் இயற்கையாக ஆறும் திறனைத் தடுப்பதுடன், உங்கள் உடல் தொற்றினை எதிர்த்துப் பணிபுரியும் திறனையும் குறைக்கிறது. எனவேதான் பெண்களுக்குச் சிறுநீர்ப்பையிலும், யோனியிலும் பொதுவாகத் தொற்று ஏற்படுகிறது.

**கை கால்களில் உணர்ச்சி மாறுபாடுகள்.** இரத்தத்தில் மிகையாகும் குளூகோஸின் காரணமாக உங்கள் நரம்புகளுக்குப் பாதிப்பு ஏற்படுகிறது. நரம்புப் பாதிப்புகள் பல அறிகுறிகளைத் தோற்றுவிக்கின்றன. பொதுவாகக் கைகால்களில் உணர்ச்சி மாறுபாடுகள் தோன்றுவதுடன்

உணர்ச்சிக் குறைவும் ஏற்படும். கைகால் விரல்களில், பாதங்களில், உள்ளங்கைகளில் வலி மிகையாவதுடன், எரிவது போன்ற உணர்வும் ஏற்படலாம்.

**சிவந்து, வீங்கி வலியெடுக்கும் ஈறுகள்.** நீரிழிவு உங்கள் வாயின் தொற்று எதிர்க்கும் திறனைக் குறைப்பதால், ஈறுகளிலும் அதனைத் தாங்கியுள்ள எலும்புகளிலும் கிருமித் தொற்று ஏற்படுகிறது. இவ்வாறு ஈறு நோய்க்கு உள்ளாவதால்

- ஈறுகள் கரைதல், ஈறுகள் கரைவதால் பற்களும் பற்களின் வேர்களும் வெளித்தெரிதல்
- ஈறுகளில் புண்கள் மற்றும் சீழ்த் தொற்றுகள்
- நிரந்தரமான பல்லிழப்பு
- செயற்கைப் பற்கள் சரியாகப் பொருந்தாமல் போதல்

போன்றவை ஏற்படலாம்.

## நீரிழிவு ஏற்படுவதை மிகைப்படுத்தும் காரணிகள்

நீரிழிவு பற்றி நீங்கள் கேள்விப்பட்டவற்றில் மிகத் தவறான தகவல்: அதிக இனிப்பான உணவுகள் உண்பதால் நீரிழிவு ஏற்படுகிறது என்பதே. ஆய்வாளர்கள் இன்றும் ஏன் சிலருக்கு இந்நோய் ஏற்படுகிறது, சிலருக்கு ஏற்படுவதில்லை என அறிய இயலாமல் தவிக்கிறார்கள். ஆனால் வாழ்க்கைமுறை மாற்றங்கள் மற்றும் சில உடல்நலப் பிரச்சினைகளால் இந்நோய் ஏற்படுவதாக நம்புகிறார்கள்.

**குடும்ப வரலாறு.** உங்கள் குடும்பத்தில் நெருங்கிய உறவினர் யாருக்காவது நோய் இருந்தால், அதாவது பெற்றோரில் ஒருவருக்கு அல்லது சகோதரன், சகோதரி ஆகியோரில் ஒருவருக்கு நோய் இருந்தாலும் உங்களுக்கு வகை 1 அல்லது வகை 2 நீரிழிவு ஏற்படும் வாய்ப்பு உள்ளது (காண்க, பக். 23இல் உள்ள பெட்டிச் செய்தி). ஏனெனில் மரபியல் இதில் முக்கியப் பங்கு வகிக்கிறது. ஆனால் மரபியல் காரணிகள் எவ்விதம் குறிப்பாகப் பணியாற்றுகின்றன என அறிய முடியவில்லை.

ஆய்வாளர்கள் மரபுக் கூறுகள் (ஜீன்கள்), நோய் ஏற்படுத்துவதில் முக்கியப் பங்காற்றுவதாகக் கூறினாலும் அவற்றை அறியும் எளிய பரிசோதனைகள் ஏதும் புழக்கத்தில் இல்லை. உங்களுக்கு மரபியல்ரீதியாக நோய் ஏற்படும் வாய்ப்பு இருந்தாலும், சுற்றுச்சூழல் காரணிகள் அவற்றைத் தூண்டும் பணியைச் செய்கின்றன என்றால் மிகையில்லை.

**எடை.** எடை மிகுதலும் உடல் பருமனும் வகை 2 நீரிழிவு ஏற்படப் பொதுவான காரணங்களாகக் கருதப்படுகின்றன. வகை 2 நீரிழிவு உள்ளவர்களில் 85 சதம் பேர் உடல் எடை மிக்கவர்களாகவோ உடல் பருமன் மிக்கவர்களாகவோ காணப்படுகின்றனர்.

உங்களுக்கு உடலில் கொழுப்புத் திசுக்கள் அதிகரிக்க அதிகரிக்கத் தசைகள் மற்றும் திசுக்களில் உள்ள உயிரணுக்களில் இன்சுலின் எதிர்ப்புணர்வு அதிகரிக்கிறது. குறிப்பாக, இந்தக் கூடுதல் எடை உங்கள் வயிற்றைச் சுற்றித் தொப்பையாக மாறி, உங்கள் உருவம் ஆப்பிள் வடிவை எட்டும்போது, நோய் ஏற்படும் வாய்ப்பு அதிகரிக்கிறது.

உடல் எடை அதிகமாக உள்ளவர்கள் எளிமையான வழியில் உடல் எடையைக் குறைப்பதன் மூலமாகவே தங்கள் இரத்த குளுகோஸ் அளவைக் குறைக்கலாம். ஒரு சிறிய அளவு எடையைக் குறைப்பதும்கூட மிக நல்ல பலனளிக்கும். இதனால் இரத்த குளுகோஸ் அளவு குறைவதுடன், அதற்காக எடுத்துக்கொள்ளும் மருந்துகளும் நன்கு பலனளிக்கும்.

**உடலியக்கமின்மை.** நீங்கள் எவ்வளவு தூரம் இயக்கமற்று இருக்கிறீர்களோ அந்த அளவு உங்களுக்கு வகை 2 நீரிழிவு ஏற்படும் வாய்ப்பு அதிகரிக்கிறது. நீங்கள் சுறுசுறுப்புடன் இயங்கும்போது உடல் எடை குறைவதுடன் குளுகோஸ் பயன்படுத்தப்படுவதால் உங்கள் உயிரணுக்கள் மேலும் இன்சுலினுக்குக் கூருணர்ச்சி பெறுகிறது. உடலுழைப்பு இரத்த ஓட்டத்தை அதிகரித்து, இரத்த ஓட்டச் சுழற்சியை மேம்படுத்துகிறது.

உடற்பயிற்சி தசைகளின் திண்மத்தை அதிகரிக்கிறது. இந்த அதிகரிப்பு இரத்த ஓட்டத்தில் உள்ள குளுகோஸை அதிகம் இழுத்துச் சக்திக்காக எரிப்பதால் மறைமுகமாக இரத்த குளுகோஸ் அளவு குறைகிறது.

**வயது.** உங்களுக்கு வயது ஏற ஏற வகை 2 நீரிழிவு வரும் வாய்ப்பும் அதிகரிக்கிறது. குறிப்பாக 45 வயதிற்கு மேல் இது ஏற்படுகிறது. இதற்குக் காரணம் வயது கூடும்போது நமது உடல் உழைப்புத் திறன் குறைந்து இயக்க மற்று இருப்பதால் தசைத் திண்மம் குறைந்து உடல் எடை அதிகரிக்கிறது.

ஆனால் சமீப காலத்தில் 30 முதல் 40 வயதுள்ளவர்களுக்கு நீரிழிவு அதிக அளவில் ஏற்படுவதாகக் கண்டறியப்பட்டுள்ளது. குழந்தைகளுக்கும் பருவ வயதினருக்கும்கூட வகை 2 நீரிழிவு ஏற்படுகிறது. (காண்க, 'உங்கள் குழந்தைக்கு நீரிழிவா?' பக். 217.)

**இனம்.** அமெரிக்க மக்கள் தொகையில் 7 சதம் பேருக்கு நீரிழிவு உள்ளது. மக்களில் ஓர் இனத்தவர் மற்ற இனத்தவர்களைக் காட்டிலும் இந்நோய்க்கு ஏன் ஆளாகிறார்கள் எனத் தெளிவாக அறிய முடியவில்லை. கறுப்பு அமெரிக்கர்களைக் காட்டிலும், வெள்ளை அமெரிக்கர்களுக்கு வகை 1 நீரிழிவு அதிக அளவில் ஏற்படுகிறது. ஆனால் கறுப்பு அமெரிக்கர்களுக்கு வெள்ளையர்களைக் காட்டிலும் ஒன்றரை மடங்கு அதிகமாக வகை 2 நீரிழிவு ஏற்படுவதாகக் கூறப்படுகிறது. வெள்ளை அமெரிக்கர்களைக் காட்டிலும் ஆசிய அமெரிக்கர்களுக்கும் பசிபிக் பகுதியைச் சேர்ந்தவர்களுக்கும் வகை 2 நீரிழிவு ஏற்பட வாய்ப்பு அதிகம்.

**வளர்சிதைமாற்ற (அனுசேப) நோய்க்குறித்தொகுதி, நீரிழிவு ஏற்படும் நோய்ச் சிக்கலை அதிகரிக்கிறது**

எல்லோராலும் அங்கீகரிக்கப்படாவிட்டாலும் பெரும்பான்மையினருக்கு வளர்சிதைமாற்ற நோய்க்குறித்தொகுதி (மெடபாலிக் சின்ட்ரோம்) அல்லது இன்சுலின் எதிர்ப்புணர்வு நோய்க்குறித்தொகுதி ஏற்படும்போது வகை 2 நீரிழிவு, இதய நோய் மற்றும் மூளைத்தாக்கு போன்ற நோய்கள் ஏற்படுவதாக நம்புகிறார்கள். கீழ்க்காணும் சிக்கல்களில் மூன்று அல்லது அதற்கு மேற்பட்டவை உங்களிடம் காணப்பட்டால் உங்களுக்கு வளர்சிதைமாற்ற நோய்க்குறித்தொகுதி இருப்பதாகக் கருதலாம்:

- தொப்பை. ஆண்களுக்கு இடுப்புச் சுற்றளவு 40 அங்குலத்திற்கு மேற்பட்டும் பெண்களுக்கு 35 அங்குலத்திற்கு மேற்பட்டும் காணப்படுதல்*
- டிரைகிளிசரைட். இரத்தத்தில் இது 150 மிகி/டெலிக்கும் கூடுதலாகக் காணப்படுதல் அல்லது இதற்காக மருந்துகள் எடுத்துக்கொள்ளுதல்
- எச்டிஎல் கொலஸ்டிரால் ('நல்ல' கொழுப்பு). மிகை அடர்த்திக் கொழுப்புப் புரதம் பெண்களுக்கு 50 மிகி/டெலி அளவுக்குக் குறைந்தும் ஆண்களுக்கு 40 மிகி/டெலி அளவுக்குக் குறைந்தும் காணப்படுதல் அல்லது இதற்காக மருந்துகள் எடுத்துக்கொள்ளுதல்.
- இரத்த அழுத்தம். இதய சுருங்கு நிலை இரத்த அழுத்தம் 130 மிமீ/பாதரசத்திற்கும் இதய விரிவு நிலை இரத்த அழுத்தம் 85 மிமீ/பாதரசத்திற்கும் மேற்படுதல் அல்லது இந்நோய்க்கு மருந்துகள் எடுத்துக்கொள்ளுதல்.
- வெறும் வயிற்று இரத்த குளுகோஸ். இந்த அளவு 100 மிகி/டெலிக்கும் அதிகமாகக் காணப்பட்டால் அல்லது நீரிழிவு மருந்து எடுத்துக்கொள்ளுதல்.

நீங்கள் உங்களுக்கு வளர்சிதைமாற்ற நோய்க்குறித்தொகுதி இருப்பதாகச் சந்தேகப்பட்டால் உங்கள் மருத்துவரிடம் இது குறித்துப் பேசி அதற்கான பரிசோதனைகளை மேற்கொள்ளுங்கள். ஆரோக்கியமான உணவு முறை, ஆரோக்கியமாக எடையைப் பராமரித்தல், உடல் உழைப்பை அதிகரித்தல் போன்றவற்றால் வளர்சிதைமாற்ற நோய்க்குறித்தொகுதியை தடுப்பதுடன், நீரிழிவு ஏற்படினும் அதன் சிக்கல்களைத் தடுக்கலாம்.

★ ஆசிய அமெரிக்கர்களுக்கு: பெண்களுக்கு இடுப்புச் சுற்றளவு 31 அங்குலத்திற்கு மேற்பட்டும் ஆண்களுக்கு 35 அங்குலத்திற்கு மேற்பட்டும் இருத்தல்.
ஆதாரம்: அமெரிக்க இதயக் கழகம்/தேசிய இதய, நுரையீரல் மற்றும் இரத்த நிறுவனம், 2005.

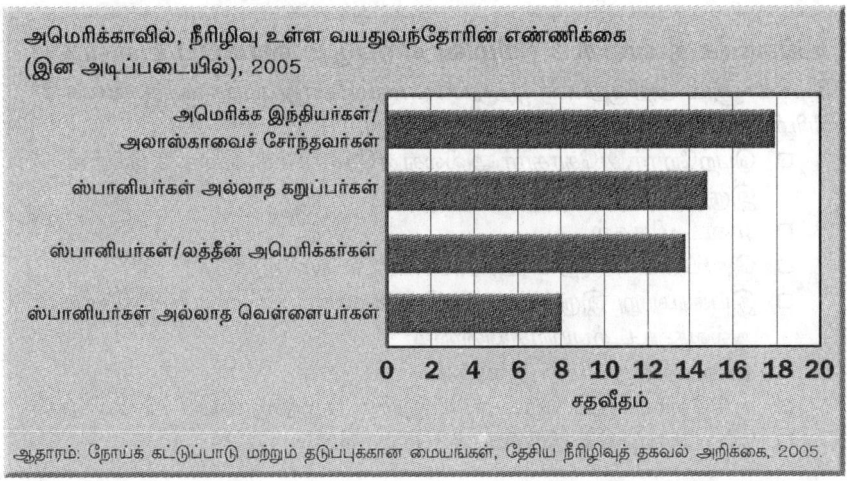

அமெரிக்காவில், நீரிழிவு உள்ள வயதுவந்தோரின் எண்ணிக்கை (இன அடிப்படையில்), 2005

ஆதாரம்: நோய்க் கட்டுப்பாடு மற்றும் தடுப்புக்கான மையங்கள், தேசிய நீரிழிவுத் தகவல் அறிக்கை, 2005.

## நீரிழிவைக் கண்டறிய உதவும் சோதனைகள்

பலர் தங்களுக்கு நீரிழிவு இருப்பதை வேறு ஏதாவது நோய்க்குப் பரிசோதிக்கும்போதோ, முழு உடல் பரிசோதனையின்போதோ தற்செயலாகத்தான் அறிகிறார்கள். பல மருத்துவர்கள் தங்கள் வழக்கமான பரிசோதனைகளின்போது நீரிழிவுக்கான பரிசோதனைகளை மேற்கொள்வதில்லை. சிலவேளைகளில் மருத்துவர் சில குறிப்பிட்ட அறிகுறிகளைக் கொண்டு சந்தேகப்பட்டு இப்பரிசோதனைகளைப் பரிந்துரைப்பதுண்டு. பல பரிசோதனைகள் உங்களுக்கு நீரிழிவு உள்ளதா என அறிய உதவுகின்றன. அவற்றுள் சில சிறந்த பரிசோதனைகளாகவும் அமைகின்றன.

### வெறும்வயிற்று இரத்த குளுகோஸ் அளவுப் பரிசோதனை

உங்கள் இரத்தத்தில் உள்ள குளுகோஸின் அளவு இயற்கையாகவே சற்று ஏறி இறங்கிக் காணப்படும். ஆனால் இந்த ஏற்ற இறக்கம் சிறிய அளவுக்குள்ளேயே அமையும். உங்கள் இரத்த குளுகோஸ் அளவு உணவுக்குப்பின் மிக அதிகபட்சத்தையும் இரவுப் பட்டினிக்குப் பிறகு வெறும் வயிற்றில் குறைந்தபட்சத்தையும் காட்டும். பரிசோதனைக்குச் சிறந்தது இரவுப் பட்டினிக்குப் பிறகு காலையில் வெறும் வயிற்றில் செய்யப்படும் இரத்த குளுகோஸ் அளவு அல்லது 8 மணி நேரப் பட்டினிக்குப் பிறகு செய்யப்படும் பரிசோதனையாகும். இரத்தம் ஏதாவது ஒரு சிரை(இலங். நாளம்)யிலிருந்து எடுக்கப்பட்டுப் பரிசோதனைக்கு அனுப்பப்படும்.

**உங்களுக்கு வகை 2 நீரிழிவு ஏற்படும் வாய்ப்பு உள்ளதா?**

*கீழ்க்காணும் அறிகுறிகள் ஒத்துப்போகும்போது உங்களுக்கு வகை 2 நீரிழிவு ஏற்படும் வாய்ப்பு அதிகரிக்கிறது.*

- ☐ பெற்றோர், சகோதரர் அல்லது சகோதரிக்கு வகை 2 நீரிழிவு இருத்தல்
- ☐ எடை மிகுதல்
- ☐ தொப்பை விழுதல் (ஆப்பிள் வடிவ வயிறு)
- ☐ இயக்கமற்று இருத்தல், மிகக் குறைவாக உடற்பயிற்சி செய்தல் அல்லது உடற்பயிற்சியின்மை
- ☐ 45 வயதிற்கு மேல் இருத்தல்
- ☐ 5 கிலோவுக்கும் மேல் எடையுள்ள குழந்தையைப் பிரசவித்தல்
- ☐ கர்ப்பகாலத்தில் நீரிழிவு ஏற்பட்ட வரலாறு

வெறும் வயிற்றில் செய்யப்படும் இந்தப் பரிசோதனையில் இரத்த குளுகோஸ் அளவு 100 மிகி/டெலி அளவு காணப்படுவது இயல்பாகும். இரத்த அளவு 100 முதல் 125 என்ற அளவில் காணப்படுவது நீரிழிவின் முன்நிலையாகக் கருதப்படும். ஆனால் இந்த நீரிழிவின் முன்நிலையை அவ்வளவு அற்பமாக எடுத்துக்கொள்ளக் கூடாது. இது உங்களுக்கு விரைவில் நீரிழிவு ஏற்படும் அபாய எச்சரிக்கையாகும். எனவே நீங்கள் உங்கள் மருத்துவரை முறையாகச் சந்தித்து இரத்த குளுகோஸைக் கட்டுப்படுத்தும் வழிமுறைகளைக் கடைபிடிக்க வேண்டும்.

இரண்டுமுறை செய்யப்படும் பரிசோதனைகளின் முடிவு 126 மிகி/டெலி அளவிற்கும் அதற்கு மேற்பட்டும் காணப்படும்போது நீங்கள் நீரிழிவு உள்ளவர் என உறுதிப்படுத்திக்கொள்ளலாம். உங்கள் இரத்த குளுகோஸ் அளவு வெறும் வயிற்றில் 200 மிகி/டெலிக்கு அதிகமாகக் காணப்படும் போது இரண்டாம்முறை பரிசோதிக்கத் தேவையில்லை. இந்த முடிவையே நோய் உறுதிசெய்யும் சோதனையாகக் கொள்ளலாம்.

### தற்செயலாகச் செய்யப்படும் இரத்த குளுகோஸ் அளவு

வழமையான பரிசோதனையின்போது தற்செயலாகச் செய்யப்படும் பரிசோதனைகளில் இதுவும் ஒன்றாகும். வழமையான மருத்துவச் சந்திப்பில் சிரையிலிருந்து இரத்தம் எடுத்துப் பரிசோதிக்கப்படும். இது எந்த முகாந்திரமும் இன்றிச் செய்யப்படும் பரிசோதனையாகும். நீங்கள் உணவு உண்டவுடன் இரத்தம் எடுத்தாலும் உங்கள் இரத்த குளுகோஸ் அளவு 200 மிகி/டெலிக்கு மிகக் கூடாது. இதைவிட மிகுந்த அளவும், அறிகுறிகளும் உங்களுக்கு நீரிழிவு இருப்பதைக் காட்டுவதாக அமையும்.

**வாய்வழி குளூகோஸ் தாங்கும் பரிசோதனை**

இப்பரிசோதனை (*ஓரல் குளூகோஸ் டாலரன்ஸ் டெஸ்ட்*) தற்போது பெரும்பாலும் பரிந்துரைக்கப்படுவதில்லை. ஏனெனில் இதைவிடச் சிறந்த மற்றும் எளிய, செலவு குறைந்த பரிசோதனைகள் பல வந்து விட்டன. இப்பரிசோதனை செய்துகொள்ள நீங்கள் பரிசோதனைச் சாலையைச் சுமார் எட்டு மணி நேரப் பட்டினிக்குப் பிறகு அணுக வேண்டும். அங்கு உங்களுக்கு சுமார் 8 அவுன்ஸ் இனிப்பான பானம் (இதில் சுமார் 75 கிராம் குளூகோஸ் இருக்கும்) பருகக் கொடுக்கப்படும்.

அப்பானத்தை நீங்கள் அருந்தும் முன்னரும் அருந்திய ஒரு மணி நேரத்திற்குப் பின்னரும் மீண்டும் 2 மணி நேரத்திற்குப் பின்னரும் இரத்த குளூகோஸ் அளவு பரிசோதிக்கப்பட வேண்டும். உங்களுக்கு நீரிழிவு இருந்தால் இரத்த குளூகோஸ் அளவு இயல்பைவிட அதிகரித்துக் காணப்படும். 2 மணி நேரம் கழித்துச் செய்யப்படும் பரிசோதனை முடிவில் உங்கள் இரத்த குளூகோஸ் அளவு 140 முதல் 199 மிகி/டெலி என்று காணப்பட்டால் உங்களுக்கு நீரிழிவு முன்நிலை எனவும் கருத

## வெறும்வயிற்று இரத்த குளூகோஸ் பரிசோதனை முடிவை ஆராய்தல்

உங்களுக்கு நீரிழிவின் அறிகுறிகள் காணப்பட்டால் உங்கள் மருத்துவரிடம் வெறும்வயிற்று இரத்த குளூகோஸ் பரிசோதனை (*ஃபாஸ்டிங் இரத்த குளூகோஸ் டெஸ்ட்*) செய்யச் சொல்லுங்கள். உங்களுக்கு 45 வயதாயினும் இந்தப் பரிசோதனையை அடிப்படைப் பரிசோதனையாகச் செய்யுங்கள். பரிசோதனையின் முடிவு இயல்பாகக் காணப்பட்டால் 3 வருடங்களுக்கு ஒருமுறை இப்பரிசோதனையைச் செய்துகொள்ளுங்கள். உங்களுக்கு நீரிழிவு முன்நிலை காணப்பட்டால் ஆண்டுக்கொருமுறைச் செய்துகொள்ளுங்கள். நீங்கள் உடல் பருமன் மிக்கவராகவோ, உங்களுக்கு நீரிழிவு ஏற்படும் நோய்ச் சிக்கல்கள் ஏதேனும் காணப்பட்டாலோ இள வயதிலேயும் அடிக்கடி இப்பரிசோதனையைச் செய்துகொள்ளலாம்.

| குளூகோஸ் அளவு | காட்டும் முடிவு |
|---|---|
| 100 மிகி/டெலிக்கும் குறைவு | இயல்பு நிலை |
| 100 முதல் 125 மிகி/டெலி | நீரிழிவு முன்நிலை* |
| 126 மிகி/டெலிக்கும் அதிகமாக (இரண்டு பரிசோதனை முடிவுகளும் அதிகமானால்) | நீரிழிவு |

மிகி/டெலி = ஒரு டெசிலிட்டர் இரத்தத்திற்கு மில்லி கிராம் குளூகோஸ்

★ நீரிழிவு முன்நிலை என்பதற்கு நீரிழிவு தோன்றுவதற்கு அதிக வாய்ப்பு உள்ளது என்று பொருள்.

இடமுண்டு. 2 மணிநேரப் பரிசோதனை முடிவில் உங்கள் இரத்த குளுகோஸ் அளவு 200 மிகி/டெலி அளவிற்கு மேம்பட்டுக் காணப்பட்டால் உங்களுக்கு நீரிழிவு உள்ளதாகக் கொள்ளலாம்.

இந்தச் சோதனை குறித்த முடிவைக் காட்ட நீங்கள் இயல்பான உணவுப் பழக்கவழக்கங்களுடனும் நல்ல உடல்நலத்துடனும் எந்த நோய்களுமற்று ஏன் சாதாரண ஜலதோஷம்கூட இல்லாமல் இருக்க வேண்டும். நீங்கள் இயல்பான இயக்கத்துடனும் மருந்துகள் ஏதும் எடுத்துக்கொள்ளாமலும் இருக்க வேண்டும். ஏனெனில் மேற்கூறியவை உங்கள் இரத்த குளுகோஸ் அளவைப் பாதிக்கலாம். கர்ப்பிணிகளுக்கு இப்பரிசோதனையைச் செய்ய நேரும்போது மருத்துவர்கள் சில மாற்றங்களுடன் செய்வதுண்டு.

## நீரிழிவைத் தடுக்க வழியுண்டா?

தற்போதைய சூழலில் வகை 1 நீரிழிவைத் தடுக்க வழியேதும் இல்லை. ஆனால் வாழ்க்கை முறை மாற்றங்கள் மூலம் பலருக்கும் வகை 2 நீரிழிவு ஏற்படாமல் தடுக்க இயலும் எனப் பல ஆய்வுகளின் முடிவுகள் காட்டுகின்றன. அமெரிக்கத் தேசிய நீரிழிவுத் தடுப்பு மையம் மூன்று ஆண்டுகளுக்கும் மேலாகத் தொடர்ந்து 3200 பேரிடம் ஆய்வுகள் நடத்தியது. அவர்களில் பாதிப் பேர் நோய் ஏற்படும் சிக்கல் உள்ள இன மக்களாவர்.

ஆய்வில் பங்குபெற்ற அனைவரும் உடல் எடை மிக்கவர்களாகவும் நீரிழிவு முன்நிலை உள்ளவர்களாகவும் இருந்தனர். அவர்கள் குறிப்பிட்ட அடிப்படையின்றி மூன்று பிரிவுகளாகப் பிரிக்கப்பட்டனர்.

**பிரிவு 1.** ஆரோக்கியமான உணவு குறித்து முனைப்பாகப் போதிக்கப் பட்டனர். கலோரியும் கொழுப்பும் குறைந்த உணவு கொடுக்கப்பட்டது. வாரத்திற்கு 150 நிமிடங்களுக்கு நன்கு சுறுசுறுப்பான நடைப்பயிற்சி அளிக்கப்பட்டு, அவர்களின் பழக்கவழக்க மாற்றத்திற்குப் பயிற்சியளிக்கப்பட்டது. மேலும் உடல் எடையில் 7 சதம் குறைய நடவடிக்கை எடுக்கப்பட்டது.

**பிரிவு 2.** இவர்களுக்குத் தினமும் நாளொன்றிற்கு இருமுறை மெட்ஃபார்மின் மருந்து 850 மிகி அளவில் வாய்வழியாகக் கொடுக்கப்பட்டது.

**பிரிவு 3.** மருந்துக்குப் பதிலாகப் போலி (பிளாசிபோ) மாதிரி மாத்திரைகள் கொடுக்கப்பட்டன.

### நீரிழிவுத் தடுப்பு முறையின் செயலாக்கத்தில் கிடைத்த முடிவுகள்

இந்தச் செயலாக்கத்தின் முடிவுகள் வெற்றிகரமாக அமைந்ததுடன்

ஓராண்டிற்கு முன்பே முடிவடைந்தது. இவை: உணவில் கொழுப்பு குறைந்த உணவையும், கலோரி குறைந்த ஆனால் சத்து மிக்க உணவுகளையும் உண்பதன் மூலமும் ஓரளவு உடல் எடையைக் குறைப்பதன் மூலமும் நல்ல சுறுசுறுப்புடன் எப்போதும் இயங்குவதன் மூலமும் வகை 2 நீரிழிவு ஏற்படாமல் தடுக்க முடியும் என்பதுடன், அந்நோய் வருவதைத் தள்ளிப்போடவும் இயலும் எனக் காட்டின. மெட்ஃபார்மின் வகை மருந்துகள்கூட நீரிழிவு ஏற்படும் வாய்ப்பு உள்ளவர்களுக்கு இந்நோய் ஏற்படாமல் தடுப்பதைக் காட்டின.

## நீரிழிவுத் தடுப்புச் செயலாக்க முடிவுகள்

| பிரிவு | நீரிழிவு ஏற்படும் வாய்ப்பு குறைக்கப் பட்ட அளவு* | கருத்துகள் |
|---|---|---|
| முதல் பிரிவு: வாழ்க்கை முறை மாற்றங்கள் (ஆரோக்கியமான உணவு, ஓரளவு நல்ல உடற்பயிற்சி, நல்ல உடலுழைப்பு) | இப்பிரிவில் 58 சதமானவர்களுக்கு நல்ல முடிவு. 60 மற்றும் அதற்கு மேற்பட்ட வயதுள்ளவர்களுக்கு 71சதம் நல்ல முடிவு | இவர்களில் பாதிப்பேர் 7 சதம் அல்லது அதற்கும் மேற்பட்ட அளவில் 6 மாதங்களுக்குள் எடை குறைந்தனர். |
| இரண்டாம் பிரிவு: மெட்ஃபார்மின் (வாய்வழியாக சுமார் 850 மிகி தினமும் இரண்டு முறை) | 31 சதம் நல்ல முடிவுகள் (வாழ்க்கை முறை மாற்றப் பிரிவினரைப் போல் பாதிப் பேர் நல்ல முடிவுகளாகக் காட்டினர்) | மெட்ஃபார்மின் 25 முதல் 44 வயதானவர்களுக்கு நல்ல விளைவுகளைக் கொடுத்தது. மேலும் 27 கி. கிராமுக்கு மேல் எடை உள்ளவர்களுக்கும் நல்ல விளைவுகளைக் கொடுத்தது. 60 வயதிற்கு மேற்பட்டவர்களுக்கும் உடல் எடை குறைந்தவர்களுக்கும் பெரிய பலன் அளிக்கவில்லை. |

★ செயலற்ற மாத்திரையுடன் (அந்திக்கால மருந்து) ஒப்பிடும்போது.

'த நியூ இங்லண்ட் ஜர்னல் ஆஃப் மெடிசின்' பிப்ரவரி 7, 2007 இதழில் வெளியான நீரிழிவுத் தடுப்புத் திட்ட ஆய்வுக்குழுவின் *'வகை 2 நீரிழிவு ஏற்படுவதை வாழ்க்கை முறை மாற்றங்கள் அல்லது மெட்ஃபார்மினால் குறைத்தல்'* அறிக்கையின் அடிப்படையில் அமைந்தது.

எனினும் வாழ்க்கை முறை மாற்றங்கள்தான் மிகச் சிறந்த நீரிழிவுத் தடுப்பு முறையாக அறியப்பட்டது.

***நீரிழிவுச் சிக்கலைக் குறைப்பது எப்படி?***
உங்களுக்கு நீரிழிவு இருப்பது தெரியவந்த பிறகு அது எந்த வகை நீரிழிவாக இருந்தாலும் அதனால் ஏற்படும் சிக்கலைக் குறைப்பதற்காக நல்ல ஆரோக்கியமான உணவுப் பழக்கத்திற்கு மாறுதல் (இயல் 4), ஆரோக்கியமான உடல் எடை அடைதல் (இயல் 5), சுறுசுறுப்புடன் இருத்தல் (இயல் 6) போன்றவை நோய்ச் சிக்கலைத் தவிர்க்க உதவும்.

## கேள்விகளும் பதில்களும்

***நீரிழிவு முற்றிலும் குணமாக வழியுள்ளதா?***
இப்போதைக்கு இல்லை. ஆனால் நீரிழிவை முற்றிலும் குணப்படுத்த ஆய்வுகள் தொடங்கியுள்ளன. தற்போது மருத்துவர்கள் நீரிழிவுக்கு மருத்துவம் மட்டுமே செய்கிறார்கள். முற்றிலும் குணப்படுத்துவதில்லை.

***நோய் அறியும் முன்னர் எவ்வளவு காலம் நோயால் அவதிப்பட வேண்டியிருக்கும்?***
வகை 1 நீரிழிவு திடீரென ஏற்பட்டாலும், கடுமையாகப் பாதிப்பதால் நோய் ஆரம்பித்த சில மாதங்களிலேயே இதனைக் கண்டறியலாம். ஆனால் வகை 2 நீரிழிவு கண்டுபிடிக்கப்படாமலேயே பல வருடங்கள் நீடிக்கலாம். ஆனால் ஏற்கெனவே கூறியபடி ஆரோக்கியமான வாழ்க்கை முறை மாற்றங்கள்தான் நோய் வராமல் தடுக்க உதவும்.

***இன்சுலின் எதிர்ப்புணர்வு என்றால் என்ன?***
உடலில் சுரக்கும் இன்சுலினைப் பயன்படுத்த உங்கள் உடலால் இயலாததால் இரத்த குளுகோஸானது இயல்பைவிட அதிகரித்துக் காணப்படும். இதனால் உங்களுக்கு வகை 2 நீரிழிவுப் பாதிப்பு ஏற்படும். அத்துடன் இதய மற்றும் நாள நோய்களும் ஏற்படலாம். நீரிழிவு இருந்தால் பல ஆண்டுகளுக்கு முன்னரே இன்சுலின் எதிர்ப்புணர்வு உங்கள் உடலில் ஏற்பட்டிருக்கும்.

இன்சுலின் எதிர்ப்புணர்வு என்பது வளர்சிதைமாற்ற நோய்க்குறித் தொகுதியின் (காண்க, பெட்டிச் செய்தி, பக்.16) ஒரு பகுதியாக ஏற்படுகிறது. வளர்சிதைமாற்ற நோய்க்குறித் தொகுதி நோய்ச் சிக்கலைப் போன்றே இன்சுலின் எதிர்ப்புணர்வு நோய்ச் சிக்கலும் காணப்படுகிறது. உதாரணமாக, பெண்களுக்கு ஏற்படும் கருவக (சூலக) பலநீர்ப்பைக்கட்டி நோய்க்குறித்தொகுதியில்கூட நாளமில்லாச் சுரப்பி மாறுபாடுகள் ஏற்படுவதுடன் இதிலும் இன்சுலின் எதிர்ப்புணர்வு காணப்படுகிறது.

ஆனால் பலருக்கும் இன்சுலின் எதிர்ப்புணர்வை நீக்கவும் ஏற்படாமல் தடுக்கவும் நல்ல உணவு மாற்றங்கள், எடை குறைதல், உடலுழைப்பு மிகுதல் போன்றவை உதவுகின்றன.

பெற்றோர், சகோதர, சகோதரி உறவுக்காரர்கள் நீரிழிவு உள்ளவர்களாக இருந்தால், எனக்கு நீரிழிவு ஏற்படும் வாய்ப்பு எவ்வளவு?

உங்களுக்கு நீரிழிவு ஏற்படும் வாய்ப்பு என்ன காரணத்தினாலோ மிக மாறுபட்டுக் காணப்படுகிறது (கீழே அட்டவணையைப் பார்க்க). குடும்ப நோய் வரலாற்றுடன், வாழ்க்கை மாற்றங்களும் வகை 2 நீரிழிவு ஏற்பட முக்கியக் காரணங்களாக அமைகின்றன. ஆனால் வகை 1 நீரிழிவு உள்ளவர்களுக்குக் குடும்ப நோய் வரலாறு காணப்படாது.

## குடும்ப வரலாறு உங்களுக்கு நீரிழிவை ஏற்படுத்துமா?

| வகை 1 நீரிழிவு | | வகை 2 நீரிழிவு* | |
|---|---|---|---|
| உறவுகளில் நீரிழிவு | உங்களுக்கு ஏற்படும் வாய்ப்பு | உறவுகளில் நீரிழிவு | உங்களுக்கு ஏற்படும் வாய்ப்பு |
| தாய் | 1 முதல் 5 சதம் | தாய் | 5 முதல் 20 சதம் |
| தந்தை | 5 முதல் 15 சதம் | தந்தை | 5 முதல் 20 சதம் |
| பெற்றோர் இருவருக்கும் | 10 முதல் 25 சதம் | பெற்றோர் இருவருக்கும் | 25 முதல் 50 சதம் |
| சகோதரர் அல்லது சகோதரிகள் | 5 முதல் 10 சதம் | சகோதரர் அல்லது சகோதரிகள் | 25 முதல் 50 சதம் |
| ஒரே மாதிரியான இரட்டையர்கள் | 25 முதல் 50 சதம் | ஒரே மாதிரியான இரட்டையர்கள் | 60 முதல் 75 சதம் |

★ ஆரோக்கியமான உணவு முறையைக் கொண்டிருத்தல், எடையைப் பராமரித்தல், தினமும் உடற்பயிற்சி செய்தல் ஆகியன வகை 2 நீரிழிவு ஏற்படும் ஒட்டுமொத்த அபாயத்தைக் கணிசமான அளவில் குறைக்கும்.

ஆதாரம்: சமீபகாலத்திய மருத்துவ இதழ்க் கட்டுரைகள், பாடநூல்கள் ஆகியவற்றை மதிப்புரை செய்ததன் அடிப்படையில் அமைந்தது.

# இயல் 2

# கட்டுப்படுத்தப்படாத நீரிழிவின் அபாயங்கள்

ஆரம்பநிலைகளில் நீரிழிவை நீங்கள் எளிதில் புறந்தள்ளிவிட முடியும். புறக்கணிப்பிற்குப் பின்னரும் நீங்கள் நலமாக, உடல் இயல்பாக இயங்குவதாக உணர்வதே இதற்குக் காரணம். அறிகுறிகள் ஏதுமில்லை. அதனால் பிரச்சினைகள் ஏதுமில்லை. சரிதானா?

இல்லை. மிகத் தவறு. நீரிழிவு ஏற்பட்டு நீங்கள் ஏதும் செய்யாதபோது உங்கள் இரத்தத்தில் உள்ள மிகையான குளுகோஸ் உடலின் எல்லா முக்கியப் பாகங்களுக்குள்ளும், குறிப்பாக இதயம், நரம்புகள், கண், சிறுநீரகங்கள் போன்றவற்றை ஊடுருவிப் பாதிக்கும். தொடக்கத்தில் நீங்கள் இந்தப் பாதிப்பை உணராவிடினும் போகப் போக இதன் பாதிப்பிலிருந்து விடுபட இயலாது போவீர்கள்.

நீரிழிவு இல்லாதவர்களைவிட நீரிழிவு உள்ளவர்களுக்கு:

- மாரடைப்பு ஏற்படும் வாய்ப்பு இரண்டு முதல் நான்கு மடங்கு அதிகம்.
- மூளைத்தாக்கு ஏற்படும் வாய்ப்பு இரண்டு முதல் நான்கு மடங்கு அதிகம்.

அமெரிக்காவில் வயது வந்தவர்களில்:

- 20 முதல் 74 வயதுடையவர்களின் பார்வையிழப்பிற்கு நீரிழிவு காரணமாகிறது.
- இறுதிக் கட்ட சிறுநீரகச் செயலிழப்பு ஏற்படக் காரணமாகிறது.
- கை, கால் ஊனம் ஏற்படக் காரணமாகிறது.

ஆய்வாளர்கள் என்ன வகைத் தூண்டுதல்களால் நீரிழிவுப் பாதிப்பில் சிக்கல்கள் ஏற்படுகின்றன என ஓரளவு முடிவிற்கு வந்துள்ளனர். இதன் மூலம் இச்சிக்கல்கள் ஏற்படாமல் தடுக்கும் முறைகளை மேற்கொண்டுள்ளனர். நீங்கள் உங்களது இரத்த குளுகோஸ் அளவை

இயல்பான அளவிற்கு அருகில் வைத்துக்கொள்வதன் மூலம், பல சிக்கல்கள் ஏற்படாமல் தடுக்க முடியும் எனப் பல ஆய்வுகள் காட்டுகின்றன. எனவே தாமதமின்றி இதனை மேற்கொள்ள ஆரம்பியுங்கள். நீங்கள் இரத்த குளூகோஸ் அளவைக் கட்டுப்படுத்த ஆரம்பித்ததும் உங்கள் நோய்ச் சிக்கல்களின் தீவிரம் குறையும். சுகாதாரச் சீர்கேடுகள் ஏற்படாமல் இருப்பதையும் உணர்வீர்கள்.

நீங்கள் நீரிழிவு உள்ளவராக இருந்தால் உங்களுக்கு ஏற்பட இருக்கும் திடீர் நோய்ச்சிக்கல்களுக்கும், நாள்பட்ட நோய்ச்சிக்கல்களுக்கும் தயாராக இருக்க வேண்டும்.

## அவசரச் சிகிச்சைக்கான நிலைகள்

அவசர மருத்துவ உதவி தேவைப்படும் நீரிழிவுச் சிக்கல்கள் குறித்து இப்பகுதியில் பார்ப்போம்:

### தாழ்குளூகோஸ் நிலை (இரத்த குளூகோஸ் அளவு குறைதல்)

இரத்தத்தில் குளூகோஸ் அளவு **70** மிகி/டெலிக்கும் கீழே குறைவதைத் தாழ்குளூகோஸ் நிலை *(ஹைபோகிளைசிமியா)* என அழைப்பர். இது இரத்தத்தில் இன்சுலின் அளவு மிகையாவதாலும் குளூகோஸின் அளவு குறைவதாலும் ஏற்படுகிறது. உங்கள் இரத்த குளூகோஸ் அளவு **50** மிகி/டெலி எனவும் அதற்குக் கீழும் குறையும்போது நீங்கள் நினைவிழக்கக்கூடும். இதனை இன்சுலின் அதிர்ச்சி அல்லது ஆழ்மயக்கம் *(கோமா)* என அழைப்பர்.

தாழ்குளூகோஸ் நிலை என்பது இன்சுலின் எதிர்விளைவாகவே ஏற்படுகிறது. பெரும்பாலும் இன்சுலின் ஊசி போட்டுக்கொள்பவர் களுக்குத்தான் ஏற்படுகிறது. குளூகோஸ் குறைக்கும் வாய்வழி மருந்துகள் எடுத்துக்கொள்ளும்போது அவை இன்சுலினைத் தூண்டி மிகையாக்குவதாலும் ஏற்படுகிறது.

உங்கள் இரத்த குளூகோஸ் அளவு குறைவதற்கான காரணங்கள்:

- ஒரு வேளை உணவைச் சாப்பிடாதிருத்தல் அல்லது காலம் தாழ்த்திச் சாப்பிடுதல்
- மாவுச்சத்து (கார்போஹைட்ரேட்) குறைந்த உணவை உட்கொள்ளுதல்
- அதிக நேரம் அல்லது கடுமையாக உடற்பயிற்சி செய்தல்.
- இரத்த குளூகோஸ் அளவு மாறுபாடுகளைப் பொறுத்து உங்கள் இன்சுலின் மருந்தளவை மாற்றாதிருத்தல்.

## இதன் அறிகுறிகள் என்ன?

தாழ்குளுகோஸ் நிலைக்கான அறிகுறிகள் குளுகோஸ் குறையும் அளவைப் பொறுத்து மாறுபடுகிறது.

**ஆரம்ப அறிகுறிகள்:**

- வியர்த்தல்
- படபடப்பு
- பசித்தல்
- பார்வை மங்குதல்
- தலைவலி
- இதயத் துடிப்பு மிகுதல்
- தளர்ச்சி
- நடுக்கம்
- கிறுகிறுப்பு
- சிடுசிடுப்பு
- குமட்டல்
- தோல் குளிர்ந்துபோதல்.

**காலந்தாழ்ந்து ஏற்படும் அறிகுறிகள்:** இரத்த குளுகோஸ் அளவு 40மிகி/டெலிக்கும் கீழே குறையும்போது ஏற்படுபவை:

- பேச்சுக் குழறல்
- மனக்குழப்பம்
- அரை மயக்கம்
- மது அருந்தியவர்போல நடவடிக்கைகள்.

**அவசரச் சிகிச்சை தேவைப்படும் அறிகுறிகள்:**

- வலிப்பு
- கோமா (ஆழ்மயக்கம்).

## என்ன செய்ய வேண்டும்?

உங்கள் இரத்த குளுகோஸ் அளவு குறைந்துள்ளதாக நீங்கள் உணர்ந்தால் உடன் இரத்த குளுகோஸ் அளவைப் பரிசோதியுங்கள். அது 70 மிகி/டெலிக்கும் கீழ் காணப்பட்டால் உடன் எதையாவது உண்டு அல்லது பருகி அதன் அளவை உயர்த்த முயலுங்கள். எடுத்துக்காட்டாக,

---

**தாழ்குளுகோஸ் நிலையில் ஆரம்ப அறிகுறிகளை அறிய இயலவில்லையா?**

பல வருடங்களாக நீரிழிவால் பாதிக்கப்பட்டவர்களில் சிலருக்குத் தாழ்குளுகோஸ் நிலையின் ஆரம்ப அறிகுறிகளான படபடப்பு, நடுக்கம் முதலியவற்றை அதன் அறிகுறிகளாக உணர இயலாது போகக்கூடும். அதாவது உடலில் ஏற்பட்ட சில வேதியியல் மாற்றங்கள் உங்களை இவ்வறிகுறிகளை அறிய இயலாது செய்துவிடக்கூடும்.

இதனை அறிய இயலாத் தாழ்குளுகோஸ் நிலை (ஹைபோகிளைசிமியா) என அழைப்பர். இதில் காலந்தாழ்ந்த அறிகுறிகள் ஏற்படும்வரை உங்களால் தாழ்குளுகோஸ் நிலையை உணர இயலாது. மனக்குழப்பம், பேச்சுக் குழறல் ஏற்பட்ட பின்னரே அறிய இயலும். இந்நிலையில் உங்கள் மருத்துவரிடம் இது ஏற்படும் காரணம் பற்றிப் பேசுங்கள். அதனைத் தடுக்கும் முறைகள் பற்றியும் அறிந்துகொள்ளுங்கள்.

- கல்கண்டு, வெல்லம், சாக்லேட் போன்ற இனிப்புகள்
- வழமையான மென்பானங்கள் (கலோரி குறைந்தவையல்ல)
- அரை டம்ளர் பழச்சாறு
- மாத்திரை வடிவிலான குளுகோஸ் வில்லைகள்.

இதற்குப் பிறகு 15 நிமிடங்கள் ஆகியும் அறிகுறிகள் குறையவில்லை என்றால் மீண்டும் ஒருமுறை மேற்சொன்ன சிகிச்சையை மேற்கொள்ளுங்கள். அதற்குப் பின்னரும் அறிகுறிகள் மறையவில்லையெனில் உடன் மருத்துவரையோ அவசர மருத்துவ உதவி மையங்களையோ நாடுங்கள்.

நீங்கள் நினைவிழக்க நேர்ந்தாலோ விழுங்க முடியாமல் தவித்தாலோ உங்களை உடனடியாகக் கவனித்து இரத்த குளுகோஸ் அளவை உயர்த்தும் குளுகோகான் என்ற விரைவாகச் செயல்படும் ஹார்மோனை ஊசி மூலம் செலுத்த வேண்டும். இது பற்றி உங்கள் நெருங்கிய உறவினர்களுக்கும் நண்பர்களுக்கும் பயிற்சி அளித்தால் அவசரச் சிகிச்சைக்கு அவர்கள் உதவ இயலும். இல்லாவிடில் மருத்துவரைத் தொலைபேசி மூலம் தொடர்புகொள்ள வேண்டும்.

அவசர உதவிப் பெட்டியில் குளுகோகான் மருந்துக் குப்பியும் ஊசியும் காணப்படும். இதனை எளிதில் செலுத்தலாம். கை, வயிறு, தொடை அல்லது பிட்டத்தில் செலுத்தலாம். இம்மருந்து ஐந்து நிமிடங்களுக்குள் வேலைசெய்ய ஆரம்பித்துவிடும். நீங்கள் இன்சுலின் மருந்தினை ஊசி மூலம் எடுத்துக்கொள்பவராக இருந்தால் உங்களிடம் அவசியம் குளுகோகான் ஊசி மருந்து இருக்க வேண்டும். பலர் இது போன்ற ஒன்றுக்கும் மேற்பட்டவற்றை வாங்கி ஒன்றை வீட்டிலும் ஒன்றை

### மிகைகுளுகோஸ் நிலை என்றால் என்ன?

இயல்பான இரத்த குளுகோஸ் அளவிற்கு மேல் காணப்படும் அளவை ஆங்கிலத்தில் ஹைப்பர்கிளைசிமியா என அழைப்பர். உங்களுக்கு நீரிழிவு முன்நிலை அல்லது நீரிழிவு இருந்தாலும் குளுகோஸ் மிகையான அளவிலேயே காணப்படும். எனினும் நமது நோக்கம் இரத்தத்தில் குளுகோஸ் அளவு கட்டுக்குள் மிகாமல் போய்விடாது பார்த்துக்கொள்வதேயாகும்.

உங்களுக்கு நீரிழிவு இருந்தால் நீங்கள் அடிக்கடி உங்கள் இரத்த குளுகோஸ் அளவைப் பரிசோதித்துப் பார்த்து மருத்துவர் பரிந்துரைக்கும் அளவுக்குள் வைத்துக்கொள்ள வேண்டும். அப்போது தான் குளுகோஸ் இரத்தத்தில் அளவுக்கு மிஞ்சி அதிகரிக்காமல் இருக்கும். கட்டுக்குள் வைக்காமல் விடப்படும்போது அது உயிருக்கு ஆபத்தான நோய் நிலைகளான கீடோன் அமிலமாதல், ஆஸ்மொலாலிடி மிகுதியான நிலை போன்றவற்றிற்கு இட்டுச்செல்லும்.

பணிபுரியும் இடத்திலும் ஒன்றை வாகனத்திலும் ஒன்றைப் பையிலும்கூட வைத்திருப்பதுண்டு.

## ஆஸ்மொலாலிடி மிகுந்த மிகைகுளுகோஸ் நிலை

இரத்த குளுகோஸ் அபாய அளவிற்குமேல் உயரும்போது உங்கள் இரத்தம் மிகவும் அடர்த்தி மிக்கதாக மாறிவிடுகிறது. இதனை ஆஸ்மொலாலிடி மிகுந்த மிகைகுளுகோஸ் நிலை என அழைப்பர். இந்நிலையில் இரத்த குளுகோஸ் அளவு 600 மிகி/டெலிக்கு மேல் அதிகமாகும். உங்கள் உயிரணுக்கள் (செல்) குளுகோஸை உறிஞ்சிப் பயன்படுத்த இயலாதுபோவதால், அவை சிறுநீரில் வெளியாகும். இதனால் சிறுநீரகங்களின் வடிகட்டும் திறன் மாறுபட்டு அதிக நீரை இழக்க நேர்ந்து உடலில் நீரிழப்பு ஏற்படலாம்.

இந்நிலை வகை 2 நீரிழிவில்தான் ஏற்படுகிறது. குறிப்பாக இரத்த குளுகோஸ் அளவை அடிக்கடி பரிசோதிக்காதவர்களுக்கும் தங்களுக்கு நீரிழிவு இருப்பதை அறியாதிருப்பவர்களுக்கும் இந்நிலை ஏற்படுகிறது. மேலும் அதிக அளவில் ஸ்டீராய்டு வகை மருந்துகள் உட்கொள்பவர்களுக்கும் நீர்போக்கி மருந்துகள் உட்கொள்பவர்களுக்கும் ஏற்படுகிறது. சிலவேளை உடலில் ஏற்படும் தொற்று காரணமாகவும் (சிறுநீர்ப் பாதைத் தொற்று மற்றும் நிமோனியா), மிகையாக மது அருந்துவதாலும் போதை மருந்துகளாலும் இந்நிலை ஏற்படுகிறது. மிகவும் வயதானவர்கள், அடிக்கடி நீர் பருகாதுபோவதாலும் இந்நிலை ஏற்படலாம்.

### அறிகுறிகளும் நோய்க்குறிகளும்
- மிகையான தாகம்
- வாய் உலர்தல்
- அடிக்கடி சிறுநீர் கழித்தல்
- நீரிழப்பு
- தளர்ச்சி
- கால்களில் தசையிழுப்பு
- நாடித்துடிப்பு மிகுதல்
- வலிப்பு
- மனக்குழப்பம்
- ஆழ்மயக்கம் (கோமா).

### என்ன செய்ய வேண்டும்?

உங்கள் இரத்த குளுகோஸ் அளவைப் பரிசோதியுங்கள். அது 350 மிகி/டெலி என்ற அளவைவிட அதிகமாக இருந்தால் உடன் மருத்துவரிடம் ஆலோசனை கேளுங்கள். 500 மிகி/டெலி என்ற அளவிற்கு மேல் போகும் போது அவசியம் மருத்துவரைப் பார்க்கவும். காரில் செல்வதானால் நீங்கள் ஓட்ட வேண்டாம். ஏனெனில் இது அவசரச் சிகிச்சை தேவைப்படும் நிலையாகும்.

அவசரச் சிகிச்சை மூலம் சில மணி நேரங்களுக்குள் இதனைச் சரிசெய்துவிட முடியும். உங்கள் திசுக்களில் ஏற்பட்ட நீரிழப்பை ஈடுகட்ட உங்களுக்குச் சிரைவழி நீர்மம் (பாய்பொருள், ஃப்ளூயிட்ஸ்) செலுத்தப்பட வேண்டும். மேலும் குறைந்த காலம் செயல்படும் இன்சுலின் செலுத்தி உயிரணுக்கள் குளுகோஸை உறிஞ்ச உதவலாம். நல்ல மருத்துவமில்லாது போனால் மரணம் ஏற்படலாம்.

## கீடோன் மிகுதல் (நீரிழிவில் கீடோன் அமிலமாதல்)

நீங்கள் ஒரு குறிப்பிட்ட காலம் இன்சுலின் ஊசி, மருந்து எடுத்துக் கொள்ளாமல் போகும்போது உங்கள் தசை அணுக்களுக்கு சக்தி இழப்பு ஏற்படுகிறது. அதைச் சரிசெய்ய கொழுப்பை எரிபொருளாக உபயோகிக்க ஆரம்பிக்கும். இவ்வாறு கொழுப்பு எரிபொருளாக உபயோகிக்கப்படும் போது அவை கீடோன் எனும் அமிலங்களை உற்பத்தி செய்யும். இவ்வகை கீடோன் அமிலங்கள் இரத்தத்தில் மிகையாவதையே கீடோன் அமிலமாதல் என அழைப்பர். இது அபாயகரமான நிலை என்பதுடன் மருத்துவம் செய்யாவிடில் உயிருக்கு ஆபத்தையும் விளைவிக்கும்.

இந்நிலை வகை 1 நீரிழிவு உள்ளவர்களுக்குத்தான் அதிகம் ஏற்படுகிறது. இன்சுலின் ஊசி போட்டுக்கொள்ளாமல் விடப்படும்போதும், உடலின் இரத்த குளுகோஸ் உயர்வுக்கேற்ப இன்சுலின் அளவை உயர்த்தாமல் போவதாலும் ஏற்படுகிறது.

கடும் வாழ்க்கைச் சிக்கல்கள், மற்றும் நோய் ஏற்படும்போது வகை 1 மற்றும் வகை 2 நோயாளிகளுக்கு இந்நோய்நிலை ஏற்படுகிறது. உங்கள் உடல் நோய்வாய்ப்படும்போது உடலில் சில நாளமில்லாச் சுரப்புகள் உற்பத்தியாகின்றன. குறிப்பாக அட்ரினலின் எனும் சுரப்பு உற்பத்தியாகி நோயை எதிர்த்து உடல் போராட உதவுகிறது. ஆனால் இவ்வகைச் சுரப்புகள் இன்சுலினுக்கு எதிராகப் பணிபுரிபவையாக அமைந்துவிடுகின்றன. சில வேளை இரண்டு காரணிகளும் இணைந்து சிக்கலைப் பெரிதுபடுத்துகின்றன. உங்களுக்கு வாழ்க்கைப் பிரச்சினைகளால் நோய் ஏற்படும்போது நீங்கள் இன்சுலினை எடுத்துக்கொள்ள மறந்து போகவும்கூடும்.

சிலர் தங்களுக்கு நீரிழிவு இருப்பதையே அறிவதில்லை. அவர்களுக்கு இந்நிலையே நோயின் முதல் அறிகுறியாகக்கூட அமையலாம். இதன் ஆரம்ப அறிகுறிகள் ஃப்ளூ காய்ச்சலை ஒத்துள்ளதால் மருத்துவம் செய்துகொள்வதில்கூடத் தாமதம் ஏற்படலாம்.

### அறிகுறிகளும் நோய்க்குறிகளும்

உங்கள் இரத்தத்தில் கீடோன் அமிலப் பொருட்கள் உயர உயர

உங்களுக்குப் பின்வரும் உடனடிய அறிகுறிகள் ஏற்படும்:
- இரத்தத்தின் குளுகோஸ் அதிகரிப்பு
- அடிக்கடி சிறுநீர் கழித்தல்
- வாய் உலர்தல்
- மிகையான தாகம்.

காலம் தாழ்ந்து ஏற்படும் அறிகுறிகள்:
- களைப்பு
- பார்வை மங்குதல்
- வாந்தி
- வயிற்றுவலி
- சுவாச வேகம் குறைதல்
- மூச்சுக்காற்றில் இனிப்பு வாசனை
- குமட்டல்
- மனக் குழப்பம்
- பசியின்மை
- எடை இழப்பு
- தளர்ச்சி
- அரை மயக்கம்.

## என்ன செய்ய வேண்டும்?

உங்களுக்கு இரத்த குளுகோஸ் அளவு தொடர்ந்து 250 மிகி/டெலி என்ற அளவிற்குமேல் நீடிக்கும்போது மேற்கூறிய அறிகுறிகளில் எதையாவது நீங்கள் அனுபவிக்க நேர்ந்தால் உடன் இரத்தத்தில் கீடோன் பொருட்களுக்கான பரிசோதனைகளைச் செய்யுங்கள். இதைவிட நீங்கள் வாழ்க்கைச் சிக்கல்களில் இருக்கும்போதும் உங்கள் உடல் நோயுறும் போதும் இரத்தத்தில் கீடோன் பொருட்களைப் பரிசோதிப்பது நல்லது.

இரத்தப் பரிசோதனைக் கருவியை நீங்களே மருந்துக்கடையில் வாங்கி, வீட்டில் பயன்படுத்தலாம். சிறுநீரில் முக்கிப் பயன்படுத்தும் அட்டைகள்கூட இப்போது கிடைக்கின்றன. இரத்தத்தில் கீடோன் மிகையாகும்போது அவை சிறுநீரில் வெளிப்படும் அளவைப் பொறுத்து இவ்வட்டையில் நிறமாற்றம் ஏற்படும்.

பரிசோதனை அட்டையில் கீடோன் அளவு மிதமான மற்றும் அதிக அளவைக் காட்டும் நிறமாற்றம் ஏற்பட்டால் உடன் மருத்துவரை அணுகுங்கள். மேலும் மருத்துவர் ஆலோசனை மூலம் எடுத்துக்கொள்ளும் இன்சுலின் அளவை அதிகரியுங்கள். நீரிழப்பைச் சரிசெய்ய அதிக அளவில் நீர் பருக வேண்டும். ஏனெனில் மருத்துவம் செய்யாமல் விட்டுவிட்டால், அது ஆழ்மயக்கத்திற்கும் உயிரிழப்பிற்கும் வழிவகுக்கும்.

இந்நிலைக்கு அவசரச் சிகிச்சை அவசியமாகும். சிரை வழியாக நிறைய நீர்மங்கள் செலுத்தப்படுவதுடன் இன்சுலின் மருந்து குளுகோஸுடன் கலந்து சிரைவழிக் கொடுக்கப்பட வேண்டும். அப்போதுதான் உங்கள் உடல் கீடோனை உற்பத்தி செய்வதை நிறுத்தும். மெல்ல உங்கள் உடல் குளுகோஸ் அளவு இயல்பு நிலையை எட்டும். திடீரென உடல் குளுகோஸைக் குறைத்தால் மூளையில் வீக்கம் ஏற்படலாம். ஆனால் இச்சிக்கல் குழந்தைகளுக்குத்தான் அதிகம் ஏற்படுகிறது. அதிலும் புதிதாக நீரிழிவு கண்டுபிடிக்கப்படுபவர்களுக்கு. பின்வரும் நிலைமைகளில்

கட்டுப்படுத்தப்படாத நீரிழிவின் அபாயங்கள் 31

நீங்கள் மருத்துவமனையில் அனுமதிக்கப் படுவது நல்லது:
- உங்கள் இரத்த குளுகோஸ் அளவு கட்டுப்படுத்த இயலாதபோது
- நீங்கள் மனக்குழப்பத்துடன் காணப்படும்போது
- உங்களால் சாப்பிடவோ பருகவோ இயலாதபோது

## நாள்பட்ட நோய்ச் சிக்கல்கள்

நாள்பட்ட நோய்ச் சிக்கல்கள் மெல்ல ஏற்படுவதாக இருந்தாலும் நம்மை ஊனமாக்கி உயிருக்கும் ஆபத்தை ஏற்படுத்தும்.

## இதய மற்றும் இரத்த நாள நோய்கள்

நீரிழிவால் பாதிக்கப்பட்டவர்களுக்கு மரணத்தை ஏற்படுத்தும் முக்கியக் காரணங்களில் இதய நாள நோயும் ஒன்று. நீரிழிவு உங்கள் உடலின் பெரிய மற்றும் சிறிய இரத்த நாளங்கள் இரண்டையுமே பாதிக்கிறது. இரத்த நாளங்களின் சுவர்களில் கொழுப்புப் படிவங்கள் படிந்து நாளச் சுவர் கடினமாகிறது. இதனால் நாளப் பாதை அடைபட்டு மாரடைப்பு, மூளைத்தாக்கு மற்றும் இரத்த ஓட்டக் குறைவால் ஏற்படும் பிற ஒழுங்கீனங்களும் ஏற்படுகின்றன.

### இதய நாள நோய்கள்
இதயத்திற்கு இரத்த ஓட்டத்தை அளிக்கும் இரத்த நாளங்களில் நாளக் கடினமாதல் ஏற்படுவதால் இதய நோய்கள் ஏற்படுகின்றன. இதய நாளங்களில் அடைப்பு காரணமாகப் பிராண வாயு உள்ள இரத்த ஓட்டம் குறைந்து இதயத் தசைகள் பாதிப்படைகின்றன. நாளக் கடினமாதல் மெல்ல மெல்லப் பல பத்தாண்டுகளில் வெளித் தெரியாமல் ஏற்படுகிறது. அடைப்பு அதிகமாக அதிகமாக இரத்த ஓட்டம் தடைப்பட்டு, பிராண வாயு இழப்பு காரணமாக மாரடைப்பு ஏற்படுகிறது.

### இதய நாள நோயின் அறிகுறிகள் என்ன?
இதய நாள நோயின் அறிகுறிகள் நோயின் தன்மை, நோயாளியின் உடலமைப்பு, நோயின் தீவிரம் ஆகியவற்றைப் பொறுத்து மாறுபடுகின்றன. ஆரம்ப காலத்தில் இதய நாள நோய்கள் அறிகுறிகள் எதனையும் ஏற்படுத்துவதில்லை. நாள்பட்ட நிலையில் உங்களது வழமையான நடவடிக்கைகளில் ஈடுபட இயலாது போகும்.
- மூச்சுத்திணறல்
- தளர்வு
- படபடப்பு, இதயத் துடிப்பு மிகுதல் அல்லது மாரடைப்பின் அபாய அறிகுறிகள் ஏற்படலாம்.

## நாளக் கடினமாதலை நீரிழிவு அதிகமாக்குகிறது

உங்கள் இரத்த நாளங்களின் பாதை அடைபடுவதுடன் முற்றிலும் தடைபடுவதற்கு நாளக் கடினமாதல் (அதிரோஸ்கிளீரோசிஸ்) என்று பெயர்.

ஆண்டுக் கணக்கில் கொலஸ்டிரால் மற்றும் பிற பொருட்கள் அதிகரிக்கும்போது நாளச் சுவர்களுக்குள் கொழுப்புப் படிவங்கள் படிந்து அதன் பாதையை அடைத்து முக்கியப் பாகங்களுக்கு இரத்தம் செல்வதைத் தடுக்கும். இதயத்திற்குச் செல்லும் இதய நாளங்கள் அடைபடும்போது மாரடைப்பும் மூளை நாளங்கள் தடைபடும்போது மூளைத்தாக்கு நோயும் கை கால் நாள அடைப்பால் பிற தமனி நோய்களும் ஏற்படுகின்றன. (காண்க, பக். 34)

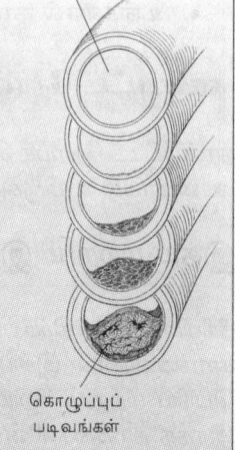

இயல்பு நிலையில் இரத்த நாளம்

கொழுப்புப் படிவங்கள்

**மாரடைப்பு அல்லது இதயத் தசையழிவு.** கீழ்க்காணும் அறிகுறிகள் ஏதேனும் காணப்பட்டால் உங்களுக்கு மாரடைப்பு நோய் ஏற்படலாம்.
- மார்பின் நடுவில் அழுத்துவது அல்லது பிசைவது போன்ற வலியுணர்வு பல நிமிடங்கள் நீடித்தல்
- வலி மார்பைத் தாண்டி தோள்பட்டை, கையின் மேல்பகுதி, முதுகிற்குப் பரவுதல். சிலவேளை கீழ்த்தாடை மற்றும் பற்களுக்குப் பரவுதல்
- வலி நீண்டு அதிகமாதல்
- மேல் வயிற்றில் வலி நீடித்தல்
- மூச்சுத்திணறல்
- வியர்த்தல்
- இறந்துபோய்விடுவோமோ என்பது போன்ற உணர்வு
- தலை லேசானது போன்ற உணர்வு
- மயக்கம்/குமட்டல் மற்றும் வாந்தி.

நீங்கள் உங்களுக்கு மாரடைப்பு ஏற்பட்டுள்ளதாக உணர்ந்தால் உடன் அவசர மருத்துவ உதவியை நாடுங்கள்.

இதயத் தசையழிவு (மாரடைப்பு) ஏற்படுவதால் உங்கள் இதயம் பாதிக்கப்பட்டுப் பின்னர் நாள்பட்ட நிலையில் இதயச் செயலிழப்பின் அறிகுறிகளான மூச்சுத்திணறல், கால்களில் நீர்வீக்கம் போன்றவை ஏற்படும்.

**இதய நாள நோய்க்கு எவ்வாறு மருத்துவம் செய்யப்படுகிறது?**
இதயத் தசைகளுக்கு இரத்த ஓட்டத்தை அதிகரித்து, அறிகுறிகளிலிருந்து விடுவிக்கவும் இதய நாள நோய்கள் ஏற்படாமல் தடுக்கவும் உங்கள் மருத்துவர் பல வகை மருந்துகளைப் பரிந்துரைக்கக்கூடும். அவையாவன:

### வலியற்ற, வெளித்தெரியாத மாரடைப்பு
உங்களுக்கு நீரிழிவு இருந்தால் வலியற்ற, வெளித்தெரியாத மாரடைப்பு ஏற்படலாம். அதாவது மாரடைப்பிற்கான குறிப்பான அறிகுறிகள் இல்லாமல் நோய் ஏற்படும். ஏனெனில் நீரிழிவால் இதய வலியை உணரும் நரம்புகள் பாதிக்கப்பட்டு வலி உணர இயலாமல் போகலாம். வலி இல்லாததால் உங்களுக்கு மாரடைப்பு ஏற்பட்டதை உணர இயலாது.

நீரிழிவு மட்டுமின்றி மிகவும் வயதான பல ஆண், பெண்களுக்குக் குறிப்பிட்ட அறிகுறிகள் ஏதும் இல்லாமல் (குறிப்பாக நெஞ்சுவலி) மாரடைப்பு ஏற்படலாம். மேற்கூறியவற்றில் எத்தனை அறிகுறிகள் உங்களுக்கு ஏற்படுகிறதோ அந்த அளவு நோய் ஏற்பட அதிக வாய்ப்பு உள்ளது.

**ஆஸ்பிரின்.** ஆஸ்பிரின் குறைந்த அளவில் இரத்தம் உறைதலைக் குறைத்து நாளங்களில் ஏற்படும் அடைப்பைத் தடுக்கிறது. ஆனால் தினமும் ஆஸ்பிரின் எடுத்துக்கொள்வது எல்லோருக்கும் நல்லதன்று. மருத்துவர் ஆலோசனையைப் பெற்றுக்கொள்ளவும்.

**கொலஸ்டிரால் குறைக்கும் மருந்துகள்.** இதயத் தமனி (இலங். நாடி)களை அடைக்கும் பொருட்களில் மிகப் பெரும் பங்கு வகிப்பது கொலஸ்டிராலே ஆகும். எனவே கொலஸ்டிராலைக் குறைப்பது இதய நாள நோய்கள் ஏற்படாமல் தடுக்க உதவுகிறது. நீரிழிவு உள்ள பலருக்கும் கொலஸ்டிராலைக் குறைக்கும் மருந்துகள் தேவைப்படுகின்றன.

**இரத்த அழுத்தக் கட்டுப்பாட்டு மருந்துகள்.** இரத்த அழுத்தத்தைக் கட்டுப்படுத்துவதன் மூலம் இதயத்தின் வேலைப்பளுவைக் குறைக்கலாம். இதனால் நாளங்களில் இரத்த ஓட்டச் சுழற்சி இயல்பாகும்.

**மற்ற மருந்துகள்.** இதய நாள நோயின் தன்மையைப் பொறுத்து மற்ற வகை மருந்துகள் பரிந்துரைக்கப்படுகின்றன.

உங்கள் மருத்துவர் இதயத்தை ஒரு சிறுகுழல் செலுத்திப் படமெடுக்கச் சொல்லக்கூடும். இந்தப் பரிசோதனையின்போது இதய நாளங்களுக்குள் சிறுகுழல் மூலம் வேறுபடுத்திக்காட்டும் திரவம் செலுத்திப் படமெடுப்பார். இதன் மூலம் இதய நாளங்களுக்குள் ஏற்படும் அடைப்பைப் பற்றி அறிந்து கொள்ள இயலும். தேவைப்பட்டால் நாளச் சீராக்கல் முறை (ஆன்ஜியோ

*பிளாஸ்டி)*, தடைநீக்கி செருகுதல் *(ஸ்டென்டிங்)*, இதயநாள மாற்றுப் பாதை *(பை-பாஸ்)* அமைத்தல் போன்றவற்றைக்கூடப் பரிந்துரைக்கலாம்.

**மூளைத்தாக்கு (பாரிசவாதம், ஸ்ட்ரோக்).** உங்கள் மூளைத் திசுக்களுக்கான இரத்த ஓட்டம் தடைப்பட்டு ஒரு பகுதி மூளைத் திசுக்களுக்குப் பிராண வாயு (ஆக்ஸிஜன், ஓட்சிசன்) இழப்பு ஏற்படுவதை மூளைத்தாக்கு என அழைப்பர். பிராண வாயு இழப்பு ஏற்பட்ட சில நிமிடங்கள் முதல் சில மணிநேரத்துக்குள் உயிரணுக்கள் இறக்க ஆரம்பிக்கும். இது மூளை நாளங்களுக்குள் ஏற்படும் இரத்த உறைவு காரணமாகவோ இரத்த நாளங்களில் ஏற்படும் இரத்தக்கசிவு காரணமாகவோ ஏற்படுகிறது. இரத்த ஓட்டத் தடை காரணமாகத்தான் மூளைத்தாக்கு பெரும்பாலும் ஏற்படுகிறது.

### மூளைத்தாக்கு ஏற்படும்போது என்ன அறிகுறிகள் தென்படும்?

பொதுவாகத் தென்படும் அறிகுறிகள்:

- திடீரெனக் கைகால், முகத்தில் ஏற்படும் உணர்ச்சி மாறுபாடுகள், தளர்ச்சி, வாதம் (பொதுவாக உடலின் ஒரு பகுதியில் ஏற்படும்)
- பேச்சிழப்பு, பேசுவதில் சிரமம், பேசுவதைப் புரிந்துகொள்வதில் சிரமம்
- திடீரெனக் கலங்கிய, இரட்டைப் பார்வை அல்லது பார்வைக் குறைவு
- கிறுகிறுப்பு, தடுமாற்றம், ஒழுங்கற்ற நடை
- திடீரென ஏற்படும் கடும் தலைவலி, வழக்கத்திற்கு மாறான தலைவலி, முகவலி, கண்களுக்கிடையில் வலி, வாந்தி, மனத்தெளிவில் மாற்றம்.
- மனக்குழப்பம், ஞாபகசக்திக் குறைவு, புரிதலில் சிக்கல்.

நீங்கள் உங்களுக்கு மூளைத்தாக்கு ஏற்பட்டதாக உணர்ந்தால் உடன் மருத்துவ உதவியை நாடவும்.

### மூளைத்தாக்குதலுக்கு எவ்வாறு மருத்துவம் செய்யப்படுகிறது?

இரத்த ஓட்டத் தடையால் ஏற்படும் மூளைத்தாக்குதலுக்கு உடனடியாக இரத்த ஓட்டச் சுழற்சியை அதிகரிக்கும் மருத்துவம் செய்ய வேண்டும். இரத்த உறைவைக் கரைக்கும் டிபிஏ *(டிஷ்யு பிளாஸ்மினோஜன் ஆக்டிவேட்டர்)* அல்லது இரத்தத்தை மெலிதாக்கும் ஹெபரின், வார்பரின் போன்றவற்றைப் பயன்படுத்தலாம். இரத்தக்கசிவினால் ஏற்படும் மூளைத்தாக்கில் முதலில் இரத்தக்கசிவினை நிறுத்துவதே நோக்கமாகும். இதற்கு அறுவைச்சிகிச்சைகூடத் தேவைப்படும். இழப்பின் தன்மையைப் பொறுத்தும் திசு அழிவின் அளவைப் பொறுத்தும் மேலும் பாதிப்பு ஏற்படாமல் தடுக்கவும் நீண்டகால மருத்துவம் தேவைப்படுகிறது.

## புறத் தமனி நோய்கள்

உங்கள் கைகால்களுக்கு இரத்தம் செலுத்தும் தமனிகள் – குறிப்பாகக் கால்களுக்கானவை – முற்றிலுமோ அல்லது ஒரு பகுதியோ நாளக் கடினமாதல் காரணமாக அடைந்துபோக வாய்ப்புள்ளது. புறத் தமனிகளில் அடைப்பு ஏற்பட்டிருந்தால் மற்ற இரத்தக் குழாய்களிலும் இது போன்ற அடைப்பு ஏற்பட்டிருக்கலாம். எனவே இது அபாய அறிகுறியாகும். இவர்களுக்கு மாரடைப்பு, மூளைத்தாக்கு, கைகால் செயலிழப்புகூட ஏற்படலாம்.

## புறத் தமனி நோய்களின் அறிகுறிகள் என்ன?

ஆரம்ப நிலையில் இரத்த ஓட்டக் குறைவு காரணமாக வலி, தசையிழப்பு, தசைத் தளர்வு போன்றவை கால், பிட்டம் போன்ற பகுதிகளில், குறிப்பாக நடக்கும்போது ஏற்படும். இக்குறிகள் ஓய்வின்போது மாறிவிடும். கடும் புறத் தமனி நோய்களில் பாதம் மற்றும் விரல்களில் எரிவது போன்றோ அல்லது குத்துவது போன்றோ வலி ஏற்படும். ஓய்விலும் வலி நீடிக்கும். பாதங்களில் புண்கள் அல்லது காயங்கள் இருந்தால் அவை ஆறமாட்டா.

## புறத் தமனி நோய்களுக்கு மருத்துவம் உண்டா?

நாளங்களில் ஏற்படும் நாளக் கடினமாதலை நிறுத்துவதன் மூலமாகவோ இதன் வேகத்தைக் குறைப்பதன் மூலமாகவோ இழந்த இரத்த ஓட்டத்தைத் திசுக்கள் பெறச் செய்யலாம். இதற்குப் பரிந்துரைக்கப்படும் மருந்துகள்: கொலஸ்டிரால் குறைப்பு மருந்துகள், இரத்த அழுத்தக் குறைப்பு மருந்துகள் மற்றும் மாற்றுப்பாதை அறுவைச்சிகிச்சை ஆகியவையாகும்.

## இதய நாள நோய்கள் ஏற்படாமல் தடுப்பது எப்படி?

வாழ்க்கைமுறையில் நல்ல மாற்றங்களை ஏற்படுத்துவதன் மூலமாகவே இதய நாள (குருதிக்கலன்) நோய்கள் (பிலட் வெஸ்ஸல் டிஸீஸ்) ஏற்படாமல் தடுக்கவும் ஏற்பட்ட நோயின் தீவிரத்தைக் குறைக்கவும் முடியும். கீழ்க்காணும் அறிவுரைகள் உங்களுக்கு உதவக்கூடும்:

- புகைபிடிக்காதீர்கள்
- முறையாக உடற்பயிற்சி செய்யுங்கள்
- இரத்த அழுத்தத்தைக் கட்டுக்குள் வைத்திருங்கள்
- உடல் எடையை சரியாக வைத்திருங்கள்
- கொலஸ்டிராலைக் கட்டுப்படுத்துங்கள்
- முறையாக மருத்துவக் கவனிப்பு தேவை
- இதயத்திற்கு இதமான உணவு தேவை
- வாழ்க்கைச் சிக்கல்களைக் கவனமாகக் கையாளுங்கள்

## நரம்பு பாதிப்புகள் (நரம்பு வலுவிழப்பு)

நீரிழிவின் நாள்பட்ட நோய் நிலைகளில் இதுவும் ஒன்று. இதனை நரம்பு வலுவிழப்பு (நியூரோபதி) என அழைப்பர். உங்கள் உடம்பில் உள்ள பல்வேறு பாகங்களான தசைகள், தோல் போன்றவற்றை மூளையுடன் வலைப்பின்னலாக இணைப்பது நரம்புகளேயாகும். இந்த நரம்புகள் மூலமாகத்தான் வலியை மூளை உணர்கிறது. தசைகளின் செயல்கள் கட்டுப்படுத்தப்படுகின்றன. தானியங்கி நடவடிக்கைகளான சுவாசித்தல் மற்றும் செரித்தல் போன்றவையும் நடைபெறுகின்றன. இரத்தத்தில் உள்ள மிகையான குளுகோஸால் இந்த மெல்லிய நரம்பிழைகள் பாதிப்படைகின்றன. மிகையான குளுகோஸ் நரம்புகளுக்கு இரத்த ஓட்டம் அளிக்கும் மெல்லிய இரத்தக் குழாய்களைப் பாதிக்கிறது.

நீரிழிவால் பாதிக்கப்பட்டவர்களில் பாதிப் பேருக்கு நரம்பு வலுவிழப்பு ஏற்படுகிறது. இதனால் வலியும் செயலிழப்பும்கூட ஏற்படலாம். ஆனால் பலவேளைகளில் இந்த அறிகுறிகள் கடுமையாக இருப்பதில்லை.

### அறிகுறிகள் என்ன?

நரம்பு பாதிப்புகள் பல வகையாகும்.

- உணர்வு நரம்புகள் பாதிக்கப்படுவதால் வலி, வெப்பம், குளிர்ச்சி, பொருளின் தன்மை போன்றவற்றை அறிய இயலாமல் போகும்.
- தானியங்கி (தன்னாட்சி) நரம்புகள் பாதிக்கப்படுவதால் இதயத் துடிப்பும் வியர்த்தலும் அதிகரிக்கும். மேலும் ஆண்களுக்கு ஆண்மைக் குறைவும் ஏற்படலாம் (காண்க, இயல் 12).
- தசைகளுக்கு வரும் நரம்புகள் பாதிக்கப்படுவதால் தசைகள் வலுவிழக்கும்.

பொதுவாக உணர்வு நரம்புகளைத்தான் நீரிழிவு அதிகம் பாதிக்கிறது. அதிலும் பொதுவாகக் கையைவிடக் கால் நரம்புகள்தான் அதிகம் பாதிக்கப்படுகின்றன. இந்தப் பாதிப்பின் விளைவுகளால் கைகால் விரல்களில் பல மாதங்கள் மற்றும் வருடங்களாக அறிகுறிகள் ஏற்பட்டு மெல்ல மேலே அதிகரிக்கிறது.

- மதமதப்பு, வலி, மின்சாரம் பாய்வது மாதிரியான உணர்வு போன்ற அறிகுறிகள் தனித்தனியாகவோ அல்லது இணைந்தோ ஏற்படும்.
- எரிவது போன்ற வலியுணர்வு வந்து வந்து போகும்.
- குத்துவது போன்ற வலி இரவில் அதிகரிக்கும்.
- ஏதோ ஊர்வது போன்ற உணர்வு ஏற்படும்.

மருத்துவர்கள் பொதுவாக உணர்வு (புலன்) நரம்புப் பாதிப்புகளை எளிதில் அறிந்துகொள்வர். உதாரணமாக உங்கள் கால் பெருவிரல் நரம்புகள் பாதிக்கப்பட்டிருந்தால் அதில் ஒரு சிறிய ஊசியால் குத்தும்

போது அந்த வலியை உணர முடியாது. மருத்துவம் செய்துகொள்ளாமல் விடப்படும் போது இவை நீங்கள் அறியாமலேயே கால்களுக்கும் கைகளுக்கும் பாதிப்பை ஏற்படுத்தி ஊனம் விளைவிக்கும். லேசான காயம்கூடப் பெரிய பிரச்சினை ஆகிவிடும். இதனால் பெரிய புண்கள் மற்றும் கைகால் இழப்புகளும் ஏற்படும் (காண்க, பக்.181).

### இதற்கு மருத்துவம் செய்வது எப்படி?

நல்ல குளுகோஸ் கட்டுப்பாடு மேற்கண்ட அறிகுறிகளைக் குறைக்கும். வலியைக் குறைக்க மருத்துவர் வலி நீக்கிகளைப் பரிந்துரைக்கலாம்.

நரம்பு சம்பந்தப்பட்ட வலிக்கு மருத்துவர் பரிந்துரையின்றியே 'கேப்சைசின் பி' வகை கிரீம்களைத் தடவலாம். இந்த வகை கிரீம்களைத் தோலில் தடவும்போது வலி உணர்வு குறையும். இதனை உபயோகிக்க ஆரம்பித்து 2 முதல் 4 வாரங்களுக்குள் குணம் தெரிய ஆரம்பிக்கும். வலி மீண்டும் ஏற்படாமல் தடுக்க இதனைத் தினமும் உபயோகிக்க வேண்டும். இவை தவிர அக்குபஞ்சர் போன்ற மாற்று மருத்துவ முறைகளையும் பின்பற்றலாம்.

உங்களின் உணர்வில் வெப்பம் மற்றும் குளிர்ச்சியை உணர்வது பாதிக்கப்படுவதால் வெப்பப் புண்கள் ஏற்படாமல் பாதுகாத்துக் கொள்ளுங்கள். குறிப்பாகக் குளிக்க வெந்நீர் உபயோகிக்கும் போதும் வெப்பம் ஏற்படுத்தும் கருவிகளைப் பயன்படுத்தும்போதும் கவனம் தேவை. அதுபோல மிகக் குளிர்ந்த நிலையில் 'பனிக்கடிக் காயம்' ஏற்படாமல் பார்த்துக்கொள்வது அவசியமாகும்.

## சிறுநீரக நோய் (சிறுநீரக வலுவிழப்பு)

ஒவ்வொரு சிறுநீரகத்திலும் சுமார் 10 லட்சம் நெப்ரான்கள் (சிறுநீர்ச் சிறுகுழாய்கள்) எனும் சிறுநீரக அலகுகள் காணப்படும். இதில் மெல்லிய இரத்தக் குழாய்களும் வடிகட்டும் சவ்வும் காணப்படும். இவற்றின் வழியாக இரத்தம் செல்லும்போது அவை இரத்தத்தில் உள்ள அசுத்தங்களை வடிகட்டிச் சிறுநீருக்கு அனுப்பும். நீரிழிவு இந்த மென்மையான அமைப்புகளைப் பாதித்து நீங்கள் அறிகுறிகளை உணரும் முன்னரே அவற்றைச் சீர்குலைத்தும்விடும். நீரிழிவு உள்ளவர்களில் 30 சதம் பேர் இறுதியில் சிறுநீரகம் பாதிக்கப்பட்டுச் சிறுநீரக வலுவிழப்பு நிலையை எட்டுகிறார்கள். நீரிழிவால் அவதிப்படும் காலம் அதிகரிக்க அதிகரிக்க நோய் ஏற்படும் வாய்ப்பும் அதிகரிக்கிறது.

### அறிகுறிகளும் நோய்க்குறிகளும்

ஆரம்ப நிலையில் சிறுநீரகப் பாதிப்புகள் மிகச் சில அறிகுறிகளையே

ஏற்படுத்தும். பொதுவாக அவை தோன்றும் முன்னரே பாதிப்புகள் அதிகமாக ஏற்பட்டிருக்கும்:
- கை, கால், கணுக்காலில் வீக்கம்
- மூச்சுத்திணறல்
- இரத்த மிகை அழுத்தம்
- மனக்குழப்பம், கூர்ந்து கவனம் செலுத்த இயலாமை
- பசியின்மை
- நாக்கில் உலோகச் சுவையுணர்வு
- களைப்பு.

### எப்படி மருத்துவம் செய்வது?

நோயின் தீவிரத்தைப் பொறுத்து மருத்துவம் மாறுபடும். ஆரம்பகால நிலையில் இரத்த குளுகோஸ் அளவை ஓரளவு இயல்பு நிலைக்குக் கொண்டு வருவதன்மூலம் நோய் மேலும் தீவிரமடைவதைக் கட்டுப்படுத்தலாம்.

இரத்த அழுத்தத்தை நன்கு கட்டுக்குள் வைப்பதன்மூலம் மிகச் சிறந்த பலனைப் பெற முடியும். ஏசிஈ வகை மருந்துகள் மற்றும் ஏஆர்வி வகை மருந்துகள் சிறுநீரகப் பாதிப்பைக் கட்டுப்படுத்துவதுடன் இரத்த அழுத்தத்தையும் குறைக்கும். இதுவன்றிப் புரதம் குறைந்த உணவு சிறுநீரகத்தின் வேலைப்பளுவைக் குறைக்கும். எதற்கும் உணவு மாற்றம் செய்யும் முன்னர் உங்கள் மருத்துவரைக் கலந்தாலோசியுங்கள்.

கடும் சிறுநீரகப் பாதிப்பிற்கும் மீட்க இயலாச் சிறுநீரகப் பாதிப்பிற்கும் சிறுநீரகச் சுத்திகரிப்பும் மாற்றுச் சிறுநீரக அறுவைச் சிகிச்சையும் தேவைப் படலாம். சிறுநீரகச் சுத்திகரிப்பின்போது ஒரு இயந்திரத்தின் உள்ளே இரத்தம் செலுத்தப்பட்டுக் கழிவுகள் பிரிக்கப்படும் (காண்க, இயல் 9).

அமெரிக்காவில் சிறுநீரகச் செயலிழப்பு நோய்க்கு முக்கியக் காரணமாவது நீரிழிவே. குறிப்பிட்ட சில இனத்தவர்களிடம் இது அதிகம் காணப்படுகிறது. கறுப்பு அமெரிக்கர்கள் மற்றும் அமெரிக்க இந்தியர்களிடம் வெள்ளை அமெரிக்கர்களைவிட அதிக அளவில் இந்நோய் நிலை ஏற்படுகிறது (காண்க, இயல் 9).

### கண் பாதிப்புகள் (விழித்திரை வலுவிழப்பு)

கண்களின் உட்புறம் இறுதியில் உள்ள விழித்திரைக்குள் பல மெல்லிய இரத்தக் குழாய்கள் சந்திக்கின்றன. இரத்த குளுகோஸ் மிகையாகும்போது முதலில் பாதிக்கப்படும் இரத்தக் குழாய்கள் இவையே. இதனையே விழித்திரை வலுவிழப்பு (ரெடினோபதி) என அழைப்பர். நீரிழிவு ஏற்பட்டு 20 வருடம் ஆகும்போது வகை 1 நீரிழிவால் பாதிக்கப்பட்டவர்கள் அனைவருக்கும், வகை 2 நீரிழிவு உள்ளவர்களில் ஆறில் ஒருவருக்கும்

கட்டுப்படுத்தப்படாத நீரிழிவின் அபாயங்கள் 39

ஏதோ ஒரு வகையில் கண் பாதிப்புகள் ஏற்படுகின்றன. பலருக்கும் லேசான பார்வைக் கோளாறுகள்தான் இருக்கும். ஆனால் சிலருக்குக் கடும் பாதிப்புகள், ஏன் பார்வையிழப்புகூட ஏற்படலாம். வயது வந்தவர்களுக்கு ஏற்படும் பார்வையிழப்பிற்கு நீரிழிவே முதன்மைக் காரணமாகிறது. ஆண்டுதோறும் ஏராளமானோர் நீரிழிவினால் பார்வையிழக்கிறார்கள்.

நீரிழிவினால் ஏற்படும் விழித்திரை வலுவிழப்பு இருவகைப்படும்:

**பெருகும் தன்மையற்றது.** பெரும்பான்மையானதும் லேசானதானதும் இவ்வகையே ஆகும். விழித்திரை நாளங்கள் வலுவிழந்து வீங்கிப் பெருத்து அல்லது கொழுப்புப் படிவுகளுடன் காணப்படும். இவ்வகைப் பாதிப்புகள் விழித்திரையின் 'மேகுலா' எனப்படும் பார்வைப் பரப்பைப் பாதிக்காத வரை பார்வைத்திறனில் பாதிப்பு ஏற்படாது. ஏனெனில் 'மேகுலா' பகுதிதான் கூர்ந்த பார்வைக்கு உதவுகிறது.

**பெருகும் தன்மையுள்ளது.** விழித்திரையில் உள்ள மெல்லிய நாளங்கள் பாதிப்படைந்து அவற்றில் இரத்தக்கசிவு ஏற்பட்டு பின் அடைபடும். உறுதியற்ற புதிய இரத்த நாளங்கள் விழித்திரையில் உண்டாகும். அவையும் எளிதில் உடைந்து இரத்தக்கசிவு ஏற்படும். இரத்தக் கசிவு அதிகமானாலும் விழித் திரையின் முக்கியப் பாகங்களில் ஏற்பட்டாலும் பார்வையிழப்பு ஏற்படும். புதிய இரத்த நாளங்களில் தழும்புத் திசுக்கள் ஏற்பட்டு அவை விழித்திரையை இழுத்தோ விலக்கியோ பார்வைக் குறைவை ஏற்படுத்தலாம்.

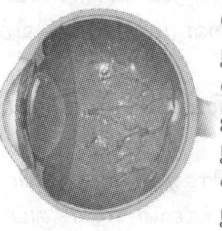

பெருகும் தன்மையற்ற நீரிழிவு விழித்திரை வலுவிழப்பில், விழித் திரையிலுள்ள இரத்த நாளங்களின் சுவர்கள் வலுவிழக்கின்றன. நாளச் சுவர்களில் மிகச் சிறிய புடைப்புகள்

இவ்வாறு பெருகும் தன்மையுள்ள கண் பாதிப்புகளுக்குச் சிறப்புச் சிகிச்சை கண் மருத்துவரால் செய்யப்படுகிறது. பார்வையிழப்பைத் தடுக்க ஆரம்பநிலையிலேயே நோயை அறிந்து மருத்துவம் செய்துகொள்வது நல்லது.

### அறிகுறிகள் என்ன?

ஆரம்ப காலத்தில் அரிதாகத்தான் அறிகுறிகள் ஏற்படுகின்றன. பார்வை மாறுபாடுகள், வலி ஏற்படுவதில்லை. ஆனால் பாதிப்பு அதிகமாக அதிகமாகக் கீழ்க்கண்ட அறிகுறிகள் ஏற்படலாம்:

- பார்வையில் பின்னல்கள், சிலந்தி வலை போன்ற தோற்றம் மற்றும் மிதக்கும் புள்ளிகள்
- பார்வையின் மத்தியில் கறுப்புப் புள்ளி

- பார்வையை மறைக்கும் கறுப்புக் கோடுகள்
- வெளிச்சப் புள்ளிகள்
- இரவுநேரப் பார்வைத்திறனில் குறைபாடு
- பார்வையிழப்பு.

## எப்படி மருத்துவம் செய்வது?

முறையாகக் கண் பரிசோதனை செய்துகொள்வதன் மூலம் நோய் முற்றுவதற்கு முன்னர் ஆரம்ப கட்டத்திலேயே கண்டறிய இயலும். கசியும் இரத்தக் குழாய்களை லேசர் சிகிச்சை மூலம் உறையவைக்க முடியும். பெரும்பாலும், ஒரு சமயத்தில், ஒரு கண்ணுக்கு மட்டுமே சிகிச்சையளிக்க முடியும். வலியற்றதென்றாலும் உங்களுக்கு ஒரு முறைக்கு மேல் இச்சிகிச்சை தேவைப்படும். விழியின் மையப் பகுதியில் இரத்தக்கசிவு காணப்பட்டால் இரத்தத்தை அகற்றி ஒளிபுகுவதற்கு வழிசெய்ய அறுவைச் சிகிச்சை தேவைப்படலாம்.

தழும்புத் திசுக்களால் விழித்திரை விலகல் ஏற்படும்போது அறுவைச் சிகிச்சை மூலம் மீண்டும் விழித்திரை ஒட்டவைக்கப்பட வேண்டும். எனினும் பார்வைத்திறன் பெறப் பல மாதங்கள் நீங்கள் காத்திருக்க வேண்டும். சிலவேளை முற்றிலும் வெற்றி கிடைக்காமலும் போகலாம்.

## தொற்று ஏற்படும் வாய்ப்பு மிகுதல்

நோயெதிர்ப்பு உயிரணுக்கள் உங்கள் உடலினுள் நுழையும் வைரஸ், மற்றும் பாக்டீரியாக்களை எதிர்த்துப் போரிடும் திறனை மிகையான இரத்த குளுகோஸ் குறைக்கிறது. அதனால் உடலில் குறிப்பாக, வாய், ஈறு, நுரையீரல், தோல், பாதம், சிறுநீர்ப்பை மற்றும் பாலுறுப்புகளில் தொற்று ஏற்படும் வாய்ப்பு அதிகமாகும்.

மிகை இரத்த குளுகோஸில் தொற்றிலிருந்து உங்களைக் காக்கும் நரம்புகளும் பாதிக்கப்படுகின்றன. எடுத்துக்காட்டாக, சிறுநீர்ப்பைக்குச் செல்லும் நரம்புகள் பாதிக்கப்படுவதால் சிறுநீர்ப்பை நிரம்பிய உணர்வு பெறாமல், தொடர்ந்து விரிவடைந்து கொண்டே இருக்கும். அதனால் உங்கள் சிறுநீர்ப்பையின் தசைகள் வலுவிழந்து சிறுநீரை முற்றிலும் வெளியேற்ற இயலாது போகும். மிஞ்சிய சிறுநீரிலிருந்து பாக்டீரியா கிருமிகள் வளர்ந்து தொற்றை ஏற்படுத்தும்.

## அறிகுறிகள் என்ன?

தொற்று ஏற்படும் இடத்தைப் பொறுத்து அறிகுறிகளும் மாறுபடும். தொற்றுகளால் லேசான காய்ச்சல் காணப்படும். ஈறுகளில் தொற்று

ஏற்படும்போது இரத்தம் கசியும். சிறுநீர்ப்பையில் தொற்று ஏற்படும்போது அடிக்கடி சிறுநீர் கழித்தல், சிறுநீர் கழிக்க இயலாமை, சிறுநீர் கழிக்கும் போது எரிச்சல் போன்றவை உண்டாகும். பெண் பாலுறுப்பில் தொற்று ஏற்படும்போது அரிப்பு ஏற்படும். கால்களில் தொற்று ஏற்படும்போது சீழ்கட்டியும் காயங்களைச் சுற்றிச் சிவப்பாகவும் காணப்படும். இது ஓர் எச்சரிக்கை மணியாகும்.

### எப்படி மருத்துவம் செய்வது?

பாக்டீரியா கிருமித் தொற்றை ஒழிப்பதற்குச் சிறந்த வழி உயிரெதிர் மருந்துகளே ஆகும். கடும் தொற்றில், எடுத்துக்காட்டாகக் கால்களில் ஏற்படும் தொற்றில், மருத்துவர் திசுக்களை வெட்டிச் சுத்தம் செய்யக்கூடும்.

ஈறுகளில் ஏற்படும் தொற்றை முறையாகப் பல் துலக்கி, காரை படியாமல் பார்த்துக்கொள்வதன் மூலம் தடுக்கலாம். அடிக்கடி சிறுநீர் கழிப்பதன் மூலமும் சிறுநீர்ப்பை முற்றிலும் காலியாவதை உறுதி செய்வதன் மூலமும் சிறுநீர்ப்பைத் தொற்றைத் தவிர்க்க இயலும்.

## கேள்விகளும் பதில்களும்

**எனக்கு நீரிழிவால் ஆழ்மயக்கம் ஏற்பட்டு அருகில் ஒருவரும் இல்லையெனில் என்னால் மீண்டு வர இயலுமா?**

மிக அதிக இரத்த குளுகோஸாலோ மிகக் குறைந்த இரத்த குளுகோஸாலோ ஆழ்மயக்கம் (கோமா) ஏற்படலாம். எந்த உதவியும் இன்றி மனத் தெளிவு ஏற்படுதல் பல காரணங்களைப் பொறுத்ததாகும். அதாவது எந்த அளவு உங்கள் குளுகோஸ் அளவு அதிகம் அல்லது குறைவு, எவ்வளவு காலம் இந்த நிலை உள்ளது, நீங்கள் உணவருந்தி எவ்வளவு நேரம் ஆகிறது, நீங்கள் இன்சுலின் ஊசி எடுத்துக்கொண்டு எவ்வளவு நேரம் ஆகிறது எனப் பல காரணங்களை பொறுத்தது.

நீங்கள் தனியாக வசிக்க நேர்ந்தால் அடிக்கடி உங்கள் குடும்ப உறுப்பினர்களுடனோ அல்லது நண்பர்களுடனோ தொடர்புவைத்துக் கொண்டே இருக்க வேண்டும். உங்களிடமிருந்து வெகுநேரம் தொடர்பு இல்லையெனில் அவர்களை உடன் தொடர்புகொள்ளச் சொல்லுங்கள். இது சற்றுச் சிரமமான காரியம் போல் தோன்றினாலும் பலரும் மனப்பான்மையுடன் உதவ முன்வருவார்கள் என நம்பலாம்.

**என் மனைவிக்கு அடிக்கடி தாழ்குளுகோஸ் நிலை ஏற்படுகிறது. அவளுக்கு எப்போதாவது மயக்கம் ஏற்படுமா? அப்போது நான் என்ன செய்ய வேண்டும்?**

உங்கள் மனைவிக்குத் தாழ்குளுகோஸ் காரணமாக ஆழ்மயக்கம் ஏற்பட்டால் உடன் குளுகோகான் ஊசி செலுத்துவதே நல்லது. இது பற்றி

நீங்கள் அதிக விவரம் தெரிந்துகொள்வது அவசியமாகும். குளூகோகான் ஊசி போட்டால் வாந்தி வரும் என்பதால் ஊசி போட்டதும் அவரைச் சற்று ஒருக்களித்துப் படுக்கச் செய்ய வேண்டும். தேவைப்பட்டால் அவசர உதவி மையத்தை நாடுங்கள்.

மயக்கம் ஏற்படப் போவதற்குமுன் உள்ள நிலையில் நீங்கள் அவரைப் பார்த்தால், அதாவது மனக்குழப்பத்துடன் அவர் காணப்பட்டால் உடன் இனிப்புப் பானம் அல்லது ஆகாரம் ஏதேனும் பருகவோ உண்ணவோ கொடுக்க வேண்டும். ஆனால் மயங்கிய நிலையில் காணப்படுபவர்களுக்கு எதுவும் கொடுக்கக் கூடாது. இது மூச்சுத்திணறலை ஏற்படுத்தக்கூடும். உணவு, பானம் கொடுத்த பிறகும் பலன் இல்லாவிடில் குளூகோகான் ஊசி போடுங்கள் அல்லது அவசர உதவி மையத்தை நாடுங்கள்.

**நீரிழிவு உள்ளவர்களுக்கு மற்றவர்களைவிட மாரடைப்பு ஏற்படும் வாய்ப்பு அதிகமா?**

ஆம். நீரிழிவு உள்ளவர்களுக்கு இரத்த மிகையழுத்தம் மற்றும் மிகை கொலஸ்டிரால் காணப்படுவதால் இவை இரத்த நாளங்களைப் பாதித்து இதயத் திசுக்களுக்குப் பிராணவாயுக் குறைவு ஏற்பட்டு மாரடைப்பு ஏற்படலாம். இதுவன்றி நீரிழிவால் பாதிக்கப்பட்டவர்களுக்கு மாரடைப்பு ஏற்படும்போது குறிப்பான அறிகுறிகள் ஏதும் தோன்றாமல் போவதால் தான் உடன் மருத்துவ உதவியை அவர்கள் நாடாமல் இருக்கக்கூடும்.

**நீரிழிவு உள்ள குழந்தைகளுக்கு மாரடைப்பு ஏற்படுமா?**

பொதுவாக ஏற்படுவதில்லை. எனினும் வகை 1 நீரிழிவு உள்ள குழந்தைகளுக்கு இது ஏற்படலாம். ஆனால் குழந்தைப் பருவத்தைத் தாண்டும் வரை ஏற்படுவதில்லை.

**எனக்கு நீரிழிவு கண்டுபிடிக்கப்படுவதற்கு முன் கண் பாதிப்புகள் ஏற்பட்டுவிடுமா?**

வகை 2 நீரிழிவு உள்ளவர்களில் 30 சதம் பேர்களுக்கு நோய் கண்டுபிடிக்கப்படும்போது கண் பாதிப்புகள் ஏற்பட்டுவிடுகின்றன. எனினும் ஆரம்பநிலைப் பாதிப்புகள் லேசானதுடன் பார்வைக் குறைவை ஏற்படுத்துவதில்லை. ஆனால் பின்னர் இவர்களுக்குக் கடும் பாதிப்புகள் ஏற்படலாம். வகை 2 நீரிழிவைவிட வகை 1 நீரிழிவு உள்ளவர்களுக்கு நோய் கண்டுபிடிக்கப்படும்போது கண் பாதிப்புகள் அதிகம் காணப்படும். ஆனால் நோயின் காலத்தைப் பொறுத்து விழித்திரை வலுவிழப்பு ஏற்படும்.

# பகுதி 2
## நோய்க் கட்டுப்பாடு

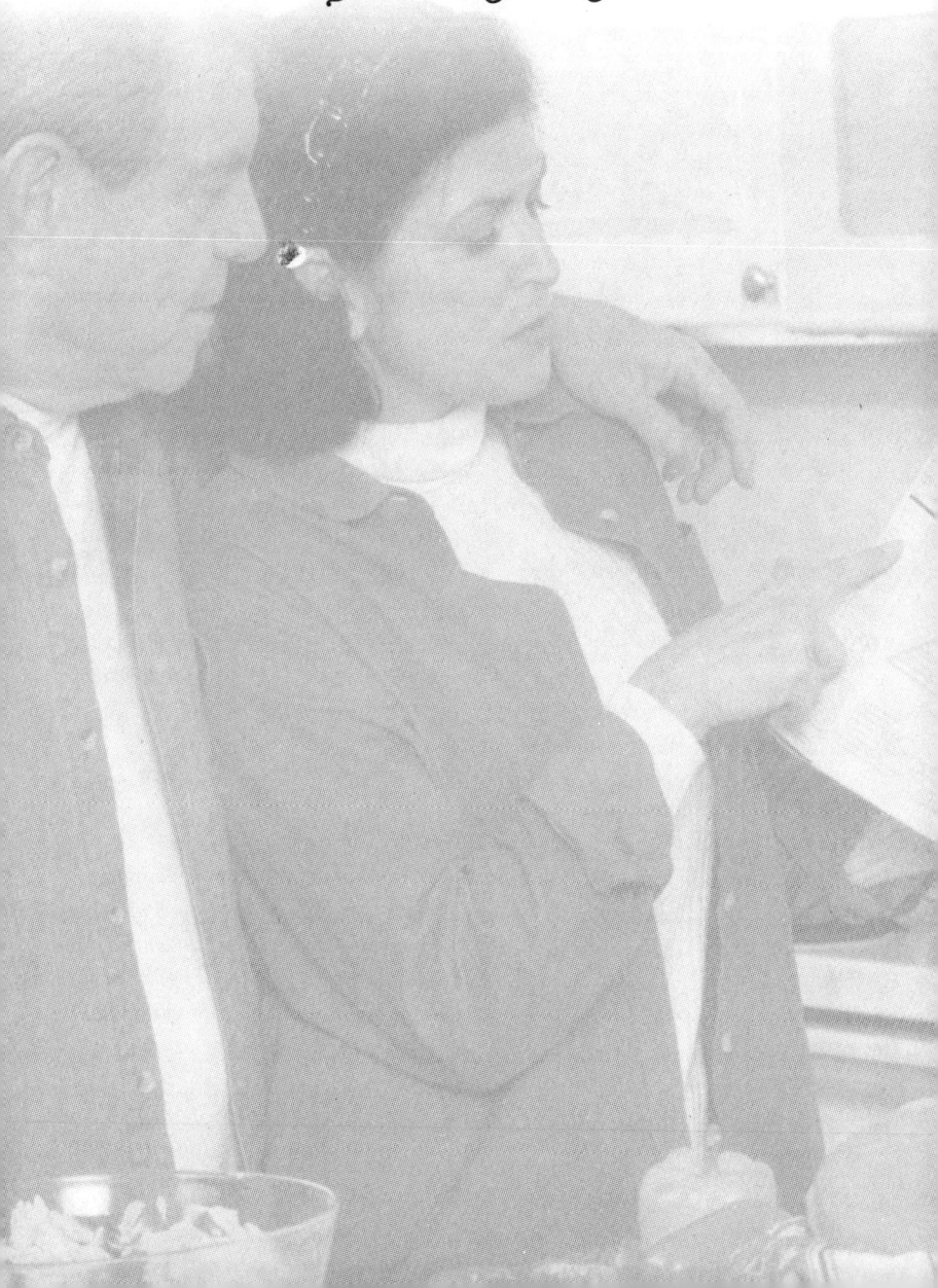

# இயல் 3

# இரத்த குளூகோஸ் அளவைக் கண்காணித்தல்

பல நல்ல காரணங்களுக்காக மீண்டும் மீண்டும் பேசப்படும் ஒரு சொல் 'கட்டுப்பாடு' ஆகும். உங்களுக்கு நீரிழிவு இருந்தால் நாள்பட்ட நோய்ச் சீரழிவுகள் ஏற்படாமல் தடுக்க மிகச் சிறந்த வழி இரத்த குளூகோஸ் அளவைக் கட்டுக்குள் வைப்பதேயாகும்.

ஆனால் இரத்தக் குளூகோஸ் கட்டுப்பாட்டை எட்டுவது எப்படி? நீரிழிவில் கட்டுப்பாட்டிற்கு உதவுபவை:

- முறையாக இரத்த குளூகோஸ் அளவைக் கண்காணித்தல்
- நல்ல ஆரோக்கியமான உணவு உண்ணுதல்
- எப்போதும் சுறுசுறுப்புடன் இயங்குதல்
- முறையாக உடல் எடையைப் பராமரித்தல்
- தேவைப்படும்போது மருந்துகளை உபயோகித்தல்.

இந்தப் பகுதியில் மேற்கூறிய ஐந்து வழிகளில் இரத்த குளூகோஸ் அளவைக் கண்காணித்தல் பற்றி விரிவாகப் பார்ப்போம். ஏனெனில் இது ஒன்றே நீங்கள் உங்கள் இலக்கைச் சரியாக எட்டியிருக்கிறீர்களா என அறிய உதவும் அளவுகோலாகும்.

நீங்கள் நீரிழிவு உள்ளவராக முதலில் அறியப்பட்டவுடனும் மருத்துவம் மாற்றியமைக்கப்படும்போதும் கண்காணிப்பு முதலில் கடுமையாக இருக்கும். இது உங்களுக்குக் கோபத்தையும் நீரிழிவு பற்றிய பயத்தையும் ஏற்படுத்தும். அடிக்கடி பரிசோதிப்பது உங்கள் மனத்தைப் பாதிக்கும். இதிலேயே வாழ்நாள் எல்லாம் போய்விடுமோ என்ற எண்ணமே மிஞ்சும். இது உங்களுக்கு மன வலியையும் குழப்பத்தையும் ஏற்படுத்தும். இவை எல்லோருக்கும் இயல்பாக ஏற்படுபவையே. ஆனால் உங்கள் இரத்த குளூகோஸை அளவிடும் முறையை அறிந்துகொள்வதும் அவ்வாறு பரிசோதிப்பது உங்கள் உடல்நலத்திற்கு எவ்வளவு தேவை என்பதை அறியும்போதும் உங்களுக்குப் பயம் விலகித் தெளிவு ஏற்படும். இதனால் உங்களால் நோயை எளிதில் கட்டுக்குள் வைக்க இயலும்.

## உங்கள் இலக்கை அறிந்துகொள்ளுதல்

உங்கள் இரத்த குளூகோஸ் அளவைக் குறிப்பிட்ட அளவுக்குள் வைத்துக்கொள்வது நல்லது. மிகையாக அதிகரிப்பதும் குறைவதும் நல்லதல்ல. இந்தத் தேவையான அளவையே உங்களது இலக்கு அளவாகக் கொள்ள வேண்டும். வெறும் வயிற்று இரத்த குளூகோஸ் அளவு 70 முதல் 100 மிகி/டெலி என்ற அளவில் இருப்பது நல்லது. ஆனால் பலரால் இந்த அளவை எளிதில் எட்ட இயலாது. அவ்வாறு எட்ட இயலாதபோது ஓரளவு இதனை ஒட்டிய அளவை அடைய முயல்வது நல்லது.

மருத்துவர் உங்கள் இரத்த குளூகோஸ் அளவு இலக்கைக் காட்டக்கூடும். வெறும் வயிற்று இரத்த குளூகோஸ் அளவைவிட ஆகாரத்திற்குப் பிறகு இரத்த குளூகோஸ் அளவு உயர்ந்து காணப்படும். எனவே அதற்கு வேறு இலக்கு அவசியம். பகல் மற்றும் இரவு நேர இரத்த குளூகோஸ் அளவுகள் மாறுபடுவதால் வெவ்வேறு இலக்குகள் அவசியம். உங்களுக்கான இலக்கை நிர்ணயிக்கும் முன்பு உங்கள் மருத்துவர் பல காரணிகளை மனத்தில் கொள்வார். வயது, நீரிழிவின் சிக்கல்கள், உடல்நிலை, மற்ற நோய்கள், குளூகோஸ் கட்டுப்பாட்டின் போது நீங்கள் உணரும் விதம் போன்றவற்றைக் கொண்டு இலக்கு மாறுபடும். இலக்கு நிர்ணயிக்கும்போது தாழ்குளூகோஸ் நிலை ஏற்படும் வாய்ப்பையும் அதன் அறிகுறிகளையும் நினைவில் கொள்ளுங்கள். அவ்வாறு தாழ்குளூகோஸ் நிலை ஏற்பட்டால் உங்களுக்கு மயக்கமும் வலிப்பும்கூட ஏற்படலாம்.

*கீழ்க்கண்டவை நல்ல இலக்காகும் (வயது வந்தவர்களுக்கு):*

- *ஆகாரத்திற்கு முன்பு: 90 முதல் 130 மிகி/டெலி*
- *ஆகாரத்திற்குப் பின்பு (1 முதல் 2 மணி நேரத்திற்குப் பிறகு): 180 மிகி/டெலிக்குக் குறைவாக*
- *படுக்கைக்குச் செல்லும் முன் 110 முதல் 150 மிகி/டெலி.*

நீங்கள் கர்ப்பம் தரித்தால் அல்லது மிக வயதானவரென்றால் இலக்கு மாறுபடும். மருத்துவரைக் கலந்தாலோசியுங்கள்.

## எப்போது பரிசோதிப்பது?

எவ்வளவு நாட்களுக்கு ஒருமுறை பரிசோதிப்பது, நாளின் எந்த நேரத்தில் பரிசோதிப்பது என்பது உங்களுக்கு என்ன வகை நீரிழிவு, நீங்கள் என்ன வகை மருத்துவம் செய்துகொள்கிறீர்கள் என்பவற்றைப் பொறுத்து மாறும்.

நீங்கள் இன்சுலின் ஊசி போட்டுக்கொள்பவரானால் ஒரு நாளைக்கு இரண்டுமுறை பரிசோதிப்பது நல்லது. சிலவேளைகளில் உங்கள்

மருத்துவர் 3 அல்லது 4 முறையோ அல்லது அதற்கும் கூடுதலாகவோகூடப் பரிசோதிக்கச் சொல்லலாம்.

பரிசோதனை பொதுவாக ஆகாரத்திற்கு முன்னரும் படுக்கைக்குச் செல்லும் முன்னரும் அல்லது உணவருந்தி 4 மணி நேரங்களுக்குப் பிறகும் செய்யப்படும். உங்கள் மருத்துவர் ஆகாரத்திற்குப் பிறகு 1 முதல் 2 மணி நேரத்திற்குப் பிறகும்கூடப் பரிசோதிக்கச் சொல்லலாம். நீங்கள் இன்சுலின் ஊசி போட்டுக்கொள்ளும் முன்னர் பரிசோதிப்பதும் நல்லது.

உங்கள் வழக்கமான நடவடிக்கைகள் மாறுபடும்போதும் இரத்த குளூகோஸ் அளவைப் பரிசோதிப்பது நல்லது. குறிப்பாக வகை 1 நீரிழிவு உள்ளவர்களுக்கு இது நன்மை பயக்கும். கடுமையாக உடற்பயிற்சி செய்த பிறகும் வழக்கத்தைவிடக் குறைவாக உணவு உண்ட பிறகும் பயணத்திற்குப் பிறகும் பரிசோதிப்பது நல்லது. கர்ப்பம், உடல்நலக் குறைவு போன்ற காலங்களில் கூடுதல் பரிசோதனைகள் அவசியமாகும்.

நீங்கள் வகை 2 நீரிழிவால் பாதிக்கப்பட்டவராக இருந்தாலும் இன்சுலின் போட்டுக்கொள்ளாதவராக இருந்தாலும் உங்கள் இரத்த குளூகோஸ் கட்டுக்குள் இருப்பதை அறிய அடிக்கடி பரிசோதிப்பது நல்லது. இது சிலருக்குத் தினமும்கூடத் தேவைப்படலாம். சிலருக்கு வாரத்திற்கு இரண்டுமுறைகூடச் செய்யப்படலாம். பொதுவாக உணவுக் கட்டுப்பாடு, உடற்பயிற்சி மூலம் மட்டும் (மருந்துகள் இன்றி) நோயைக் கட்டுக்குள் வைத்திருப்பவர்கள் அடிக்கடி பரிசோதிக்கத் தேவையில்லை. உங்கள் மருத்துவர் அல்லது நீரிழிவுப் பணியாளர் (காண்க, பக்.166) உங்களுக்குப் பரிசோதனைத் தேவையையும் அட்டவணையையும் அளிக்கக்கூடும்.

## தேவைப்படும் கருவிகள்

இரத்த குளூகோஸ் பரிசோதனை விரைவாகவும் எளிதாகவும் செய்யக் கூடியதாகும். இதற்கு 2 நிமிடங்கள்கூட ஆகாது. கீழ்க்காணும் கருவிகள் தான் தேவை:

**லேன்செட் ஊசி.** இது மிகச் சிறிய ஊசி. இது விரலில் உள்ள தோலில் குத்தி ஒரு சொட்டு இரத்தத்தை மட்டுமே வெளிப்படுத்தும். ஒரு ஸ்பிரிங் அமைப்பில் உள்ள சிறிய லேன்செட் ஊசி வலியற்ற முறையில் பணியாற்றுகிறது. ஒவ்வொருவருடைய தோலின் தடிமனைப் பொறுத்து ஊசி குத்தும் ஆழத்தை மாற்றி அமைக்கலாம்.

**பரிசோதனை அட்டைகள்.** இவை வேதியியல் முறைப்படி தயாரிக்கப் பட்டவையாகும். அட்டையைக் குளூகோ மீட்டரில் செருகி ஒரு சொட்டு இரத்தத்தை அதன்மீது வைக்க வேண்டும். இது குளூகோ மீட்டர்களைப் பொறுத்து மாறுபடும்.

## சரியான குளுகோ மீட்டரைத் தேர்ந்தெடுப்பது எப்படி?

குளுகோ மீட்டர்கள் பல வடிவங்களில் கிடைக்கின்றன. அப்படியெனில் எதைத் தேர்ந்தெடுப்பது? உங்கள் மருத்துவர் அல்லது நீரிழிவு ஆலோசகர் உங்களுக்கு இது பற்றி விளக்கக்கூடும். எனினும் குறிப்பிட்ட ஒரு மீட்டரை வாங்கும் முன் கீழ்க்காண்பவற்றை மனத்தில் கொள்ளவும்:

**விலை.** பல காப்பீட்டு நிறுவனங்கள் மீட்டர் மற்றும் பரிசோதிக்கும் அட்டைகளுக்கான தொகையைத் தந்துவிடுகின்றன. எனவே காப்பீடு இது குறித்து என்ன சொல்கிறது என முதலில் தெளிவாக அறிந்துகொள்ளுங்கள். சில திட்டங்களில் பரிசோதனை அட்டைகள் குறிப்பிட்ட எண்ணிக்கையில் மட்டுமே வழங்கப்படும். மீட்டர்களும் கடைக்குக் கடை விலை மாறுபடுவதால் பார்த்து வாங்குங்கள்.

**பரிசோதனை அட்டைகள்.** இவைதான் விலை அதிகமானவை. மேலும் செலவு மிக்கவை. ஏனெனில் அவற்றை நீங்கள் அடிக்கடி பயன்படுத்த நேர்கிறது. தனித்தனி அட்டைகளாகக் கிடைப்பவை விலை சற்று அதிகம். மொத்தமாக அன்றி உதிரியாகக் கிடைப்பவை விலை குறைவு. ஆனால் அதனை அதன் காலாவதியாகும் நாளுக்குள் பயன்படுத்த முடியுமா எனப் பார்த்து வாங்குங்கள். உங்களுக்கு ஏற்ற விலையுள்ள அட்டைகளை வாங்கிப் பயன்படுத்துங்கள்.

**எளிமையாகப் பயன்படுத்த இயலுபவை மற்றும் பராமரிக்க இயலுபவை.** சில வகை மீட்டர்கள் பயன்படுத்தவும் பராமரிக்கவும் எளிதானவை. பரிசோதனை அட்டைகளை எளிதில் பிடிக்க இயலுகிறதா, பரிசோதனை முடிவுகள் திரையில் தெளிவாகத் தெரிகிறதா, பரிசோதனை அட்டையில் இரத்தத்தை எளிதில் வைக்க முடிகிறதா, மீட்டர்கள் எப்படி வரையறுக்கப் பட்டுள்ளன எனக் கவனியுங்கள். எப்படி மாற்றி வரையறுப்பது, எப்போது மாற்றி வரையறுப்பது மற்றும் உலர்மின் கலங்களை (பாட்டரிகளை) மாற்றும் காலம் எது எனப் பார்த்து வாங்குங்கள்.

**சிறப்புத் தகுதிகள்.** உங்களுக்குத் தேவையான சிறப்புத் தகுதிகள் எவை, அவை மீட்டரில் உள்ளனவா எனப் பாருங்கள். எடுத்துக்காட்டாக, பெரிய பரிசோதனை அட்டைகளை எளிதில் கையாள முடியும். சில எளிதில் எடுத்துச் செல்லக்கூடியவையாக இருக்கும். பார்வைத்திறன் குறைவு உள்ளவர்கள் பெரிய திரை உள்ள மீட்டரையும் பேசும் மீட்டரையும் வாங்கலாம். குழந்தைகளுக்கு வண்ணமயமான மீட்டர்கள் நல்லது.

மீட்டர் அளவுகளை எப்படிச் சேமித்து, மீண்டும் காண்பிக்கிறது? எடுக்கப்படும் அளவுகளை ஒரு நோட்டில் குறித்துவையுங்கள், அதை மீண்டும் மீட்டரில் எடுத்துப் பார்க்க இயலுகிறதா? தேதி, நேரம் குறிப்பிடப்பட்டிருக்கிறதா? சிலவற்றில் கணினியிலிருந்து தேவையான தகவல்களை பதிவிறக்கிக்கொள்ளலாம்.

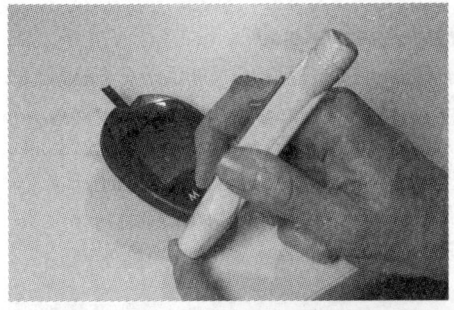

உங்கள் விரல் நுனியைக் குத்துங்கள். லான்செட் உள்ள முனையை உங்கள் விரல் நுனியின் பக்கவாட்டில் வையுங்கள். உங்கள் விரல் நுனியின் தட்டையான பகுதி மிகவும் கூருணர்ச்சி உடையதால் நீங்கள் படத்தில் காட்டப்பட்டுள்ளது போல உங்கள் விரலின் பக்கவாட்டில் குத்த விரும்பலாம். லான்செட்டை விடுவிக்கப் பொத்தானை அழுத்துங்கள்.

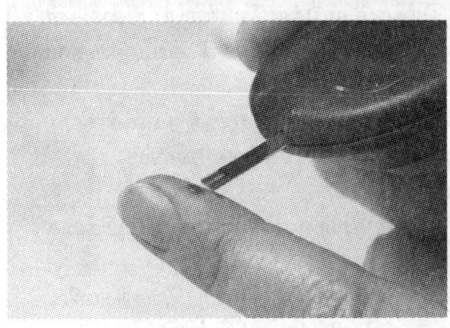

பரிசோதனை அட்டையை இரத்தத்தில் தொடுங்கள். ஒரு இரத்தத் துளி தோன்றுவதற்காக உங்கள் கையைக் கீழே தொங்கவிடுங்கள். இரத்தம் எளிதில் வரவில்லையென்றால், உங்கள் விரலின் நுனியை மென்மையாக அழுத்துங்கள். பரிசோதனை அட்டை உங்கள் தோலைத் தொடாதவாறு பார்த்துக்கொள்ளுங்கள். அதற்குப் பதிலாக இரத்தத் துளியை மட்டும் தொடுங்கள்.

**குளூகோ மீட்டர்கள்.** இதனைக் குளூகோஸ் கண்காணிப்புக் கருவி எனவும் அழைப்பர். இது சிறிய கணினி வடிவக் கருவியாகும். இது இரத்தத்தில் உள்ள குளூகோஸ் அளவை அளந்து உங்களுக்குக் காண்பிக்கும்.

### பரிசோதிப்பது எப்படி?

குளூகோ மீட்டருடன் வரும் அறிவுரைகளைப் படித்துப் பாருங்கள். பொதுவாகக் கீழ்க்கண்ட விதிகளைப் பின்பற்றுங்கள்:

- ஊசி குத்தி இரத்தம் எடுக்கும் முன்னர் கையைச் சோப்புப் போட்டு வெந்நீரில் கழுவுங்கள். பிறகு காயவிடுங்கள்.
- பரிசோதனை அட்டையை எடுத்தபின் உடனே பெட்டியை மூடுங்கள். இது மற்ற அட்டைகள் கெட்டுப்போகாமல் தடுக்கும்.
- கவனத்துடன் பரிசோதனை அட்டையைச் செருகுங்கள்.
- லேன்செட் ஊசி உதவியுடன் விரல் ஓரத்தில் (நுனியில் அல்ல) குத்தி இரத்தம் எடுங்கள். விரலின் ஓரம் உங்களால் அதிகம் பயன்படுத்தப்படுவதில்லை.
- இரத்தம் வந்தவுடன் அதனைப் பரிசோதனை அட்டையில் வைக்க வேண்டிய இடத்தில் வைத்து ஒரு சில விநாடிகள் காத்திருங்கள். திரையில் இரத்த குளூகோஸ் அளவு விரைவில் தெரியும்.

**வெவ்வேறு இடங்களில் பரிசோதித்தல்**

புதிய குளூகோ மீட்டர் உடலின் வேறு பகுதிகளில் பரிசோதிக்கவும் வழிசெய்கின்றன. அதாவது விரல் நுனி தவிர உள்ளங்கை, முன்கை, மேல்கை, தொடை போன்றவற்றில்கூடப் பரிசோதிக்க இயலும். ஆனால் இந்த இடங்களைக் காட்டிலும் உங்கள் விரல் நுனியே மிக அதிவிரைவில் இரத்த குளூகோஸ் மாறுபாடுகளைக் காட்டும். அதாவது மற்ற பகுதிகளில் வரும் முடிவுகள் மிகச் சரியாக இருக்க வாய்ப்பில்லை.

விரல் நுனி, தவிர மற்ற பகுதியில் இரத்தம் எடுக்க வேண்டிய நிலைகள்:

- உங்கள் இரத்த குளூகோஸை மிகக் குறைவாகக் காட்டுவதாக உணர்ந்தால்
- உங்கள் இரத்த குளூகோஸ் உணவு மற்றும் மருந்துகளுக்குப் பின் மிக விரைவில் மாற்றமடைவதாக எண்ணினால்
- உடற்பயிற்சி முடித்த உடன்
- மற்ற பகுதிகளில் செய்து பார்த்த முடிவுகளின் மீது நம்பிக்கை இல்லாவிடில்.

மற்ற பகுதிகளில் இரத்தம் எடுக்கும் முன்னர் லேசாகப் பிசைந்துவிட வேண்டும். இது இரத்த ஓட்டத்தை அதிகரித்து எளிதில் இரத்தம் வர உதவும். எனினும் உங்கள் குளூகோ மீட்டரில் கொடுக்கப்பட்ட அறிவுரைகளைப் பின்பற்றுங்கள். தேவைப்பட்டால் மருத்துவர் உதவியைப் பெறுங்கள்.

உங்கள் விரல் நுனியில் ஏராளமான நரம்புகள் உள்ளதால் ஒரே விரலிலும் ஒரே இடத்திலும் இரத்தம் எடுக்காமல் மாற்றி மாற்றி எடுங்கள். குளூகோ மீட்டர் பரிந்துரைப்படி வேறு இடங்களிலும்கூட எடுக்கலாம். வேறு இடங்களில் பரிசோதிப்பது பற்றி மருத்துவரிடம் கேட்டுக் கொள்ளுங்கள்.

## நல்ல, தரமான முடிவுகளைப் பெறுவதாக நம்புகிறீர்களா?

பொதுவாக குளூகோ மீட்டர் மிகச் சரியாகவும் துல்லியமாகவும் முடிவுகளைக் காட்டும். எனினும் ஏற்படும் தவறான முடிவுகளுக்குப் பெரும்பாலும் கருவியைக் காட்டிலும் மனிதத் தவறுகளே முக்கியக் காரணமாகின்றன. சரியான முடிவுகள் பெறக் கீழ்க்கண்ட விதிமுறைகளைக் கையாளுங்கள்.

குளூகோ மீட்டரில் நல்ல முடிவைப் பெற முதலில் மீட்டரை உங்கள் மருத்துவரிடம் கொண்டுசென்று காட்டுங்கள். ஒரே சமயத்தில் உங்கள்

மருத்துவரிடம் குளூகோ மீட்டரிலும் பரிசோதனைச் சாலையிலும் சோதித்துப் பாருங்கள். இரண்டு முடிவுகளையும் ஒப்பிட்டுப்பாருங்கள். பரிசோதனைச் சாலை முடிவுகளைவிட குளூகோ மீட்டர் முடிவு 15 சத மாறுபாட்டிற்குள்தான் இருக்க வேண்டும்.

வாரம் ஒருமுறை கருவியைக் கண்காணித்துத் தரப் பரிசோதனை செய்யுங்கள். புதிய பரிசோதனை அட்டை உள்ள குப்பிகளை வாங்கும் போது தரக் கட்டுப்பாடு செய்துகொள்ளுங்கள்.

இந்தத் தரக் கட்டுப்பாட்டுப் பரிசோதனைக்கு அதற்கெனத் தரப்பட்ட பிரத்தியேகத் திரவத்தை இரத்தத்திற்குப் பதில் உபயோகியுங்கள். இந்த வகைத் திரவங்கள் எல்லா மருந்துக்கடைகளிலும் கிடைக்கின்றன. இது பற்றி உங்கள் மருத்துவரிடம் கேளுங்கள்.

**உங்கள் முடிவு ஏற்கத்தக்கதாக இல்லாவிடில்?**

தரக் கட்டுப்பாட்டுத் திரவ முடிவு எந்த அளவிற்குள் இருக்க வேண்டும் என ஓர் அட்டவணை கொடுக்கப்பட்டிருக்கும். முடிவுகள் அந்த அளவிற்குள் உள்ளதா எனச் சரிபார்த்துக்கொள்ளுங்கள்.

**பரிசோதனை அட்டைகளைச் சரிபாருங்கள்.** பாதிப்படைந்த அட்டைகளையும் காலாவதியான அட்டைகளையும் அகற்றிவிடுங்கள்.

**கட்டுப்பாட்டுத் திரவத்தைச் சரிபாருங்கள்.** திரவத்தின் காலாவதி நாளைச் சரிபார்க்கவும். இல்லையெனில் புதிய திரவம் வாங்கி உபயோகியுங்கள்.

**குளூகோ மீட்டர்களைச் சரிபாருங்கள்.** பரிசோதனை அட்டை மற்றும் அதனைச் செருகும் இடம் போன்றவை சரியாக உள்ளனவா எனச் சோதியுங்கள். சுத்தம் செய்ய வழிகாட்டி நடைமுறைகளைப் பின்பற்றுங்கள். உலர்மின்கலங்களை (பாட்டரிகளை) சரியான நேரத்தில் மாற்றுங்கள்.

**மீட்டர் சரியாக வரையறுக்கப்பட்டுள்ளதா எனப் பாருங்கள்.** மீட்டர்கள் அவை உருவாக்கப்பட்ட தொழிற்சாலைகளில் வரையறுக்கப்பட்டிருக்கும். செருகும் பரிசோதனை அட்டைகள் வரையறுப்பு எண் (காலிப்ரேசன்) அத்துடன் ஒத்துப்போகிறதா எனச் சரிபாருங்கள். ஒவ்வொருமுறையும் பரிசோதனை அட்டைகளை மொத்தமாக வாங்கும்போது அதில் கொடுக்கப்பட்ட எண், மீட்டர் எண்ணுடன் ஒத்துப்போகிறதா என்று பாருங்கள்.

தவறான முடிவுகளுக்கான மற்ற காரணங்கள்:

- சரியான அளவு இரத்தம் எடுக்கப்படாதிருந்தால்
- அதிக அளவு இரத்தம் வைக்கப்படல், முதலில் வைக்கப்பட்ட பின்பு மீண்டும் இரத்தம் வைப்பதால்
- மது, அழுக்கு, மற்றும் சில பொருட்கள் விரலில் இருப்பதால்
- அறை வெப்பத்தில் மீட்டர் இல்லாததால்
- மீட்டர் சேதமடைவதால்

மேற்கூறிய விஷயங்களைச் சரிசெய்த பிறகு கட்டுப்பாட்டுப் பரிசோதனையை மீண்டும் செய்யுங்கள். அப்போதும் சரியாக வரவில்லையெனில் மருத்துவரையோ கருவி தயாரிப்பாளரையோ அணுகுங்கள்.

## உங்கள் முடிவுகளைப் பதிவுசெய்தல்

உங்கள் இரத்த குளுகோஸின் அளவை உடனடியாக அறிய முடிவதுடன் உங்கள் நோயின் தன்மை, நோய்க் கட்டுப்பாட்டினையும் அறிய இந்தப் பரிசோதனைகள் உதவுகின்றன. ஒவ்வொருமுறை பரிசோதிக்கும்போதும் உடன் அதனைப் பதிவுசெய்துகொள்ளுங்கள். இதன் மூலம் உங்கள் உணவு, உடற்பயிற்சி, மருந்துகள் போன்றவற்றை மாற்றி அமைக்க முடிவதுடன் அவை எப்படி உங்கள் இரத்த குளுகோஸ் அளவை மாற்றுகின்றன என்பதனையும் அறியலாம். ஒரு குறிப்பிட்ட அளவு பரிசோதனைகளுக்குப் பின் இரத்த குளுகோஸ் ஏற்ற இறக்கங்களைக் கொண்டு, உங்கள் அன்றாட நடைமுறைகளை மாற்றி அமைக்க இயலும். இதன் மூலம் ஒவ்வொரு நாளும் உங்கள் நீரிழிவை எளிதில் கட்டுக்குள் வைக்க முடியும்.

உங்கள் வாழ்க்கை ஒவ்வொரு நாளும் ஒரே மாதிரி இருப்பதில்லை. சிலவேளைகளில் நீங்கள் அதிகம் உடற்பயிற்சி செய்கிறீர்கள் அல்லது குறைந்த அளவு சாப்பிடுகிறீர்கள். இந்த மாற்றங்கள் உங்கள் இரத்த குளுகோஸ் அளவையும் மாற்றக்கூடும். அன்றாட வாழ்க்கை நடைமுறைகளையும் இரத்த குளுகோஸ் அளவு முடிவுகளையும் பதிவு செய்வதன் மூலம் எங்குப் பிரச்சினை உள்ளது என நீங்கள் அறிந்து அதனை நன்கு சமாளிக்கும் வழியையும் அறியலாம்.

மேலும் பெறப்படும் தகவல்களைக் கொண்டு என்ன பிரச்சினைகள் எதிர்வரும் என ஊகிக்கலாம். வருங்கால நடவடிக்கைகளில் மாற்றம் கொண்டுவரலாம். பயணங்கள், உணவு வகைகள், உழைப்பு, உடற்பயிற்சி போன்றவற்றை மாற்றியமைக்கலாம்.

### எவற்றைப் பதிவுசெய்வது?

உங்கள் மருத்துவர் உங்களுக்குச் சிறப்பு நீரிழிவுப் பதிவேட்டினை அளிக்கக்கூடும். அவ்வாறு இல்லையெனில் சாதாரணமான நோட்டுப் புத்தகங்களைக்கூடப் பயன்படுத்தலாம். உங்கள் கணினியிலும் பதிவு செய்யலாம். இதற்கெனத் தனி மென்பொருட்கள் உள்ளன.

ஒவ்வொருமுறை இரத்த குளுகோஸ் அளவைப் பரிசோதிக்கும்போதும்

- நாள் மற்றும் நேரம்
- பரிசோதனை முடிவு
- என்ன வகை, என்ன அளவில் மருந்துகள்

போன்றவை பதிவுசெய்யப்பட வேண்டும்.

# இரத்த குளுகோஸ் அளவைக் கண்காணித்தல் 53

> **மந்திர எண்கள்**
> 
> நீங்கள் அடிக்கடி இரத்த குளுகோஸ் அளவைப் பரிசோதித்து, குறிக்க ஆரம்பித்தால் எளிதில் சில எண்கள் உங்களுக்கு நினைவில் பதிந்துவிடும். சரியான எண்கள் வெற்றியையும் தவறான எண்கள் தோல்வியையும் குறிக்கும். இதனால் நீங்கள் குழப்பம், பீதி மற்றும் பயம் அடையக்கூடும்.
> 
> பரிசோதனை முடிவுகள் பற்றி நீங்கள் எளிதில் குழப்பம் அடையக்கூடும். நீங்கள் முழுமையானவராகத் திகழ விரும்பினால் எல்லா முடிவுகளையும் சரியாகப் பதிவுசெய்யுங்கள்.
> 
> இந்த எண்களில் பெரிய மந்திரதந்திரம் ஏதும் இல்லை. இவை உங்கள் சிகிச்சைத் திட்டம் எப்படிப் பலனளிக்கிறது என அறிய உதவும் கருவிகளே. முடிவுகள் அந்தத் திட்டத்தில் மாற்றம் செய்யச் சுட்டிக் காட்டும். நீங்கள் எவ்வளவுதான் முயன்றாலும், உங்கள் முடிவுகள் எப்போதும் இலக்கோடு ஒத்துப்போவதில்லை. சிலவேளை காரணமின்றியும்கூட 'மோசமான' முடிவுகள் ஏற்படக்கூடும்.

மேலும் உங்கள் இரத்த குளுகோஸ் அளவை மாற்றி அமைக்கும் அம்சங்கள் குறித்தும் குறிப்புகள் எடுத்துக்கொள்ளுங்கள். அவை:

- உணவு மாறுபாடுகள் (பிறந்த நாள் கொண்டாட்டம், விருந்து மற்றும் உணவுவிடுதிச் சாப்பாடு), வழக்கத்தைவிட அதிகம் உண்ணுதல்.
- உடற்பயிற்சி மற்றும் அன்றாட உழைப்பில் மாறுதல்கள்
- வழக்கத்துக்கு மாறான மன உளைச்சல், வாழ்க்கைச் சிக்கல்கள்
- உடல்நலக் குறைவு
- இன்சுலின் எதிர்விளைவுகள்.

உங்கள் மருத்துவரைச் சந்திக்கச் செல்லும்போது பதிவேட்டை உடன் எடுத்துச் செல்லுங்கள். அப்போதுதான் அவரால் பரிசோதனை முடிவுகளை ஆராய இயலும். அதன் பிறகு அவர் உங்கள் உணவு, உடலுழைப்பு, உடற்பயிற்சி, வாழ்க்கை மாற்றங்கள் பற்றி உங்களுக்குப் பரிந்துரைப்பார். உங்கள் பதிவேடு எவ்வளவு முழுமையாக உள்ளதோ அந்த அளவுக்கு அது பயனுள்ளவையாக இருக்கும் என்பதை மறந்துவிடாதீர்கள்.

## இரத்த குளுகோஸ் அளவைப் பாதிக்கும் காரணிகள்

இரத்தத்தில் குளுகோஸ் அளவு ஒரே மாதிரியாக இருப்பதில்லை. எப்போதும் வேறுபாட்டுடனேயே காணப்படும். இதற்குப் பல

காரணங்கள் உள்ளன. எப்படி உங்களுடைய உடலில் உணவு குளுகோஸாக வளர்சிதைமாற்றமடையப் பல காரணிகள் உள்ளனவோ அதேபோல குளுகோஸைப் பயன்படுத்துவதிலும் பல காரணிகள் உள்ளன. நீங்கள் சுயமாகச் செய்யும் இரத்த குளுகோஸ் பரிசோதனை மூலம் என்னென்ன காரணங்களால் உங்கள் இரத்த குளுகோஸ் அளவு மாறுபடுகிறது என அறிய இயலும். எனவே அதனைச் சரிசெய்ய என்ன மாற்றங்கள் மேற்கொள்ள வேண்டும் என்பதையும் தீர்மானிக்கலாம். எதனால் இரத்த குளுகோஸ் அளவு நாளுக்கு நாள், மணிக்கு மணி வேறுபடுகிறது என்றுகூட அறிந்துகொள்ளலாம்.

**உணவு**

எந்த உணவும் உங்கள் இரத்த குளுகோஸ் அளவை உயர்த்தும் என்பதை மறந்துவிடாதீர்கள். உணவு உண்ட ஒன்று முதல் இரண்டு மணி நேரத்திற்குப் பின் இது உச்சபட்ச அளவை எட்டும். பிறகு மெல்லக் குறைய ஆரம்பிக்கும். என்ன உணவு உண்டீர்கள், எவ்வளவு உண்டீர்கள், எந்த நேரம் ஆகிய அனைத்தும் உங்கள் இரத்த குளுகோஸ் அளவைப் பாதிக்கும்.

தினமும் ஓரளவு ஒரு குறிப்பிட்ட நேரத்தில் உணவு உண்ண முயலுங்கள். அதேபோல உணவின் அளவையும் ஒரே மாதிரி இருக்குமாறு பார்த்துக்கொள்ளுங்கள். இதனை மேற்கொள்வதன் மூலம் உங்கள் குளுகோஸ் அளவைக் கட்டுக்குள் வைத்துக்கொள்ள இயலுவதுடன், உச்சபட்ச உயர்வையும்கூடக் குறைக்கும். நீங்கள் அதிகம் உண்ணும் போது உங்கள் இரத்த குளுகோஸ் அளவு உச்சபட்ச அளவை எட்டும். குறைத்து உண்ணுவதன் மூலம் குளுகோஸ் அளவு இயல்பைவிடக் குறையும். இன்சுலின் எடுத்துக்கொள்பவர்கள் உணவைக் குறைக்கும் போது தாழ்குளுகோஸ் நிலை ஏற்படலாம் (காண்க, பக்.25).

ஒவ்வொரு வகை உணவும் ஒவ்வொரு அளவில் இரத்த குளுகோஸ் அளவை உயர்த்துகிறது. பொதுவாக உணவுகள் கார்போஹைட்ரேட் (மாவு), புரதம் மற்றும் கொழுப்பு போன்றவற்றால் ஆனவை. இவை அனைத்துமே இரத்த குளுகோஸ் அளவை அதிகரிக்கும். ஆனால் கார்போஹைட்ரேட்டுகள் மிக அதிகமாக உயர்த்துகின்றன. கார்போஹைட்ரேட்டுகளிலும் பல வகைகள் உள்ளன. அவற்றில் ஒன்றொன்றும் ஒரு வகையில் இரத்த குளுகோஸை ஏற்றுகிறது.

**கல்லீரல்**

கல்லீரலில் குளுகோஸ் கிளைகோஜென்னாகச் சேமிக்கப்படுகிறது என்பதனை நாம் அறிவோம். உங்கள் கல்லீரல் புரதம் மற்றும் கொழுப்புகளிலிருந்தும்கூட குளுகோஸை உற்பத்தி செய்கிறது.

இரத்தத்தில் குளுகோஸ் அளவு குறையும்போது கல்லீரலில் உள்ள கிளைகோஜென் குளுகோசாக மாற்றப்படுகிறது. இது பொதுவாக நீங்கள் நீண்ட நேரம் உணவு எடுத்துக்கொள்ளாதபோது ஏற்படுகிறது. கல்லீரலில் கிளைகோஜென் மற்றும் குளுகோஸ் மாற்றங்கள் இயல்பாக ஏற்ற இறக்கத்துடன் நிகழ்ந்துகொண்டே இருக்கின்றன. ஆனால் நீரிழிவு உள்ளவர்களுக்கு இது மேலும் சிக்கலானதாக இருக்கும்.

### உடற்பயிற்சி மற்றும் உடல் உழைப்பு

இவையிரண்டும் உங்கள் இரத்த குளுகோஸ் அளவைக் குறைக்கின்றன. அப்போது இன்சுலின் உதவியுடன் குளுகோஸ் உயிரணுக்களுக்குள் கொண்டுசெல்லப்படுகிறது. அது அங்கு எரிக்கப்பட்டுச் சக்தியாக மாறுகிறது. அதிக உடற்பயிற்சியின்போது மென்மேலும் குளுகோஸ் எரிக்கப்பட்டு இரத்தத்தில் உள்ள குளுகோஸ் அளவு குறைகிறது. உடற்பயிற்சி மேலும் இன்சுலின் எதிர்ப்புணர்வைக் குறைக்கிறது. இதனால் உயிரணுக்கள் இன்சுலின் தூண்டுதலுக்குப் பணிந்து வேலை செய்வதால் இன்சுலின் நன்கு பணியாற்றுகிறது.

ஆனால் அரிதாகச் சில உடற்பயிற்சிகள் எதிர்விளைவாக இரத்த குளுகோஸ் அளவை அதிகரிக்கும். குறிப்பாக இது உங்கள் இரத்த குளுகோஸ் அளவு 300 மிகி/டெலி என்ற அளவிற்கு மேல் மிகும்போது ஏற்படுகிறது. எனவே உங்கள் உடல் உடற்பயிற்சிக்கு எப்படி வினையாற்றுகிறது என்பதனை அறிய உடற்பயிற்சிக்கு முன்னரும், பின்னரும் இரத்த குளுகோஸ் அளவைப் பரிசோதியுங்கள். பிறகு பல மணிநேரம் கழித்தும் மீண்டும் பரிசோதிப்பது நல்லது (காண்க, 'உடற்பயிற்சிகளும் இரத்த குளுகோஸ் கண்காணிப்பும்' பக்.108).

### மருந்துகள்

வாய்வழி குளுகோஸ் குறைக்கும் மருந்துகளும் இன்சுலினும் இரத்த குளுகோஸ் அளவைக் குறைக்கும். இது நீங்கள் எடுத்துக்கொண்ட நேரம் மற்றும் மருந்தளவைப் பொறுத்து மாறுபடுகிறது. உங்கள் மருந்துகள் இரத்த குளுகோஸ் அளவைக் குறைக்கும் விதத்தைப் பொறுத்து மருத்துவர் அவற்றின் மருந்தளவைக் கூட்டியோ குறைத்தோ மாற்றியமைக்கக்கூடும்.

மற்ற நோய்களுக்கு எடுத்துக்கொள்ளும் மருந்துகளாலும்கூட இரத்த குளுகோஸ் அளவு பாதிக்கப்படலாம். வேறு ஏதாவது நோய்களுக்காக உங்களுக்கு மருந்துகளை மருத்துவர் பரிந்துரைக்கும்போது, உங்களுக்கு நீரிழிவு இருப்பதாகக் கூறி அவை இரத்த குளுகோஸ் அளவைப் பாதிக்குமா எனக் கேட்டுத் தெரிந்துகொள்ளுங்கள். இதனை அறிந்து கொள்வதன் மூலம் இரத்த குளுகோஸ் கட்டுப்பாட்டைக் கண்காணிக்கும் போது ஏற்படும் மாறுதல்களுக்கான காரணங்களை எளிதில் ஊகிக்க

முடியும். மேலும் அந்த மருந்துகளால் உங்கள் நீரிழிவுக் கண்காணிப்பு நடவடிக்கைகள் பாதிக்கப்பட்டால் அது பற்றி உங்கள் மருத்துவரிடம் பேசித் தெரிந்துகொள்ளுங்கள்.

**நோயுறுதல்**

ஜலதோஷம், ஃப்ளூ காய்ச்சல் மற்றும் உடலியல் சிக்கல்கள் (குறிப்பாக பாக்டீரியா தொற்றுகள்) போன்றவற்றின்போது உற்பத்தியாகும் சில நாளமில்லாச் சுரப்புகள் குளுகோஸ் அளவை இரத்தத்தில் அதிகரிக்கின்றன. காயம் மற்றும் மாரடைப்பு போன்ற பெரிய உடல்நலச் சிக்கல்கள் இரத்த குளுகோஸ் அளவை அதிகரிக்கின்றன. பொதுவாக இரத்தத்தில் அதிகரிக்கும் குளுகோஸ் காயம் ஆற உதவுகிறது. ஆனால் நீரிழிவால் பாதிக்கப்பட்டவர்களுக்கு இரத்த குளுகோஸ் உயர்வு பிரச்சினைகளை ஏற்படுத்துகிறது. எனவே நீங்கள் நோயுறும்போது கூடுதலாக குளுகோஸ் அளவைக் கண்காணிக்க வேண்டும்.

**மது**

மது உங்கள் கல்லீரலிலிருந்து குளுகோஸ் வெளியாவதைத் தடுப்பதால் இரத்த குளுகோஸ் அளவு குறையும் வாய்ப்புள்ளது. நீரிழிவுக்கு நீங்கள் வாய்வழியில் மாத்திரையையோ ஊசி மூலம் இன்சுலினையோ எடுத்துக்கொண்டாலும் மிகக் குறைந்த அளவு அதாவது 2 அவுன்ஸ் அளவு மது குடித்தாலும் உங்களுக்கு குளுகோஸ் அளவு குறைய வாய்ப்புள்ளது. எனவே நீங்கள் குடிக்க முடிவுசெய்தால் மிகக் குறைந்த அளவில் மிதமாகக் குடியுங்கள். இரத்தத்தில் குளுகோஸ் அளவு மிகவும் குறையாமல் தடுக்க வெறும் வயிற்றில் குடிக்காதீர்கள்; உங்கள் குளுகோஸ் அளவு மிகக் குறைவாகக் காணப்படும்போதும் குடிக்காதீர்கள் (காண்க, 'நீரிழிவு உள்ளவர்கள் மது அருந்தலாமா?', பக்.76).

அரிதாக மது உங்கள் இரத்த குளுகோஸ் அளவை அதிகரிக்கவும் செய்யக்கூடும். இது குறிப்பாக இனிப்புள்ள சோடா அல்லது இனிப்பு உள்ள பழரசம் கலந்து குடிப்பதால் ஏற்படுகிறது. எனவே மது குடிக்கும் முன்னரும் பின்னரும் இரத்த குளுகோஸ் அளவைப் பார்த்து என்ன மாற்றங்கள் ஏற்படுகின்றன என அறிந்துகொள்ள வேண்டும்.

## பரிசோதனை முடிவுகள் சுட்டும் பிரச்சினை

உங்கள் இரத்தப் பரிசோதனை முடிவுகள் தொடர்ந்து உங்கள் இலக்கை விடக் கூடுதலாகவோ குறைவாகவோ இருக்கிறதா எனக் கண்காணியுங்கள்: இது உங்கள் மருந்துகளை மாற்ற வேண்டியதன் அவசியத்தைக் காட்டுகிறது. அல்லது நீங்கள் மருந்து எடுத்துக்கொள்வதில்லையெனில்

## பரிசோதிப்பதைப் பாதிக்கும் தடைக்கற்களைத் தவிர்ப்பது எப்படி?

நீரிழிவால் பாதிக்கப்பட்டவர்கள் பலர் தங்கள் இரத்த குளுகோஸ் அளவைப் பரிசோதிப்பதே இல்லை அல்லது பல நன்மைகள் இருந்தும் அடிக்கடி பரிசோதிப்பதில்லை. இதற்கான காரணங்களும் அவற்றைத் தவிர்க்கும் விதமும்:

**செலவு.** நீரிழிவால் பாதிக்கப்பட்டவர்கள் பலர் இப்பரிசோதனைக்குச் செலவு அதிகம் எனப் புகார் செய்கிறார்கள். எனினும் நீரிழிவுக்கான மருந்து தயாரிக்கும் நிறுவனங்கள் நோயாளிகளுக்கு உதவும் பல திட்டங்களை அறிவிக்கின்றன. செலவு அதிகம் என எண்ணினால் உங்கள் மருத்துவரிடம் பேசுங்கள். பல தேசிய நலவாழ்வுத் திட்டங்கள் உங்களுக்கு உதவக்கூடும்.

**மருத்துவ உதவி எளிதில் கிட்டாமை.** உங்களுக்கு நீரிழிவு மருத்துவ உதவி பெறுவது சிக்கலாக இருந்தால் தல அல்லது தேசிய மருத்துவக் கழகத்தைத் தொடர்புகொண்டு வசதி பெறுங்கள்.

**சரியான தகவல் இல்லாமையும் தவறான யூகங்களும்.** சிலர் அடிக்கடி இரத்த குளுகோஸ் பரிசோதிப்பதன் நன்மை பற்றி அறிவதில்லை. இதன் மூலம் தங்களுக்கு ஏதும் நன்மையில்லை எனத் தவறாகக் கருதுகிறார்கள். இந்த நோய் குறித்து நன்கு அறிந்துகொள்ளுங்கள்.

**பயம்.** அடிக்கடி விரல் நுனியைக் குத்திப் புண்ணாவதற்குப் பயப்படுபவர்கள் புதிய லேன்செட் ஊசிக்கு மாற்றிக்கொள்ளுங்கள்.

**வாழ்க்கைமுறைப் பிரச்சினைகள்.** கடும் வாழ்வியல் சிக்கல்களும் மாற்ற இயலா நடைமுறைகளும் நம்மை அழுத்தினாலும் வாழ்க்கை முறையை மாற்றுவதற்கான உத்தி குறித்து யோசியுங்கள். இதற்கு உங்கள் மருத்துவர் உதவக்கூடும்.

**தனிப்பட்ட பிரச்சினைகள்.** பரிசோதனை எளிதிலும் விரைவாகவும் முடியக்கூடியது. கருவி எளிதில் எங்கும் எடுத்துச் செல்லக்கூடியது. உங்கள் குளியலறையில்கூடச் செய்யலாம். கவலையின்றி, கூச்சமின்றிச் செய்யுங்கள். லட்சக்கணக்கானோர் உங்களுடன் உள்ளனர் என்பதை மறந்துவிடாதீர்கள்.

உங்கள் உடற்பயிற்சி மற்றும் உணவு முறையை மாற்ற வேண்டியது அவசியம். ஏனெனில் நீடித்துக் கூடிக் குறைந்து காணப்படும் இரத்த குளுகோஸ் நீரிழிவு உள்ளவர்களுக்குச் சிக்கலை ஏற்படுத்தும்.

ஏதாவது ஒருமுறை இரத்த குளுகோஸ் அளவு கூடியோ குறைந்தோ காணப்பட்டால், குறிப்பாக ஏதேனும் காரணத்துடன் இணைத்துக்

காணப்படும்போது அது குறித்து நீங்கள் அச்சப்படத் தேவையில்லை. எனினும் அடிக்கடி ஏற்ற இறக்கம் காணப்படும்போதும் காரணமின்றி ஏற்படும்போதும் உங்களுக்கு மருத்துவக் கவனிப்பு அவசியமாகும்.

கீழ்க்கண்ட நிலைகளில் உங்கள் மருத்துவரை அழையுங்கள்:

- உங்கள் இரத்த குளுகோஸ் தொடர்ந்து 300 மிகி/டெலி என்ற அளவுக்கு மேல் நீடித்தால்
- தொடர்ந்து இரத்த குளுகோஸ் அளவு உங்கள் இலக்கிற்கு மேலோ கீழோ காணப்பட்டால்
- நீங்கள் நோய்வாய்ப்படும்போது 24 மணிநேரத்திற்குத் தொடர்ந்து உங்கள் இரத்த குளுகோஸ் 250 மிகி/டெலி அளவுக்குமேல் நீடித்தால்
- அடிக்கடி உங்களுக்குத் தாழ்குளுகோஸ் நிலை ஏற்பட்டால்.

## இரத்த குளுகோஸ் கண்காணிப்பில் புதிய வரவுகள்

இரத்தப் பரிசோதனைக் கருவிகள் அடிக்கடி மாற்றம் பெற்றுக்கொண்டே இருக்கின்றன. விரைவாகவும் எளிதாகவும் சிரமமின்றியும் பரிசோதிக்கும் கருவிகள் வருகின்றன. ஆனால் அவை அனைத்தும் சிறந்தவை என்றும் சரியான முடிவுகளைக் காட்டுகின்றன எனவும் கூற இயலாது.

அரசு எல்லாப் புதிய கருவிகளையும் பரிசோதித்து அங்கீகாரம் வழங்குகிறது. சில கருவிகள் வாங்க மருத்துவரின் பரிந்துரை அவசியமாகும். விரல்கள் தவிர வேற்றிடப் பரிசோதனைக் கருவிகளை வாங்கவும் மருத்துவர் பரிந்துரை அவசியம். புதிய குளுகோ மீட்டர்களின் தன்மைகள்:

- 100 பரிசோதனைகள் மட்டுமே செய்து பின் உபயோகிக்க இயலாதவை
- 3×1½ அங்குலம் அளவுள்ள சிறிய கருவி. முடிவுகள் சில நொடிகளில் தெரியும். பரிசோதனை முடிந்ததும் ஒலி எழுப்பும்.
- எப்போது இரத்த பரிசோதனை செய்துகொள்ள வேண்டும், மீட்டர் சூடாக அல்லது குளிர்ந்து இருக்கிறதா, பாட்டரியின் சக்தி குறைந்துவிட்டதா என்பது போன்ற விவரங்களையும் காட்டுபவை.

### மற்ற பரிசோதனைக் கருவிகள்

கைக்கடிகாரம்போல அணிந்துகொள்ளும் கருவிகள் உடலில் குத்திப் புண்ணாக்காமல் உங்கள் இரத்த குளுகோஸைக் காட்ட வல்லன. இவை தோலில் உள்ள திரவத்தை மெல்ல உறிஞ்சிப் பரிசோதிக்கின்றன. முடிவுகளைச் சேமித்து உங்களுக்குக் காட்டுவதால் ஏற்ற இறக்கங்களை அறியலாம். இரத்த குளுகோஸ் உயரும்போதோ குறையும்போதோ எச்சரிக்கை மணி ஒலிக்கும். எனினும் எந்த முறையைப் பின்பற்றினாலும் விரல் நுனிப் பரிசோதனையும் உங்களுக்குத் தேவைப்படும்.

உடலில் சில நிமிடங்கள் ஒட்டினால் இரத்த குளுகோஸ் முடிவைக் காட்டும் கருவிகளும் உள்ளன. இவை உடலிலிருந்து திரவத்தை உறிஞ்சிப் பரிசோதித்து முடிவைக் காட்டும். ஊடுருவும் ஒளியினைப் பயன்படுத்தித் திசுவிடைத் திரவத்தின் குளுகோஸ் அளவைப் பரிசோதிக்கும். தோலை ஊடுருவும் ஒளியை உடல் உட்கிரகிப்பதைக் கொண்டு இப்பரிசோதனை செய்யப்படுகிறது.

புதிய கண்டுபிடிப்புகளைப் பற்றிய அறிவை வளர்த்துக்கொள்ளுங்கள். எனினும் இவை பற்றி மருத்துவரிடம் கலந்தாலோசியுங்கள். அதன் பின்னர் கருவிகளை வாங்குவது நல்லது.

## கேள்விகளும் பதில்களும்

**எனது சிறுநீரில் குளுகோஸ் கலந்திருப்பதை அறியும் பரிசோதனை செய்யலாமா? இதனை இப்போது செய்வதில்லையா?**
முன்னர் நீரிழிவால் பாதிக்கப்பட்டவர்களுக்கு அவர்கள் சிறுநீரில் உள்ள குளுகோசை அளந்தறிவதன் மூலமாகவே நீரிழிவு கண்காணிப்பு செய்யப்பட்டது. ஆனால் சிறுநீர் குளுகோஸ் பரிசோதனை இரத்த குளுகோஸ் பரிசோதனைபோல அவ்வளவு துல்லியமானதன்று. இவை ஓரளவே சரியான முடிவைக் காட்டும். உங்கள் இரத்தத்தில் 180 மிகி/டெலி அளவிற்குக் கீழ் ஏற்படும் இரத்த குளுகோஸ் மாற்றங்களைச் சிறுநீர் பரிசோதனை காட்ட இயலாது. எனவே தாழ்குளுகோஸ் நிலை பற்றி அறிய இப்பரிசோதனை உதவாது (காண்க, 'சிறுநீரை வீட்டிலேயே பரிசோதிக்கும் விதம்', பக்.174).

**மனஅழுத்தம் எப்படி இரத்த குளுகோஸைப் பாதிக்கும்?**
மனஅழுத்தம் இரண்டு வழிகளில் இரத்த குளுகோஸைப் பாதிக்கக்கூடும். நீங்கள் மனஅழுத்தத்தால் பாதிக்கப்படும்போது உங்கள் அன்றாடக் கடமையைச் செய்வதில்லை. முறையாக உடற்பயிற்சி செய்வதில்லை, நல்ல உணவு உண்பதில்லை, இரத்த குளுகோஸை முறையாகப் பரிசோதிப்பதில்லை.

எனவே மறைமுகமாக இரத்த குளுகோஸ் உயர இது வழிசெய்கிறது. சிலவேளை மனஅழுத்தம் நேரடியாகக்கூட இரத்த குளுகோஸ் அளவைப் பாதிக்கக்கூடும். உடல் மற்றும் மனஅழுத்தச் சிக்கல்களால் உடலில் சுரக்கும் நாளமில்லாச் சுரப்புகளின் அளவும் மாறுபடலாம். எனவே இன்சுலின் பணியும் பாதிக்கப்படக்கூடும். குறிப்பாக வகை 2 நீரிழிவு உள்ளவர்களுக்கு இது பொருந்தும்.

மனஅழுத்தம் எப்படி இரத்த குளுகோஸ் அளவைப் பாதிக்கிறது என அறிய உங்கள் மனஅழுத்தத்தை அளக்கும் குறியீட்டு அளவுகோலைப்

பயன்படுத்தி அவ்வப்போது ஏற்படும் இரத்த குளூகோஸ் மாறுபாடுகளையும் பதிவுசெய்யுங்கள். உங்களுக்கு மனஅழுத்தம் அதிகரிக்கும்போது இரத்த குளூகோஸ் அதிகரிக்கிறதா குறைகிறதா என அறிந்து அது பற்றி உங்கள் மருத்துவரிடம் கேட்டுத் தெரிந்துகொள்ளவும்.

**வெப்பம் உடல் குளூகோஸ் அளவைப் பாதிக்குமா?**

வெப்பம் நேரடியாக இரத்த குளூகோஸ் அளவைப் பாதிப்பதில்லை. ஆனால் இது நம் அன்றாட வழக்கத்தை மாற்றவல்லது. வெப்ப நாட்களில் குறைவாக உண்ணுவதுடன், அதிகம் நம் உடலை வருத்திக்கொள்வதுண்டு. இதனால் உங்கள் இரத்த குளூகோஸ் அளவு ஏற்ற இறக்கங்களைக் காட்டலாம். உங்கள் அன்றாடப் பழக்கவழக்கங்கள் மாறும்போதெல்லாம் அடிக்கடி இரத்த குளூகோஸ் அளவைப் பரிசோதித்தல் அவசியமாகும்.

சூரிய வெப்பம் உங்கள் இரத்த குளூகோஸ் கட்டுப்பாட்டைப் பாதிக்கக்கூடும். கடும் சூரிய வெப்பப்புண் மற்ற உடலியல் சிக்கல்கள் ஏற்படுத்துவது போலன்றி இரத்த குளூகோஸ் அளவை அதிகரிக்கும். எனவே வெயிலில் செல்லும்போது கண்களுக்குக் கண்ணாடியையும் தோலுக்கு வெப்பம் தடுக்கும் கிரீம்களையும் தலைக்குத் தொப்பியையும் உபயோகியுங்கள்.

**இரத்த குளூகோஸ் அளவிற்கும் பிளாஸ்மா குளூகோஸ் அளவிற்கும் உள்ள வேறுபாடு என்ன?**

வீட்டில் உபயோகிக்கும் கருவிகள் இரத்த குளூகோஸ் அளவையே காட்டுகின்றன. ஆனால் பரிசோதனைச் சாலையில் செய்யப்படும்போது சிவப்பணுக்கள் (செங்குழியங்கள்) பிரிக்கப்பட்டு இரத்தத்தில் உள்ள பிளாஸ்மாவின் குளூகோஸ் அளவு அளக்கப்படுகிறது. எனவே பரிசோதனைச் சாலை முடிவும் வீட்டுக் கருவிகள் முடிவும் ஒரே மாதிரி இருப்பதில்லை.

பிளாஸ்மா குளூகோஸ் முடிவுகள் மேலும் துல்லியமானவை என்பதுடன் இரத்த குளூகோஸ் அளவைக் காட்டிலும் 10 முதல் 15 சதம் அதிகரித்துக் காணப்படும். ஆனால் தற்போது உபயோகத்தில் உள்ள சில கருவிகள் பிளாஸ்மா இரத்த குளூகோஸ் அளவைக் காட்ட வல்லன. பரிசோதனைச் சாலை முடிவுகளுடன் ஒப்பிடும்போது 15 சதம் ஏற்ற இறக்கத்துடன் காணப்பட்டால் உங்கள் கருவியின் முடிவும் ஏற்றுக்கொள்ளத்தக்கதே.

**மருத்துவர் எனக்கு நீரிழிவுப் பாதிப்பின் முன்நிலை உள்ளதாகக் கூறினார். எனக்கு இதய அறுவைச் சிகிச்சை செய்ய முடிவு செய்துள்ளார்கள். எனவே என்னை இன்சுலின் ஊசி போட்டுக்கொள்ளச் சொல்கிறார்கள். எனக்கு**

**நீரிழிவு இல்லாத போது எதற்கு இன்சுலின் ஊசி?**

இரத்த குளுகோஸ் மிகையாக உள்ளவர்கள் மருத்துவமனையில் அனுமதிக்கப்படும்போது, நல்ல கண்காணிப்பில் பிரச்சினைகள் ஏதுமின்றி இருப்பதாகவே பல ஆய்வுகள் கூறுகின்றன. இவர்களில் சிலருக்கு நீரிழிவு இருப்பதே தெரிவதில்லை. ஆனால் மருத்துவமனையில் அனுமதிக்கப்பட்ட சிலருக்கு இரத்த குளுகோஸ் அளவைக் கட்டுப்படுத்த இன்சுலின் ஊசி பரிந்துரைக்கப்படுகிறது. உங்கள் இரத்த குளுகோஸ் அளவு கட்டுப்பாட்டை மீறியும் கண்காணிப்பை மீறியும் அதிகரிக்கும்போது உங்களுக்குச் சில உடலியல் சிக்கல்கள் ஏற்பட வாய்ப்பு உள்ளது. குறிப்பாக நோய்த் தொற்று, சில உடல் பாகங்கள் செயலிழப்பு, ஏன் மரணம்கூட ஏற்படலாம். நீரிழிவு முன்நிலை உள்ளவர்களுக்கு வகை 2 நீரிழிவு ஏற்படலாம் என்பதால் அவர்கள் வாழ்க்கைமுறையை மாற்றிக்கொள்வது அவசியமாகும். நல்ல உணவு, உடற்பயிற்சி, முறையான உடல் எடைப் பராமரிப்பு போன்றவை அவசியமாகும்.

**நான் பயணம் மேற்கொள்ளும் காலங்களிலும் தொடர்ந்து இரத்தப் பரிசோதனை செய்துகொள்ள வேண்டுமா?**

உங்களுக்கு நீரிழிவு இருப்பது பற்றிக் கவலைப்படத் தேவையில்லை. நீங்களும் எல்லோரையும் போல் உலகம் சுற்றலாம். ஆனால் உங்கள் பயணம் சற்றுக் கவனமாக வரையறுக்கப்பட வேண்டும். பயணம் செல்லும்போது உங்கள் தேவையைப் போல இருமடங்கு மருந்துகளையும் கருவிகளையும் உடன் கொண்டு செல்லுங்கள்.

ஏனெனில் மனஅழுத்தம், நேர மாறுபாடுகள், உணவு மாறுபாடுகள், தூக்க மாறுபாடுகள் போன்றவை உங்கள் இரத்த குளுகோஸ் அளவை மாற்றுவதால் வழக்கத்தைவிடக் கூடுதல் பரிசோதனை அவசியமாகும். நீங்கள் நீண்ட நேரம் விமானப் பயணம் மேற்கொண்டால் இறங்கியவுடன் இரத்தப் பரிசோதனை செய்துகொள்ளுங்கள். ஏனெனில் நீண்ட விமானப் பயணம் உங்களைக் களைப்புறச் செய்வதால் உங்கள் இரத்த குளுகோஸ் மாறுபாடுகளை உடலியல் அறிகுறிகளைக் கொண்டு அறிவதில் சிரமம் ஏற்படும்.

# இயல் 4

# ஆரோக்கியமான உணவுப் பழக்கத்திற்கு மாறுதல்

'ஆரோக்கியமான உணவு' என்னும் வார்த்தை தங்களுக்குப் பீதியை ஏற்படுத்துவதாகச் சிலர் நினைப்பதுண்டு. 'ஐயோ, இனி என்னால் நினைத்த உணவுகளைச் சாப்பிட முடியாதே' என்று கவலைப்படுவார்கள். ஆனால் ஆரோக்கியமான உணவு என்பது நீங்கள் விரும்பியதைத் தர மறுப்பதோ குறைப்பதோ அல்ல. நல்ல சத்துள்ள உணவை நல்ல சுவையுடன் உண்பதே ஆகும். ஆரோக்கியமான உணவுப் பழக்கம் என்பது உங்கள் வழக்கமான உணவுப் பட்டியலில் நல்ல, சுவையுள்ள மாற்றம் ஏற்படுத்துவதும் சத்துள்ள உணவுகளை அதிகரிப்பதுமே ஆகும்.

## நீரிழிவு உணவு என ஒன்று இல்லை

சிலர் தவறாக நினைப்பதுபோல உங்களுக்கு நீரிழிவு ஏற்பட்டுவிட்டால் சில வகையான உணவுகள் மட்டுமே தேர்ந்தெடுத்து உண்ண வேண்டும், கடினமான உணவு அட்டவணைகளைப் பின்பற்ற வேண்டும் என்பதல்ல. பலருக்கு நீரிழிவு ஏற்பட்டால் எந்த உணவையும் அளவுடன் உண்ணுதல் மற்றும் குறிப்பிட்ட நேர வரையறைகளைப் பின்பற்றுதல் என்பதே சிறந்த உணவு முறையாகும்.

இதன் பொருள் காய்கறிகள், பழங்கள், முழுத் தானியங்கள் போன்றவற்றுடன் கொழுப்பு குறைந்த இறைச்சி மற்றும் பால் உணவுகளையும் குறைந்த அளவில் உண்ணுவதாகும். இவற்றில் நல்ல சத்து இருப்பதுடன் கொழுப்பும் குறைந்து காணப்படும். இதனை அனைவரும் பின்பற்றலாம்.

உங்களுடைய இரத்த குளுகோஸ் அளவைப் பொறுத்தும் உங்கள் எடையைக் குறைக்க வேண்டுமா உங்களுக்கு வேறு உடல் பிரச்சினைகள்

ஆரோக்கியமான உணவுப் பழக்கத்திற்கு மாறுதல் 63

உள்ளனவா என்பதனைப் பொறுத்தும் உங்கள் உணவு முறைகள் வரையறுக்கப்படுகின்றன. இந்த வரையறைகளின் அளவு மாறுபட்டாலும், அடிப்படை மாறுவதில்லை. தினமும் நீங்கள் கார்போஹைட்ரேட், புரதம் மற்றும் கொழுப்பு ஆகிய மூன்று சத்துகளையும் சரியான அளவுகளில் உண்ணுவது அவசியம்.

## மூன்று முக்கியச் சத்துகளை இலக்காகக் கொள்வோம்: விதவிதமான உணவு உண்போம்

| சத்து | இலக்கு | அளவு (கிராம்களில்)* |
|---|---|---|
| கார்போஹைட்ரேட் (மாவு) | 45 முதல் 65 சதம் தினம் சக்தியளிக்க | 225 முதல் 325 கிராம் |
| புரதம் | 15 முதல் 20 சதம் தினம் சக்தியளிக்க | 75 முதல் 100 கிராம் (ஒரு அவுன்ஸ் புரத உணவில் 7 கிராம் புரதம் உள்ளது.) |
| கொழுப்பு | 20 முதல் 35 சதம் தினம் சக்தியளிக்க. 10 சதத்திற்குக் குறைவானது புரதக் கொழுப்பிலிருந்து வர வேண்டும் | 44 முதல் 78 கிராம் (22 கிராமுக்குக் கீழ் புரதக் கொழுப்பு) |

★ இது வயது வந்தவர்களுக்குக்கான ஒரு 2500 கலோரி உணவை அடிப்படையாகக் கொண்டது. நீங்கள் அதிக அல்லது குறைவான கலோரி உணவு முறையை மேற்கொண்டிருந்தால் அல்லது சில குறிப்பிட்ட உடல்நல நிலைகளைக் கொண்டிருந்தால் பரிந்துரைகள் மாறுபடும். எனவே ஆலோசனைக்கு உங்கள் மருத்துவரைத் தொடர்புகொள்ளுங்கள்.
'அமெரிக்கர்களுக்கான உணவு நெறிமுறைகளை' (2005) அடிப்படையாகக் கொண்டது.

## கார்போஹைட்ரேட்: அடிப்படை உணவு

கார்போஹைட்ரேட்டே உடலுக்குச் சக்தியளிக்கும் எரிபொருளாகும். செரிமானத்தின் (சமிபாடின்) போது எல்லா கார்போஹைட்ரேட்டுகளும் – நார்ப் பொருள் தவிர – உடைக்கப்பட்டு குளுகோஸாக மாற்றப்படு கின்றன. உங்களது மூளை குளுகோஸைத்தான் முதன்மையான எரிபொருளாக உபயோகிக்கிறது. கார்போஹைட்ரேட்டின் மூன்று முக்கிய வகைகள் பற்றி இனிப் பார்ப்போம்.

## கார்போஹைட்ரேட்டின் முக்கிய வகைகள்

| வகை | சேர்ந்தவை |
|---|---|
| இனிப்புகள் (எளிய கார்போ ஹைட்ரேட்டுகள்) | இயற்கை இனிப்புகள்: பால், பால் பொருட்கள், பழங்கள் போன்றவற்றில் உள்ளது. பால் பொருட்களை வாங்கும்போது கொழுப்பு குறைந்ததை அல்லது கொழுப்பு இல்லாததை வாங்குங்கள். <br> மற்ற இனிப்புகள்: மிட்டாய் போன்றவற்றில் சேர்க்கப்படும் குளுகோஸ், தேன், ஜெல்லி, சிரப் போன்றவை. இவற்றில் கலோரிகள் கூடுதலாகவும் சத்துகள் குறைவாகவும் காணப்படும். |
| ஸ்டார்ச் (இவை சிக்கலான கார்போ ஹைட்ரேட்டுகள் எனப்படும்) | பயறு வகை: பீன்ஸ், பட்டாணி <br> ஸ்டார்ச் (மாப்பொருள்) உள்ள காய்கறிகள்: உருளைக்கிழங்கு, சோளம். <br> தானியங்கள்: கோதுமை, ஓட்ஸ், பார்லி, அரிசி. இவை இதயத்திற்கும் நல்லது, ஆரோக்கிய மானது. குறிப்பாக முழுத் தானியங்களால் செய்யப்படும் ரொட்டி, ஓட்ஸ் உணவு, பழுப்பு அரிசி போன்றவை நல்லது. |
| நார்ச்சத்து | கரையும் நார்: சுத்தம் செய்யப்படாத ஓட்ஸ், பார்லி, பழங்கள், காய்கறிகள். கரையும் நார்ச்சத்துகளை உண்பதால் இரத்த குளுகோஸ் மெல்ல உயரும். மேலும் கொலஸ்டிராலைக் குறைக்கும். <br> கரையாத நார்: தோல் நீக்காத கோதுமை, பழங்கள், காய்கறிகளில் உள்ள தோல் – இவை உணவின் அளவை அதிகரித்துச் செரிக்க உதவும். |

### கார்போஹைட்ரேட்டுகளை இணைப்பது எப்படி?

உங்கள் உடலின் சக்திக்குப் பாதியளவு உணவு கார்போஹைட்ரேட்டு களிலிருந்து வர வேண்டும். உங்களுக்குத் தேவையான கார்போஹைட்ரேட் அளவை உங்கள் மருத்துவர் மற்றும் உணவியலாளர் நிர்ணயித்துத் தரக் கூடும். பொதுவாக 2005ஆம் ஆண்டு உணவியல் கழக வரைமுறைப்படி அளவு நிர்ணயிக்கப்படுகிறது.

- *6 அவுன்ஸ் தானியங்கள் - அவற்றில் பாதி முழுத் தானியங்கள். ஒரு அவுன்ஸ் என்பது முழுத் தானியத்தால் செய்யப்பட்ட ஒரு துண்டு ரொட்டிக்குச் சமமாகும்.*
- *2.5 கப் அளவில் காய்கறிகள்.*
- *3 கப் கொழுப்பு இல்லாத பால் பொருட்கள்.*

உங்கள் இரத்த குளுகோஸைக் கட்டுக்குள் வைக்கத் தினமும் குறிப்பிட்ட அளவிலேயே கார்போஹைட்ரேட்டுகளை உண்ணுங்கள். மேலும் அவற்றைப் பிரித்து உண்ணுவது நல்லது. தினமும் குறைத்தோ அதிகமாகவோ கார்போஹைட்ரேட் உண்ணும்போது உங்கள் குளுகோஸ் அளவும் மாறுபடும்.

**ஒரு கரண்டி சர்க்கரை**

பல ஆண்டுகளாக நீரிழிவு உள்ளவர்களுக்கு அவர்கள் சர்க்கரையைத் தவிர்க்க வேண்டும் என்றே சொல்லப்படுகிறது. மேலும் நீரிழிவு உள்ளவர்கள் முதலில் தெரிந்துகொள்ளும் தவறான தகவலும் இதுவேயாகும். அவர்கள் இதுவரை தாங்கள் உண்டுவந்த இனிப்பு வகைகளைக் கைவிட வேண்டுமே எனக் கவலைகொள்வர். ஆனால் இப்போது நிலைமை மாறிவிட்டது.

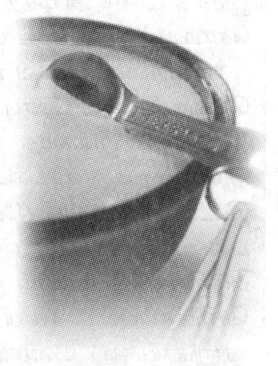

பல ஆண்டுகளாக மருத்துவர்கள் தேன், இனிப்புகள் போன்றவை உங்கள் இரத்த குளுகோஸைப் பழங்கள், காய்கறிகள் மற்றும் சிக்கலான கார்போஹைட்ரேட்டுகளைவிட விரைவில் அதிகரிக்கச் செய்கின்றன என நம்பினர். ஆனால் அது தவறு - அவை உங்கள் உணவுடன் சேர்த்து உண்ணப்படும்போது அவையும் கார்போஹைட்ரேட் கணக்கிலேயே சேர்த்துக்கொள்ளப்படும்

சர்க்கரையைக் குறைந்த அளவில் உண்பது நல்லது. இனிப்பு உணவுகளான மிட்டாய்கள் போன்றவற்றில் ஊட்டச்சத்துகள் குறைந்த அளவிலும் கொழுப்பு மற்றும் கலோரிகள் அதிக அளவிலும் காணப்படும். எனவே நீங்கள் கூடுதல் கலோரிகள் பெற்று உடலுக்குத் தேவையான சத்துகள் இல்லாததால் கலோரிகள் மிஞ்சி உடல் எடை கூடும்.

இனிப்புகளை உண்ட பின்பு உங்கள் இரத்த குளுகோஸை அளவிடுங்கள். அது இனிப்பு வகை உணவுகளுக்கு ஏற்ப மாறுபடும். எனவே நீங்கள் சர்க்கரை அல்லாத செயற்கை இனிப்பான்கள் கலந்து செய்யப்பட்ட இனிப்பு வகைகளை உண்ணலாம். சிலவகைச் செயற்கை இனிப்பான்களிலும்கூடக் கலோரிகள் அதிகம் இருக்கக்கூடும்.

## சிறப்பு உணவுகள்

உங்களுக்கு நீரிழிவு மட்டுமின்றிக் கூடுதலாக இரத்த மிகை அழுத்தம், சிறுநீரக நோய்கள் போன்றவை காணப்பட்டால் உங்கள் மருத்துவர் உங்கள் உணவுப் பட்டியலில் மாற்றம் செய்து உங்களுக்குப் பரிந்துரைக்கக்கூடும்.

### சோடியம் குறைந்த உணவு

உப்பு (சோடியம்) குறைந்த உணவை உண்ணுவதால் உங்கள் உடலில் அதிகப்படியான சோடியம் தங்குவதைத் தடுக்கலாம். இதனால் இரத்த மிகை அழுத்தமும் உடலில் திரவம் தேங்குவதும் குறைகிறது. சோடியம் குறைவதால் இதயமும் நன்கு இயங்க முடிகிறது.

இயற்கையாகவே புதிய மற்றும் சமைக்கப்படாத உணவுப் பொருள்களில் சோடியம் சிறிதளவு காணப்படுகிறது. எனவே 'சோடியம் இல்லாத' உணவுப் பொருள் என்பது இல்லை எனலாம். ஆனால் நமது உடலில் உள்ள சோடியம் பெரும்பாலும் உணவில் இடப்படும் உப்பு (சோடியம் குளோரைடு) மூலமாகவே சேர்கிறது. பல உணவுப்பொருள்களில் பதப்படுத்துவதற்காகவும் பயன்படுத்தப் படுகிறது. சோடியம் குறைந்த அளவு என்பது இவ்வாறு உப்பு மிகுந்த, சேமிக்கப்பட்ட (காய்கறிகள், பழங்கள், இறைச்சி, பாலாடைக்கட்டி, ஊறுகாய்கள்) உணவைத் தவிர்ப்பதே ஆகும். இரத்த மிகை அழுத்தம் உள்ளவர்களுக்கும், நடுத்தர வயதினருக்கும் வயதானவர்களுக்கும் தினமும் சோடியம் 1500 மிகி மட்டுமே போதுமானது என அமெரிக்கர்களுக்கான உணவு வழிகாட்டுதல் அமைப்பு (2005) பரிந்துரைத்துள்ளது.

### புரதம் குறைந்த, பொட்டாசியம் குறைந்த உணவு

உங்கள் சிறுநீரகம் நோயால் பாதிக்கப்பட்டிருக்கும்போது அவற்றால் இயல்பாகப் பணியாற்ற முடியாது. அதாவது சோடியம், பொட்டாசியம் போன்ற உடலிலுள்ள மினரல்களையும் கழிவுப் பொருட்களையும் (இவை புரதம் உடைபடுவதால் ஏற்படுவது) சிறுநீரகங்களால் வெளியேற்ற இயலாமல் போய்விடுகிறது. இதனால் மினரல்கள் மற்றும் புரதக் கழிவுப் பொருட்கள் இரத்தத்திலும் திசுக்களிலும் தங்கி விடுகின்றன. எனவே இவற்றைக் குறைக்கும் வகையான உணவுகளை நீங்கள் உண்ண வேண்டியதிருக்கும். உங்கள் உணவியலாளர் என்ன உணவு வகைகளை எந்தளவுக்கு நீங்கள் உண்ண வேண்டும், எவற்றைத் தவிர்க்க வேண்டும் என்பதை தெரிந்துகொள்ள உதவுவார்.

ஆரோக்கியமான உணவுப் பழக்கத்திற்கு மாறுதல் **67**

## புரதம்: உடலைக் கட்டும் பணி

புரதத்தை உடல் வளர்ச்சிக்கும் உடல் பராமரிப்புக்கும் உங்கள் உடல் பயன்படுத்துகிறது. தசைகள் மற்றும் உடல் பாகங்கள் பராமரிப்புக்கு உதவுகிறது. புரதம் அதிகமுள்ள உணவுகள் இறைச்சி, கோழி, முட்டை, பாலாடைக் கட்டி, மீன், பருப்பு வகைகள், நிலக்கடலை போன்றவை ஆகும். பலர் செய்வதுபோல நீங்கள் தேவைக்கு அதிகமாக புரதம் உண்ண நேர்ந்தால் உங்கள் உடல் புரதத்தைக் கொழுப்பாக மாற்றி வைத்துக்கொள்ளும்.

பலருக்கும் நல்ல, ஆரோக்கியமான உணவு என்பது அவர்களது தினசரி கலோரி தேவைகளில் 15 முதல் 20 சதம் புரதமாக இருக்க வேண்டும். புரதத் தேவை உங்கள் கலோரித் தேவையைப் பொறுத்து மாறுபடுகிறது. அதாவது உங்களுக்கு 2000 கலோரி தேவை என்றால் உங்கள் புரதத் தேவை 75 முதல் 100 கிராம்கள் வரை. அவற்றை,

- 3 முதல் 5 அவுன்ஸ் கோழி, மீன், கொழுப்பற்ற இறைச்சியாக எடுத்துக்கொள்ளலாம். அதாவது 20 முதல் 35 கிராம் புரதம்
- 3 முறை 24 கிராம் அளவில் கொழுப்பற்ற பால் பொருட்கள்
- மீதித் தேவைக்கு மற்ற ஸ்டார்ச் மற்றும் காய்கறிகள்.

கொழுப்பு குறைந்த புரதங்களான மீன், கோழி (தோலற்றது), கொழுப்பற்ற இறைச்சி, நீங்கள் மரக்கறி உண்பவராக இருந்தால் பயறு வகை புரதம் (பீன்ஸ், பட்டாணி, சோயா உணவுகள் போன்றவை) இறைச்சிக்கு மாற்றாகக் கொள்ளப்படும். இவை கொழுப்பு மற்றும் கொலஸ்டிரால் குறைந்தவை. இவை பற்றிக் கேள்விப்பட்டிருக்கிறீர்களா? இதோ இப்போது இவை பற்றி அறிய ஒரு வாய்ப்பு.

## கொழுப்பு: மிக அதிக சக்தியளிக்கும் உணவு வகை

கொழுப்பு மிகவும் சக்திச் செறிவு மிக்க உணவு வகையாகும்; அதிக அளவில் கலோரிகளைத் தந்தபோதும் மிகவும் சத்து குறைந்தது ஆகும். எனினும் சிறிய அளவு கொழுப்பு அன்றாட வாழ்க்கைக்குத் தேவை என்பதுடன் உயிரணுக்களின் செயல்பாட்டிற்கும் அவசியமாகும். மிக அதிக அளவு கொழுப்பு உண்ணும்போது, குறிப்பாகத் தவறான வகைக் கொழுப்பாக அமைந்தால் உங்களுக்கு ஏராளமான உடல்நலப் பிரச்சினைகள் ஏற்பட வாய்ப்புள்ளது. அடுத்த பக்கத்திலுள்ள பெட்டிச் செய்தியில் விவரித்துள்ளவாறு அனைத்துக் கொழுப்புகளும் ஒரே மாதிரியான விளைவுகளை ஏற்படுத்துவதில்லை என்றாலும், அனைத்துக் கொழுப்புகளும் அதிக அளவு கலோரிகளைக் கொண்டவை.

எனவே, ஒட்டுமொத்தக் கொழுப்பு உணவைக் குறைத்துக்கொள்ளுங்கள் (காண்க, கீழே உள்ள பெட்டிச் செய்தி, 'கொழுப்பு').

**கொழுப்பைக் குறைப்பது எப்படி?**

உண்ணும் கொழுப்பைக் குறைப்பதன் மூலம் இரத்த குளுகோஸ் மற்றும் இரத்தக் கொழுப்பின் அளவையும் கட்டுப்படுத்தலாம். அதற்கு உதவும் வழிகள்:

## கொழுப்பு: நல்லதும் கெட்டதும்

எல்லாக் கொழுப்புகளிலும் அதிக கலோரிகள் உள்ளன என்பதை முதலில் மறந்துவிடாதீர்கள். உணவுகளைத் தேர்ந்தெடுக்கும்போது ஒருமுனை நிறைவுறாக் கொழுப்பு *(அன்சாட்சுரேடட்)* உள்ளவற்றைத் தேர்ந்தெடுங்கள். பூரிதக் கொழுப்பு உள்ளவற்றை நிராகரியுங்கள். எல்லாக் கொழுப்புமே கலோரிகள் அதிக அளவு கொண்டவை.

**ஒருமுனை நிறைவுறாக் கொழுப்பு.** (நல்ல கொழுப்பு) இது மொத்த கொலஸ்டிரால் மற்றும் கெட்ட கொலஸ்டிராலை (எல்டிஎல்) குறைக்க உதவுகிறது. இது ஆக்ஸிஜன் *(ஒட்சிசன்)* ஏற்றத்தைத் தடுக்கும். ஆக்ஸிஜன் ஏற்றம் கொழுப்பு மற்றும் கொலஸ்டிரால் நாளச் சுவர்களுக்குள் நுழைய வழிசெய்கிறது. இதனால் நாளக் கடினமாதல் ஏற்படலாம். இவ்வகைக் கொழுப்பு பொதுவாகக் கனோலா எண்ணெய், ஆலிவ் எண்ணெய், பல வகைக் கொட்டைகள் போன்றவற்றில் காணப்படுகிறது.

**பல்முனை நிறைவுறாக் கொழுப்பு.** இதுவும் மொத்த மற்றும் எல்டிஎல் கொலஸ்டிராலைக் குறைக்க உதவுகிறது. ஆனால் இது ஆக்ஸிஜன் ஏற்றம் பெறுவதால் தீங்கு விளைவிக்கிறது. இது சூரியகாந்தி எண்ணெய், சோயா எண்ணெய், சோள எண்ணெய்களில் காணப்படுகிறது.

**பூரித (நிரம்பிய) கொழுப்பு.** இது மொத்த மற்றும் எல்டிஎல் கொலஸ்டிரால் இரண்டையும் அதிகரித்து உங்களுக்கு இதய நோய் ஏற்படும் வாய்ப்பை அதிகரிக்கிறது. இது இறைச்சி, வெண்ணெய் போன்ற பால் பொருட்கள், முட்டை மஞ்சள் கரு, சாக்லேட், தேங்காய் எண்ணெய் மற்றும் பனை எண்ணெயில் (பாமாயில்) காணப்படுகிறது.

**டிரான்ஸ் கொழுப்பு.** இது ஹைட்ரஜன் (இலங். ஐதரசன்) ஏற்றம் பெற்ற அல்லது ஓரளவு ஹைட்ரஜன் ஏற்றம் பெற்ற தாவர எண்ணெய் களில் காணப்படுகிறது. இதுவும் கெட்ட (எல்டிஎல்) கொலஸ்டிராலை அதிகரித்து இதய நோய் ஏற்படும் வாய்ப்பை அதிகரிக்கிறது. இது மார்ஜரின் (டால்டா) கலந்த பொருட்கள், வறுவல்கள், மிட்டாய்கள் போன்றவற்றில் காணப்படுகிறது.

- கொழுப்பு இல்லாத அல்லது கொழுப்பு குறைந்த உணவைத் தேர்ந்தெடுங்கள்.
- கனோலா அல்லது ஆலிவ் எண்ணெய்யைச் சமையலுக்குப் பயன்படுத்துங்கள்.
- கொழுப்பு நீக்கப்பட்ட இறைச்சியைக் கேட்டு வாங்குங்கள்.
- கோழி இறைச்சியை உபயோகிக்கும் முன் தோலை நீக்கிவிடுங்கள்.
- பொரித்த பண்டங்களைத் தவிர்த்து, ஆவியில் வெந்ததைப் பயன்படுத்துங்கள்.
- சுவையூட்ட வெண்ணெய் மற்றும் எண்ணெய்க்குப் பதில் எலுமிச்சைச் சாறு போன்றவற்றை உபயோகியுங்கள்.

### உங்களுக்குத் தேவையான ஒமேகா 3 கொழுப்பு அமிலங்களைப் பெறுவது எப்படி?

*ஒமேகா-3 கொழுப்பு அமிலங்கள் உள்ள மீன்களை உண்பதன் மூலம் உங்களுக்கு இதய நோய் ஏற்படும் வாய்ப்பு குறையும். கடல்வாழ் மற்றும் நன்னீர்வாழ் மீன்களில் இது அதிகம் காணப்படுகிறது.★ எனவே மீன்களை வாரத்திற்கு 3 அவுன்ஸ்கள் என உண்டு வந்தால் உடல்நலத்திற்கு நல்லது.*

★ கருத்தரித்துள்ள பெண்களும் பிள்ளைத்தாய்ச்சிகளும் குழந்தைகளும் கானாங்கெளுத்தியையும் சுறாவையும் வாளைமீனையும் ஓட்டுமீனையும் உண்ணக் கூடாது என்று எஃப்டிஏ அறிவுறுத்தியுள்ளது. ஏனெனில் இவ்வகை மீன்கள் அதிக அளவு பாதரசத்தைக் கொண்டுள்ளன.

## உங்கள் உணவைத் திட்டமிடுவது எப்படி?

ஓர் உணவுத் திட்டம் என்பது எளிமையான 2 முக்கியத் திட்டங்கள் கொண்டதாகும்.

1. இது வழக்கமான உணவுகளையும் சிற்றுண்டிகளையும் ஒரு நாளில் ஒழுங்காக எடுத்துக்கொள்ள உங்களுக்கு உதவுகிறது.
2. இது நல்ல சுகாதாரமான உணவைத் தேவையான அளவில் எடுத்துக்கொள்ள உதவுகிறது.

உங்களுக்கு முதலில் நீரிழிவு இருப்பது கண்டுபிடிக்கப்பட்டவுடன் உங்கள் மருத்துவரிடம் உங்கள் உணவுப் பழக்கம் பற்றிப் பேசுங்கள். நேரம் மாறி மாறிச் சாப்பிடுதல், அளவுக்கு அதிகமாகச் சாப்பிடுதல், தவறான உணவு வகைகளைத் தேர்ந்தெடுத்தல் போன்றவற்றால் உங்களுக்கு இரத்த குளுகோஸ் அளவு அதிகமாகிறது. உங்கள் மருத்துவர் உங்களுக்கு ஏராளமான உத்திகளைக் கூறி உங்கள் உணவுப்

பழக்கவழக்கத்தை மாற்ற உதவக்கூடும். இது உங்கள் இரத்த குளுகோஸைக் கட்டுப்படுத்த உதவும்.

சிலருக்குக் குறிப்பிட்ட உணவு அட்டவணைப்படி மட்டுமே, தினமும் அவர்கள் கலோரித் தேவைகளுக்கு ஏற்ப உணவு வகைகள் பரிந்துரைக்கப்படும். உங்களின் இரத்த குளுகோஸ் அளவைப் பொறுத்து உங்கள் மருத்துவர் உணவுப் பழக்கவழக்கத்தில் மாற்றம் செய்து நீரிழிவைச் சமாளிக்க வழிசெய்வார்.

## உணவியலாளருடன் சேர்ந்து பணியாற்றுதல்

எந்த உணவை, எந்த அளவில் உண்பது, எந்த வகையைத் தேர்ந்தெடுப்பது, எது உங்கள் இரத்த குளுகோஸ் அளவை அதிகம் பாதிக்கும் என அறிந்து சொல்வது மிகவும் கடினமான காரியமாகும். எனினும் ஓர் உணவியலாளர் உங்கள் உடல் நிலை, உங்கள் இலக்கு, விருப்பம், குடும்ப நிலை, கலாச்சாரத் தேவை போன்றவற்றைக் கணித்து உங்களுக்குத் தேவையான உணவு மாற்றங்களைப் பரிந்துரைக்கக்கூடும்.

முதல் சந்திப்பில் அவர் உங்கள் எடை வரலாறு, உணவுப் பழக்கவழக்கம், எதை விரும்பி உண்பீர்கள், எவ்வளவு உண்பீர்கள், எந்த நேரத்தில் உணவு மற்றும் சிற்றுண்டி எடுத்துக்கொள்வீர்கள் என விசாரிப்பார். பின்னர் நீரிழிவு மருத்துவத்தின் இலக்கு, மருந்துகள், குறிப்பான உடல்நலத் தேவைகள், உங்கள் கலோரி தேவைகள், உங்கள் எடை குறைய வேண்டுமா, உங்கள் உடல் உழைப்புத் தன்மை, உங்கள் உடற்பயிற்சித் திறன் போன்றவற்றைப் பற்றி விவாதிப்பார்.

பின்னர் நீங்கள் இருவரும் சேர்ந்து உங்களால் எட்டக்கூடிய இலக்குகளை நிர்ணயிக்கலாம். பிறகு உங்களுக்குத் தேவையான ஓர் உணவுப் பட்டியலைத் தயாரிக்கலாம். பொதுவாக இப்பட்டியல் தயாரிப்பில் கார்போஹைட்ரேட்டும் இதற்கான மாற்று உணவுகளும் முக்கிய இடம் வகிக்கின்றன.

## உணவுத் திட்டத்தில் கார்போஹைட்ரேட் கணக்கீடு

நீரிழிவு உள்ளவர்கள் சிலரும் நீரிழிவிற்கு மருந்துகள் மற்றும் இன்சுலின் ஊசி எடுத்துக்கொள்பவர்களும் கார்போஹைட்ரேட்டைக் கணக்கிட்டு உணவுப் பட்டியல் தயாரிப்பதுண்டு. உங்கள் ஒவ்வொரு உணவிலும் காணப்படும் கார்போஹைட்ரேட் உணவு வகையைக் கணக்கில் கொண்டு உங்களுக்குத் தேவையான இன்சுலின் அளவு கணக்கிடப்படும். இது உங்கள் இரத்த குளுகோஸ் திடீரென அதிகரிக்காது தடுக்க உதவும்.

இன்சுலின் மருந்தளவை அறியப் புரதம் மற்றும் கொழுப்பு உணவு வகைகளின் அளவுகள் அதிகம் உதவுவதில்லை. அதற்காக கார்போஹைட்ரேட் குறைந்த கொழுப்பு மற்றும் இறைச்சி உணவுகளை

> **கிளைசிமிக் குறியீடு உணவுப் பட்டியல் தயாரிக்க உதவும் நல்ல கருவியா?**
>
> கார்போஹைட்ரேட் அடங்கிய உணவுப் பொருட்களின் இரத்த குளுகோஸை உயர்த்தும் அளவைப் பொறுத்து அவற்றின் கிளைசிமிக் குறியீடு அளக்கப்படுகிறது. அதிக 'எண்' உள்ள பொருட்கள் இரத்த குளுகோஸ் அளவை அதிகபட்சமாக உயர்த்தக்கூடும். அதற்காக குறைந்த எண் கொண்டவை, மிக நல்ல உணவென்று அர்த்தமல்ல. எடுத்துக்காட்டாகக் கொழுப்பு அதிகம் உள்ள உணவுப் பொருட்களில் கிளைசிமிக் குறியீடு எண் குறைவாகக்கூட இருக்கலாம்.
>
> எனவே இந்த எண்ணை அடிப்படையாகக் கொண்டு உணவுப் பட்டியல் தயாரிப்பது சிக்கலான வழியாகும். பல உணவுப் பொருட்களின் இக்குறியீட்டு எண் நீங்கள் அவற்றைச் சமைக்கும் முறை, எப்படி உண்கிறீர்கள் என்பதைப் பொறுத்தும்கூட மாறுபடலாம். மற்றும் சில பொருட்களின் குறியீட்டு எண்களை நாம் இன்னமும் அறியவில்லை.
>
> மற்றுமொரு உணவு தயாரிக்க உதவும் கருவி 'கிளைசிமிக் எடை' எனப்படுவதாகும். இது கிளைசிமிக் குறியீட்டு எண்ணுடன் உணவில் உள்ள கார்போஹைட்ரேட் அளவைப் பெருக்குவதால் ஏற்படுவதாகும். எனவே சிறிய அளவில் அதிக கிளைசிமிக் எண் உள்ள பொருட்களை உண்பதால் இரத்த குளுகோஸ் அதிகம் மாறுபடுவதில்லை.
>
> உங்களுக்கு இது பற்றி ஏதேனும் சந்தேகம் இருந்தால் உங்கள் உணவியலாளரிடம் பேசுங்கள். தற்போது உணவுப் பட்டியல் தயாரிக்கும்போது கிளைசிமிக் குறியீட்டு எண் அதிகம் கவனத்தில் கொள்ளப்படுவதில்லை.

அளவுக்கு அதிகமாக உண்ணக் கூடாது. அளவுக்கு அதிகமான கலோரிகள், கொழுப்பு மற்றும் கொலஸ்டிரால் போன்றவை நாள்பட்டு உடல் எடையை அதிகரிக்கச் செய்வதுடன் இதய நோய், மூளைத்தாக்கு மற்றும் பல நோய்களை ஏற்படுத்த வல்லன.

உணவில் கட்டுப்பாடுகள் அவசியம். குறிப்பிட்ட அளவுக்கு மேல் உண்ணாதீர்கள். கார்போஹைட்ரேட் உணவில் பெரிய மாற்றம் செய்யாதீர்கள். ஒரு வேளை உண்ணாதிருப்பது, பின்னர் அதிகம் உண்பது போன்றவற்றால் இரத்த குளுகோஸ் அளவில் பெரிய ஏற்ற இறக்கம் காணப்படும்.

குறைந்த கார்போஹைட்ரேட் உள்ள உணவு, மொத்த கார்போஹைட்ரேட் உள்ள உணவு என வெளிப்புற அட்டைகளில் உணவுப்

பொருட்களைப் பற்றி எழுதியிருப்பதைப் பார்த்துக் குழப்பம் அடைய வேண்டாம். இந்த வியாபார உத்தியை எஃப்டிஏ அங்கீகரிக்கவில்லை. எனவே உங்கள் கார்போஹைட்ரேட் அளவை நீங்களே தீர்மானித்த அளவில் உண்ணுங்கள். மேலும் இது பற்றிச் சந்தேகம் வரும்போது உங்கள் உணவியலாளரிடம் பேசுங்கள். உங்கள் தேவைகளை அப்போதுதான் பூர்த்திசெய்ய இயலும்.

## மாற்றுப் பட்டியல்

உங்கள் உணவியலாளர் உங்களுக்கு ஒரு கையேட்டை அளிக்கக்கூடும். அதில் உணவு வகைகள், உணவு அளவு மற்றும் மாற்று உணவுகள் குறித்துப் பட்டியல் இருக்கும். உணவு மாற்றுப் பட்டியலில் கீழ்க்காணும் தொகுதிகளாக அவை வகைப்படுத்தப்பட்டிருக்கலாம்.

- ஸ்டார்ச்
- ஸ்டார்ச் இல்லாக் காய்கறிகள்
- பழங்கள்
- இறைச்சி மற்றும் இறைச்சி மாற்று உணவுகள்
- பால் மற்றும் பால் பொருட்கள்
- கொழுப்பு
- இனிப்புகள் மற்றும் மற்ற கார்போஹைட்ரேட்டுகள்.

### மாற்று உணவு முறைக்குக் கணக்கிடுவது எப்படி?

உங்கள் உணவுப் பட்டியல் தயார் செய்யப்பட்டதும், அதை மிகப் பெரிய வெற்றியாக நீங்கள் கருதக்கூடும். ஆனால் அதில் ஒரு சிறிய பிரச்சினை உண்டு. இதில் உங்களுக்குப் பிடித்த உணவு வகைகள் இல்லாதிருக்கலாம்.

கீழ்க்காணும் வழிமுறைகளைப் பின்பற்றி நீங்கள் உங்களுக்குப் பிடிக்காத உணவை மாற்று உணவாக ஒவ்வொருமுறையும் மாற்றி உண்ண முடியும்:

1. முதலில் உணவுப் பட்டியலில் உள்ள உணவு வகைகளையும் அவற்றின் அளவையும் கணக்கிடுங்கள்.
2. ஒவ்வொரு உணவு வகைக்கும் அதற்கு மாற்று வகையினைப் பட்டியலிடுங்கள். இதற்கு நீரிழிவு உணவுக் கையேடு உங்களுக்கு உதவக்கூடும் அல்லது உங்கள் உணவியலாளரிடம் கேளுங்கள்.
3. மொத்த மாற்று உணவுகளைக் கணக்கிடுங்கள்.
4. ஒவ்வொரு வகையிலும் எத்தனை மாற்றுகள் எனவும் அவற்றின் எண்ணிக்கையினையும் கணக்கிட்டு அதனை 1/2 மாற்று அளவுக்கு வகுத்துக்கொள்ளுங்கள்.

ஆரோக்கியமான உணவுப் பழக்கத்திற்கு மாறுதல் 73

ஒரே பிரிவில் உள்ள உணவுப் பொருட்களை நீங்களே மாற்றிக் கொள்ளலாம். ஏனெனில் அவை ஒரே அளவு கார்போஹைட்ரேட்டும் புரதம், கொழுப்பு மற்றும் கலோரிகளைக் கொண்டுள்ளன. எனவே அவற்றை மாற்றும்போது இரத்த குளுகோஸ் அளவு பெரிதும் மாறுபடுவதில்லை. இந்த மாற்று என்பது ஒன்றிற்கு அதே அளவுள்ள வேறு மாற்று ஆகும். ஒரு ஸ்டார்ச் வகை மாற்றம் என்பது 3 அவுன்ஸ் வேக வைத்த உருளை அல்லது 1/3 கப் வேக வைத்த பீன்ஸ் அல்லது 1/2 கப் சோளம் ஆகும். மற்றுமொரு மாற்று முறைக்கு 'சுதந்திர உணவுகள்' என்று பெயர். இவற்றை உங்கள் நீரிழிவு உணவு வகையில் தேவையான அளவு எடுத்துக்கொள்ளலாம். மற்றவர்கள் ஓரளவு மிதமாக உபயோகிக்கலாம். சுதந்திர உணவு என்று ஓர் உணவு அல்லது பானம் 20 கலோரிகளுக்கும் குறைவாக உள்ளது அல்லது 5 கிராம் கார்போஹைட்ரேட்டுக்கும் குறைவான அளவு உள்ளது. நீங்கள் உடல் பருமன் மிக்கவராயின் உங்கள் உணவியலாளர் 5 கிராம் அல்லது அதற்குக் குறைவாக கார்போஹைட்ரேட்டுகள்கூட 'சுதந்திர உணவு' அல்ல என உங்களை எச்சரிக்கக்கூடும்.

ஓர் உணவியலாளர் உங்களுக்கு இந்த மாற்றுப் பட்டியல் தயாரிக்க உதவுவார். ஒவ்வொரு வகை உணவையும் எந்த அளவு எத்தனைமுறை உண்ண வேண்டும் என உங்கள் தேவைக்கேற்பப் பரிந்துரைக்கலாம்.

ஆனால் நீரிழிவு உள்ளவர்கள் அனைவரும் இதே மாற்று உணவுகளையும் தேடிக் கண்டுபிடித்து உண்ண வேண்டியதில்லை. வகை 1 மற்றும் வகை 2 நீரிழிவால் பாதிக்கப்பட்டவர்களுக்குப் பொதுவாக இது உதவும்.

## மாற்றமின்றி முறையாக நீடித்தலே முக்கிய விஷயமாகும்
உங்கள் உணவுப் பழக்கவழக்கத்தில் அடிக்கடி மாற்றம் செய்யாமல் இருப்பதன் மூலம் உங்கள் இரத்த குளுகோஸ் அளவை எளிதில் கட்டுப்படுத்தலாம். எனவே தினமும்
- சரியான நேரத்தில் உண்ணுங்கள்
- ஒரே அளவு உணவு உண்ணுங்கள், ஒரே இடைவெளியில் உண்ணுதல் நல்லது.

இந்த உணவு முறையில் மாற்றம் செய்யாதீர்கள். புரதம், கார்போஹைட்ரேட் மற்றும் கொழுப்பு போன்ற உணவு வகைகளை ஒரே அளவுகளில் எடுத்துக்கொள்ளுங்கள். ஒரு நாள் மதியம் அதிகமாகவும் மற்றொரு நாள் குறைவாகவும் உண்பதன் மூலம் உங்கள் இரத்த குளுகோஸ் அளவைக் கட்டுப்படுத்துவது சிரமமாகும். மேலும் உங்கள் உணவில் உள்ள கார்போஹைட்ரேட் அளவை அடிக்கடி மாற்றுவது இரத்த சர்க்கரை அளவைக் கட்டுப்படுத்துவதில் சிரமத்தை ஏற்படுத்தும்.

ஒழுங்கான இடைவெளிகளில் உண்பதுடன் சிற்றுண்டிகளையும் 4 முதல் 5 மணி நேரத்திற்கு ஒருமுறை என உண்பதாலும் இரத்த குளுகோஸைக் கட்டுப்படுத்தலாம். இதன் மூலம் நல்ல செரிமானத்தையும் உடலின் வளர்சிதைமாற்றத்தையும் பெற இயலும்.

## பரிமாறப்படும் உணவின் அளவைக் கவனியுங்கள்

உங்களுக்குரிய வழக்கமான கார்போஹைட்ரேட் அளவென்றாலும், மாற்று உணவுகளைத் தேர்ந்தெடுத்தாலும் உங்கள் உணவு பரிமாறப்படும்

**உணவு பரிமாறுவதன் அளவும் மாற்று உணவுப் பட்டியலும்**

ஒருமுறை பரிமாறப்படும் அளவும் அதற்கு மாற்றாகப் பயன்படும் மாற்று உணவு வகைகளின் அட்டவணையில் சில எடுத்துக்காட்டுகளும் இங்கே தரப்படுகின்றன. உங்கள் உணவுத் திட்டத்தில் பலமுறை பரிமாறப்படும் ஒவ்வொரு உணவு வகையிலும் ஒன்றினைத் தேர்ந்தெடுக்கலாம்.

| உணவு | ஒருமுறை பரிமாறப்படுவது (எ.கா:) |
|---|---|
| ஸ்டார்ச் மற்றும் தானியங்கள் | முழுக் கோதுமையால் செய்யப்பட்ட ஒரு ரொட்டித்துண்டு<br>*1/4* கப்* முழுத் தானியம்<br>*1/3* கப் முழுத் தானியம் உள்ள பழுப்பு அரிசி<br>*3/4* கப் பச்சை (அ) *1/2* கப் சமைத்த தானியங்கள்<br>பாதி வேகவைத்த உருளைக்கிழங்கு *3* அவுன்ஸ் |
| பழங்கள் மற்றும் காய்கறிகள் | *1/2* கப் *100* சத ஆரஞ்சு (அ) ஆப்பிள் பழச்சாறு<br>*1* சிறிய ஆப்பிள் (அ) வாழைப்பழம்<br>*1/2* கப் புதிய பழங்கள்<br>*1* கப் பச்சை (அ) *1/2* கப் வேகவைத்த காய்கறிகள் |
| பால் மற்றும் பால் பொருட்கள் | *1* கப் கொழுப்பு குறைந்த (அ) கொழுப்பற்ற பால்<br>*2/3* கப் கொழுப்பற்ற தயிர் |
| இறைச்சி மற்றும் இறைச்சி மாற்று உணவுகள் | ஒரு அவுன்ஸ் இறைச்சி, தோல் இல்லாத கோழி<br>*1/4* கப் கொழுப்பற்ற (அ) கொழுப்புக் குறைந்த பாலாடைக்கட்டி★<br>*1/2* கப் சமைக்கப்பட்ட பீன்ஸ்★ |

* ஒரு கப் – *200* மி.லி.

★ ஒரு அவுன்ஸ் = *20* கிராம் அல்லது *30*மி.லி. இறைச்சியில் காணப்படும் புரதம் இதில் அடங்கியுள்ளது.

அமெரிக்க நீரிழிவுக் கழகம் மற்றும் அமெரிக்க உணவு முறைக் கழகத்தின் 'உணவுத் திட்டமிடலுக்கான பரிமாற்றப் பட்டியல்களை' *(2003)* அடிப்படையாகக் கொண்டது.

## ஆரோக்கியமான உணவுப் பழக்கத்திற்கு மாறுதல் 75

**உணவு அளவுகளை நிர்ணயிப்பது எப்படி?**
கீழ்க்கண்ட எண் அளவுகள்கூட ஒருவகையில் உங்கள் உணவின் அளவை அளவிட உதவும்:

- 1/2 கப் - ஒரு சிறிய ஐஸ்கிரீம் கரண்டி, சிறிய பல்ப் அளவு
- 1 தேக்கரண்டி - உங்கள் பெருவிரல் நுனியளவு
- 1 மேசைக்கரண்டி - உங்கள் பெருவிரல் முழு அளவு
- 1 கப் - உங்கள் கைப்பிடி அளவு
- 3 அவுன்ஸ் - 90மி.லி; 85 கிராம்

போது அதனைக் கூர்ந்து கவனியுங்கள். உணவுகள் பரிமாறப்படும் மாபெரும் உணவுத் திருவிழா, விருந்துகளின்போது உங்கள் வழக்கமான அளவினை உங்களால் கணக்கிட இயலாது போகக்கூடும். இதற்கு மேலே கூறிய உணவுத் திட்டமிடலைப் பின்பற்றுங்கள்.

முதலில் உணவு பரிமாறப்படும்போது அளவு சிறியதாகத் தோன்றும். ஒவ்வொருமுறையும் சிறிய அளவுகளால் விதவிதமாகத் தேர்ந்தெடுத்து உண்பது உங்கள் வாழ்க்கையைச் சந்தோஷமாக அனுபவிக்க உதவும். இதன் மூலம் உங்களுக்கு இரத்த குளுகோஸ் அளவுகளில் நல்ல கட்டுப்பாடு காணப்படும்.

## தொடர்ந்து முயலுங்கள்

நல்ல ஆரோக்கியமான உணவுத் திட்டத்தில் தொடர்ந்து நீடிப்பதுதான் நீரிழிவு உள்ளவர்களுக்கு மிகவும் சவாலான விஷயமாகும். இதற்குச் சிறந்த வழி தொடர்ந்து முயல்வதுடன் அதற்கான தடைக் கற்களையும் தாண்டி வருவதுதான்.

**பொருளாதாரப் பிரச்சினைகள்.** பழங்கள், காய்கறிகள் போன்றவை மிகவும் விலை மிகுந்தவை. ஆனால் சத்துக் குறைந்த சிப்ஸ், இனிப்புகள் போன்றவற்றுக்கும் அதே விலைதான் கொடுக்கிறீர்கள் என்பதை மனத்தில் கொள்ளுங்கள். மேலும் இறைச்சிக்குச் செலவழக்கும் பணமும் மிகவும் குறைவு என்பதை நினைவில் கொள்ளுங்கள்.

**கலாச்சாரத் தடைகள்.** உணவு என்பது ஒரு கலாச்சார அடையாளமாகும். எல்லா உணவுகளையும் நல்ல ஆரோக்கியமான (சரிவிகித) முறையில் தயாரிக்க வேண்டும். இதற்கு நீரிழிவு உணவுக் கையேடுகள் உதவும். இவை கலாச்சாரச் சத்துமிக்க வெவ்வேறு உணவு வகைகளைத் தயாரிக்க உதவும்.

**குடும்ப மற்றும் சமூகச் சூழல்கள்.** சில வேளைகளில் உங்கள் குடும்ப உறுப்பினர்கள் நீங்கள் ஏன் உங்கள் உணவுத் தயாரிப்பில் இவ்வளவு

மாற்றம் செய்கிறீர்கள் எனத் திகைப்பார்கள். அப்போது அவர்களிடம் உங்கள் நீரிழிவு பற்றியும் அவற்றில் நீங்கள் காட்ட வேண்டிய இலக்கு பற்றியும் கூறுங்கள். இந்த மாற்றங்கள் உங்களுக்கு மட்டுமன்றி உங்கள் குடும்பத்தினருக்கும் ஏற்றதாகும். உங்கள் குடும்பத்தினரும் நண்பர்களும் இந்த மாற்றத்திற்கு எதிர்ப்பு தெரிவித்தால் அவர்களிடம் அவர்களுக்குப் பிடித்த உணவு வகைகளைத் தெரிவுசெய்ய உங்கள் அட்டவணையைக் காட்டுங்கள். உங்கள் உணவியலாளரிடம் கேட்டு உங்கள் குடும்பத் தினருக்கும் பிடித்த உணவுகளை அவ்வப்போது சேர்க்கலாமா எனக் கேளுங்கள்.

சில விருந்துகளில் நீங்கள் கலந்துகொள்ள வேண்டியிருந்தால் உபசரிப்பவர்கள் உங்களுக்கு நீரிழிவு இருப்பதை அறியாதவர்கள் என்றால் விருந்துக்குச் செல்லும் முன் என்ன என்ன உண்ண வேண்டும் என முன்னதாகவே தீர்மானித்துக்கொள்ளுங்கள். நீங்கள் உண்ண வேண்டிய சிற்றுண்டியை நீங்களே எடுத்துச்சென்று மற்றவர்களுக்கும் கொஞ்சம் கொடுக்கலாம். இது போன்ற தருணங்களில் திட்டமிட உங்கள் உணவியலாளர் உதவக்கூடும்.

## தொடர்ந்து குறிப்பிட்ட திட்டத்தில் நீடிப்பதால் ஏற்படும் நன்மைகள்

தொடர்ந்து உங்கள் திட்டப்படி உணவு உண்பதால் ஏற்படும் பலன்களை நீங்கள் மெல்ல உணர ஆரம்பிப்பீர்கள். உங்கள் சிரமத்தின் பலன் உங்களுக்குப் புரியத் தொடங்கும்.

- உங்களுக்கு இரத்த குளுகோஸ் அளவு மிக அதிகமாகவோ மிகக் குறைவாகவோ ஏறி இறங்கும் நிலைகள் இல்லாதுபோகும்.
- உங்கள் உடல் எடையை நன்கு கட்டுக்குள் வைத்துக்கொள்ள முடியும்.
- நீங்கள் நல்ல உடல்நிலையை உணர்வதுடன், நல்ல சக்தியுடன் இருப்பீர்கள்.
- உங்கள் நீரிழிவை நன்கு கட்டுக்குள் அடக்கிவைக்க இயலும்.

## கேள்விகளும் பதில்களும்

**நீரிழிவு உள்ளவர்கள் மது அருந்தலாமா?**
சில குறிப்பிட்ட நாட்களில் குறிப்பிட்ட அளவில் மது அருந்துவது பற்றி உங்கள் மருத்துவரிடம் பேசுங்கள். உங்கள் இரத்த குளுகோஸ் அளவைக் கட்டுப்படுத்த நீங்கள் சிரமப்பட்டால், உங்களுக்கு டிரைகிளிசரைட் அதிகமாகக் காணப்பட்டால் நீங்கள் மதுவைத் தவிர்ப்பது நல்லது. உங்கள் நீரிழிவு நன்கு கட்டுக்குள் இருந்தால், ஓரளவு அல்லது மிதமாக மது அருந்தலாம். ஆனால் அது உங்கள் மருந்துகளைப் பாதிக்கக் கூடாது.

மிதமான அளவில் மது அருந்துவதால் உங்களுக்கு இதய நோய் ஏற்படும் வாய்ப்பு குறைகிறது. மிதமான அளவு என்பது ஒரு நாளைக்கு ஆண்களுக்கு இரண்டுமுறை, பெண்களுக்கு ஒருமுறை ஆகும். ஒரு முறையில் *12 அவுன்ஸ் பீர் (150 கலோரிகள்) அல்லது 5 அவுன்ஸ் ஒயின் (100 கலோரிகள்) அல்லது 1.5 அவுன்ஸ் கடின மது (100 கலோரிகள்).*

எப்போதும் உணவுடனேயே மதுவை அருந்துங்கள். உணவுக்குப் பதிலாகவோ அல்லது வெறும் வயிற்றிலோ அருந்தக் கூடாது. இது உங்களுக்குத் தாழ்குளுகோஸ் நிலையை ஏற்படுத்தும். அதிக கலோரி உள்ள மது வகைகளுடன் இணைத்து இனிப்புச் சோடா கலந்து பருகுவதால் உங்கள் இரத்த குளுகோஸ் அளவு மிகையாகக் கூடும். மேலும் உங்கள் எடை அதிகரிக்கும். மிகையான மதுவால் இரத்த அழுத்த உயர்வும் கல்லீரல் பாதிப்பும் ஏற்படும்.

**என் அளவுமுறையை எப்போதாவது பின்பற்றாவிடில் என்ன நேரும்?**
எப்போதாவது அதிக அளவில் உண்ணுவது அல்லது ஆரோக்கியக் குறைவான உணவை உண்பதால் ஒன்றும் ஆகிவிடாது. இது எல்லோருக்கும் எப்போதாவது நிகழ்வதுதான். இதற்காக ஒரு நேர உணவைத் தியாகம் செய்ய வேண்டாம் அல்லது குறைத்து உண்ண வேண்டாம். உங்கள் வழக்கமான உணவு அட்டவணையைப் பின்பற்றுவதுடன் உடற்பயிற்சி செய்து எடையைப் பாதுகாத்துக்கொள்ளுங்கள்.

ஆனால் நீங்கள் ஒழுங்காக இந்த உணவு அட்டவணையைப் பின்பற்றாவிடில் உங்களுக்கு எவ்வளவு மருந்து தேவை என நிர்ணயிக்க இயலாது போவதுடன் உங்களுக்கு இரத்த குளுகோஸ் அளவில் ஏற்றத் தாழ்வுகள் ஏற்படலாம். இரத்த குளுகோஸ் கட்டுக்குள் இல்லையெனில் உங்களுக்குக் கடும் நோய்ச் சீர்கேடுகள் ஏற்படலாம் (காண்க இயல் 2). தவறான உணவுப் பழக்கங்கள் தொடர்கதையாகிவிடலாம்.

**நான் உடல் நலிவுற்றால் என்ன உண்பது?**
நீங்கள் ஒழுங்கான உணவு முறையைப் பின்பற்றினால் அதையே தொடர்ந்து பின்பற்றுங்கள். உங்களுக்குப் பசியின்மை ஏற்பட்டால் பால், பழரசம், சூப் போன்றவற்றிற்கு மாறலாம். உங்களால் திட உணவை உண்ண முடியாமல் இன்சுலின் அல்லது வேறு மருந்து எடுத்துக்கொள்ளும் போது பழரசம், இனிப்பு கலந்த பானங்கள் அருந்தி உங்கள் உடலில் விடுபட்ட கார்போஹைட்ரேட் அளவை நிரப்பிக்கொள்ளுங்கள். எதற்கும் மருத்துவரிடம் ஒரு வார்த்தை கேளுங்கள்.

**உயிர்ச்சத்து (இலங். வைற்றமின்) மாத்திரைகள் மற்றும் மூலிகை மருந்துகள் நீரிழிவைக் குறைக்க உதவுமா?**
உயிர்ச்சத்து மாத்திரைகளோ அல்லது மூலிகை மருந்துகளோ நீரிழிவைக்

கட்டுப்படுத்துவதாகத் தெரியவில்லை. நீங்கள் நல்ல சத்து நிறைந்த பழங்கள், காய்கறிகள் மற்றும் முழுத் தானியங்களை உணவில் சேர்த்துக்கொள்ளும்போது உங்களுக்குத் தேவையான உயிர்ச்சத்துகள் கிடைத்துவிடுகின்றன. ஆனால் நீங்கள் 50 வயதிற்கு மேற்பட்டவராயின் உங்களுக்கு பல உயிர்ச்சத்து நிறைந்த மாத்திரை ஒன்று தேவைப்படலாம். ஏனெனில் வயதாகும்போது உயிர்ச்சத்து டி, பி12 மற்றும் கால்சியம் உட்கிரகிப்பு (அகத்துறிஞ்சல்) குறையக்கூடும். எனினும் தினசரி அளவில் *(டிவி)* 100 சதத்தை மிஞ்சும் உயிர்ச்சத்து மாத்திரைகளை எடுத்துக்கொள்ள வேண்டாம்.

மூலிகை மருந்துகள் எதனையும் எடுத்துக்கொள்ளும் முன் மருத்துவரிடம் ஆலோசனை பெறுங்கள். எஃப்டிஏ அமைப்பு மிகவும் கடுமையான கட்டுப்பாடுகளைக் கடைப்பிடிக்காததால் அவற்றை உபயோகிப்பது மிகவும் சிக்கலை ஏற்படுத்தலாம். மேலும் பல மூலிகை மருந்துகள் நீரிழிவு மருந்துகளுடன் ஒத்துப்போவதில்லை.

**செயற்கை இனிப்பான்களால் தயாரிக்கப்படும் இனிப்புகள் மற்றும் பானங்கள் எப்படி? அவற்றை அளவு கடந்து உபயோகிக்கலாமா?**

பல திரவ பானங்களும் மிட்டாய்களும் செயற்கை இனிப்பான்களைக் கொண்டே செய்யப்படுகின்றன. அவற்றில் கலோரிகள் இல்லை. எனவே அவற்றைக் கார்போஹைட்ரேட்டாகக் கருத வேண்டாம். கொழுப்பு அல்லது மற்ற உணவுகளுக்கு மாற்றாகக் கொள்ளலாம். எடுத்துக்காட்டாக,

- அசேசல்ஃபேம் பொட்டாசியம் *(சுவீட் ஒன்)*
- அஸ்பர்டேம் *(சுகர் ஃபிரீபிராக்ஸி)*
- சாக்கரின் *(ஸ்வீடெக்ஸ்)*
- சுக்ரலோஸ் *(ஸ்பிலின்டா)*.

பல உணவுப் பொருட்களில் டயட், *சுகர்ஃபிரீ* என அச்சிடப் பட்டிருந்தாலும் அவற்றில் கார்போஹைட்ரேட்டுகளும் கலோரிகளும் இருப்பதால் அவை உங்கள் இரத்த குளுகோஸ் அளவைப் பாதிக்கக் கூடும். சில பொருட்களில் சார்பிடால், மானிடால், ஜைலிடால், லாக்சிடால் மற்றும் மால்டிடால் எனப் பொறிக்கப்பட்டிருக்கும். இவை இனிப்பு ஆல்கஹால் (மதுசாரம்) வகைகள் ஆகும். இவை குளுகோஸை விடக் குறைந்த கலோரிகள் கொண்டிருந்தாலும் இவற்றை அளவுக்கு மீறி உண்ண வேண்டாம். ஏனெனில் இவை உடலுக்கு ஓரளவு கலோரியை அளிப்பதால் உடல் எடையை அதிகரிக்கும். மேலும் சிலருக்கு 25 முதல் 50 கிராம் இனிப்பு ஆல்கஹால் வயிற்றுப்போக்கு, வாயுத் தொந்தரவை ஏற்படுத்தும்.

# இயல் 5

# ஆரோக்கியமான உடல் எடையை அடைதல்

*உடல் எடை அதிகரிப்பு வகை 2 நீரிழிவு வரும் வாய்ப்பை அதிகரிக்கிறது. வகை 2 நீரிழிவு ஏற்படுபவர்களில் 85 சதம் பேர் உடல் எடை மிக்கவர்களாகவே காணப்படுகிறார்கள். இதற்கு மாறாக வகை 1 நீரிழிவு உள்ளவர்கள் உடல் எடை குறைந்தவர்களாக இருக்கிறார்கள்.*

*ஏன் எடை முக்கியக் காரணியாகக் கருதப்படுகிறது? கொழுப்பு உடலின் உயிரணுக்களைப் பாதித்து இன்சுலினுக்குப் பணியவிடாமல் செய்கிறது. இதனால் இரத்த குளுகோஸ் குறையாமல், நீடிப்பதுடன் உயிரணுக்களுக்குள் நுழைய இயலாமல் போய்விடுகிறது. சர்க்கரை இரத்தத்திலேயே தங்கிப்போவதால் இரத்த குளுகோஸ் அளவு அதிகரிக்கிறது.*

*இதில் நல்ல செய்தி என்னவென்றால் இந்த விளைவுகளை நம்மால் மாற்றியமைக்க இயலும். உடல் எடை குறையும்போது உயிரணுக்கள் இன்சுலினுக்குப் பணிந்து அதன் வேலையைச் செய்ய உதவுகின்றன. வகை 2 நீரிழிவு உள்ளவர்கள் பலர் உடல் எடையை மட்டும் குறைப்பதன் மூலம் நீரிழிவைக் கட்டுப்படுத்தலாம். இவ்வாறு குறைக்க வேண்டிய அளவு ஒன்றும் அதிகமானதோ கடினமானதோ அல்ல. ஒரு மிதமான அளவில் 5 முதல் 10 சத அளவு உடல் எடையைக் குறைப்பதன் மூலம் உங்கள் இரத்த குளுகோஸ் அளவைக் குறைக்க இயலும் என்பதுடன், இரத்த அழுத்தத்தையும் குறைக்கலாம். அத்துடன் கொலஸ்டிரால் அளவும் குறைகிறது.*

*எடை குறைவதென்பது சவால் நிறைந்ததுதான். எனினும் நீங்கள் திறந்த மனதுடன், சரியான ஆலோசனைகளுடன் இதனை அணுக முடியும். இதனை ஒரு சவாலாக நீங்கள் எதிர்கொள்ள வேண்டும். நல்ல சுகாதாரமிக்க பழக்கவழக்கங்களைக் கைக்கொள்ளும்போது உங்கள் எடை மெல்லக் குறைய ஆரம்பிக்கும்.*

## எடையைக் குறைப்பது அவசியமா?

மருத்துவ முறைப்படி நீங்கள் உடல் எடை மிக்கவராயினும் நீங்கள் உடல் எடை குறைய வேண்டும் என்றவுடன் பல புகழ்பெற்ற விளம்பர மாடல்களைப் போல உங்களைக் குறைக்கச் சொல்வதாக நினைக்க வேண்டாம். அது வேண்டாத கற்பனை என்பதுடன், அவர்கள் தேவையற்ற அளவு உடல் இளைத்தும் காணப்படுகிறார்கள். உங்கள் இலக்கு நல்ல ஆரோக்கியமான உடல் எடையைப் பேணுவதே ஆகும். அதன்மூலம் உங்கள் இரத்த குளுகோஸ் அளவைக் குறைப்பதுடன் மற்ற உடலியல் சிக்கல்கள் ஏற்படாமலும் தடுக்கலாம். உங்கள் உடல் திண்மக் குறியீடு, இடுப்புச் சுற்றளவு, உங்கள் குடும்ப வரலாறு போன்றவற்றைக் கருத்தில்கொண்டு நீங்கள் உடல் எடைக் குறைப்பு நடவடிக்கைகளில் ஈடுபடலாம்.

**உடல் திண்மக் குறியீடு (பாடி மாஸ் இன்டெக்ஸ்)**
உடல் திண்மக் குறியீடு என்பது ஒருவகை சூத்திரம். இதன் மூலம் உங்கள் உடல் எடை, உயரம் ஆகியவற்றைக் கொண்டு உடலின் தேவையற்ற, ஆரோக்கியமான கொழுப்பின் அளவைக் கணக்கிடலாம். இந்தக் குறியீடு மூலம் உங்களுடைய ஆரோக்கியமாக எடையை அறிய அடுத்த பக்கத்தில் கொடுக்கப்பட்டுள்ள அட்டவணையைப் பயன்படுத்துங்கள்.

உடல் திண்மக் குறியீடு 18.5க்கும் கீழ் வந்தால் நீங்கள் எடை குறைந்தவர். 18.5 முதல் 24.9 வரை இருந்தால் ஆரோக்கியமான நிலை *(ஹெல்தி)*, 25 முதல் 29.9 வரை உடல் எடை மிக்கவராகவும் *(ஓவர் வெயிட்)*, 30க்குமேல் இருந்தால் உடல் பருமன் உள்ளவராகவும் *(ஒபேஸ்)* கொள்ளப்படுவர்.

இது நல்ல குறியீடு என்றாலும் இது மிகவும் துல்லியமானதன்று. தசைக் கொழுப்பைவிட எடை அதிகம் இருப்பதால் சிலர் தசை திண்மத்துடன் காணப்பட்டாலும் அவர்களின் உடல் திண்மக் குறியீடு மிகுந்து காணப்படும்.

**இடுப்புச் சுற்றளவு**
நீங்கள் ஆரோக்கியமான உடல் எடை உள்ளவரா என அறிய உங்கள் இடுப்புச் சுற்றளவை அளந்துகூடத் தெரிந்துகொள்ளலாம். உங்கள் எடையின் அதிக அளவினை வயிற்றிலும் இடுப்பிலும் கொண்டிருந்தால் உங்கள் உருவம் ஆப்பிள் வடிவமாகக் காணப்படும். நீங்கள் அதிக எடையைத் தொடையிலும் பிட்டத்திலும் கொண்டிருந்தால் பேரிக்காய் வடிவம் உள்ளவராக இருப்பீர்கள். நீங்கள் ஆப்பிள் வடிவத்தைவிட,

## உங்கள் உடல் திண்மக் குறியீடு (பிஎம்ஐ) என்ன?

உங்கள் உடல் திண்மக் குறியீட்டை அறிய முதலில் இடது பக்கமுள்ள பகுதியில் உங்கள் உடல் எடையைக் குறிக்கவும். பின்னர் குறுக்காகப் பார்த்து உங்கள் எடையுடன் மிகவும் ஒத்துப்போகும் அளவு வரை செல்லவும். பிறகு மேலே உள்ள கட்டத்தில் உள்ள உடல் திண்மக் குறியீடு என்ன என்று அறியுங்கள்.

| | | ஆரோக்கிய மான எடை | | அதிக எடை | | | | | பருமன் | | | | |
|---|---|---|---|---|---|---|---|---|---|---|---|---|---|
| பிஎம்ஐ | | 19 | 24 | 25 | 26 | 27 | 28 | 29 | 30 | 35 | 40 | 45 | 50 |
| உயரம் | செ.மீ | எடை (கி.கி)* | | | | | | | | | | | |
| 4'10" | 147 | 41 | 52 | 54 | 56 | 59 | 61 | 63 | 65 | 76 | 87 | 98 | 109 |
| 4'11" | 150 | 43 | 54 | 56 | 58 | 60 | 63 | 65 | 67 | 79 | 90 | 101 | 112 |
| 5'0" | 152 | 44 | 56 | 58 | 60 | 63 | 65 | 67 | 69 | 81 | 93 | 104 | 116 |
| 5'1" | 155 | 45 | 58 | 60 | 62 | 65 | 67 | 69 | 72 | 84 | 96 | 108 | 120 |
| 5'2" | 157 | 47 | 60 | 62 | 64 | 67 | 69 | 72 | 74 | 87 | 99 | 112 | 124 |
| 5'3" | 160 | 49 | 61 | 64 | 66 | 69 | 72 | 74 | 77 | 89 | 102 | 115 | 128 |
| 5'4" | 163 | 50 | 64 | 66 | 69 | 71 | 74 | 77 | 79 | 93 | 105 | 119 | 132 |
| 5'5" | 165 | 52 | 65 | 68 | 71 | 74 | 76 | 79 | 82 | 95 | 109 | 123 | 136 |
| 5'6" | 168 | 54 | 67 | 70 | 73 | 76 | 79 | 81 | 84 | 98 | 112 | 126 | 140 |
| 5'7" | 170 | 55 | 70 | 72 | 75 | 78 | 81 | 84 | 87 | 101 | 116 | 130 | 145 |
| 5'8" | 173 | 57 | 71 | 74 | 78 | 80 | 84 | 86 | 89 | 104 | 119 | 134 | 149 |
| 5'9" | 175 | 58 | 74 | 77 | 80 | 83 | 86 | 89 | 92 | 107 | 123 | 138 | 153 |
| 5'10" | 178 | 60 | 76 | 79 | 82 | 85 | 89 | 92 | 95 | 110 | 126 | 142 | 158 |
| 5'11' | 180 | 62 | 78 | 81 | 84 | 88 | 91 | 94 | 98 | 114 | 130 | 146 | 163 |
| 6'0" | 183 | 62 | 80 | 84 | 87 | 90 | 94 | 97 | 100 | 117 | 133 | 150 | 167 |
| 6'1" | 185 | 65 | 83 | 86 | 89 | 93 | 96 | 99 | 103 | 120 | 137 | 154 | 172 |
| 6'2" | 188 | 67 | 84 | 88 | 92 | 95 | 99 | 102 | 106 | 123 | 140 | 159 | 177 |

ஆதாரம்: தேசிய உடல்நலக் கழகம், 1998

* 0.4536 கிலோகிராம் = 1 பவுண்ட்

பேரிக்காய் வடிவத்தில் இருப்பதே நல்லது. ஏனெனில் உங்கள் எடை வயிற்றைச் சுற்றிக் காணப்படும்போது உங்களுக்கு இதய நோய் மற்றும் வகை 2 நீரிழிவு ஏற்படும் வாய்ப்புள்ளது.

நீங்கள் வயிற்றைச் சுற்றி எடை அதிகம் கொண்டுள்ளவரா என அறிய உங்கள் இடுப்புச் சுற்றளவை அளக்க வேண்டும். மிகக் குறைந்த சுற்றளவு தொப்புளைச் சுற்றி எடுக்கப்படுவதே ஆகும். நீங்கள் ஆணாக

## உங்களுடைய எடை உங்களுக்கு உடல்நலப் பிரச்சினைகளைக் கொண்டுவருமா?

உங்கள் உடல் திண்மக் குறியீடு 25 அல்லது அதற்கும் மேல் இருந்தால் உங்களுக்கு இதய நோய்கள் போன்ற பல உடல்நலப் பிரச்சினைகள் ஏற்படலாம். ஆசியர்களுக்கு இக்குறியீட்டு எண் 23 அல்லது அதற்கும் மேல் இருந்தால் அபாய அறிகுறியாகும்.

| | உடல் திண்மக் குறியீடு | இடுப்புச் சுற்றளவு ஆண்: 40 அங்குலம் அல்லது அதற்குக்கீழ் பெண்: 35 அங்குலம் அல்லது அதற்குக்கீழ் | இடுப்புச் சுற்றளவு ஆண்: 40 அங்குலத் திற்கு மேல் பெண்: 35 அங்குலத் திற்கு மேல் |
|---|---|---|---|
| அதிக எடை | 25-29.9 | அதிகச் சிக்கல் உள்ளது | மிக அதிகச் சிக்கல் உள்ளது |
| உடல் பருமன் | 30-34.9 35-39.9 | மிக அதிகச் சிக்கல் மிக மிக அதிகச் சிக்கல் | மிக மிக அதிகச் சிக்கல் மிக மிக அதிகச் சிக்கல் |
| கடும் உடல் பருமன் | 40 அல்லது அதற்கு மேல் | கடும் சிக்கல் | கடும் சிக்கல் |

தேசிய உடல்நல நிறுவனங்களின் 'வயதுவந்தவர்களில் அதிக எடை மற்றும் உடல் பருமனைக் கண்டறிதல், மதிப்பிடுதல் மற்றும் குணப்படுத்துதலுக்கான நடைமுறை வழிகாட்டி'யை (2000) அடிப்படையாகக் கொண்டது.

இருந்தால் உங்கள் இடுப்பு அளவு 40 அங்குலமாகவும் பெண்ணாக இருந்தால் இடுப்பளவு 35 அங்குலமாகவும் இருக்க வேண்டும். குறிப்பாக உங்கள் உடல் திண்மக் குறியீடு 25 அல்லது அதற்கு மேல் காணப்படும் போது உங்களுக்கு உடல்நலப் பிரச்சினைகள் ஏற்படலாம்.

### நீங்களும் உங்கள் குடும்பச் சுகாதார வரலாறும்

உங்கள் சுகாதார வரலாற்றையும் உங்கள் குடும்பத்தினரின் சுகாதார வரலாற்றையும் ஆராய்வதன் மூலம் உங்கள் எடை சரியானதா என நிர்ணயிக்கலாம்.

- நீங்கள் உடல் எடை குறைவதன் மூலம் நலம் பயக்கும் உடல்நலக் குறைவு ஏதேனும் ஒன்றால் அவதிப்பட்டிருக்கிறீர்களா? வகை 2 நீரிழிவால் பாதிக்கப்பட்ட பலர் இதற்கு 'ஆம்' என்ற பதிலைத்தான் தருவார்கள்.

- உங்கள் குடும்பத்தில் உடல் எடை கூடுதல் காரணமாக நீரிழிவு மற்றும் இரத்த மிகை அழுத்தம் போன்ற நோயினால் பலரும் பாதிக்கப்பட்டுள்ளனரா?
- நீங்கள் பள்ளிக் காலத்திலேயே உடல் எடை மிக்கவராகவே இருந்தீர்களா? இல்லையெனில் வயது வந்த பிறகு எடை அதிகமாவது உங்களுக்கு உடல்நலப் பிரச்சினைகளை ஏற்படுத்தலாம்.
- நீங்கள் புகைபிடிப்பீர்களா? ஒரு நாளைக்கு இரண்டு தடவைக்கு மேல் மது அருந்துவீர்களா? மிகவும் மனஅழுத்தத்துடன் வாழ்கிறீர்களா? இத்துடன் நீங்கள் உடல் பருமனாக இருந்தால் உடல் எடை மேலும் சிக்கல்களைக் கொண்டுவரும்.

### உங்கள் முடிவுகள்

உங்கள் உடல் திண்மக் குறியீடு நீங்கள் உடல் எடை மிக்கவரல்ல எனக் காட்டினால், உங்கள் வயிற்றைச் சுற்றி அதிகம் எடை கொண்டிருக்க வில்லையெனில் நீங்கள் உடல் எடையைக் குறைக்க வேண்டிய அவசியம் ஏதுமில்லை. உங்கள் எடை ஆரோக்கியமானதே.

உங்கள் உடல் திண்மக் குறியீடு 25இலிருந்து 29.9க்குள் இருந்து இடுப்புச் சுற்றளவு ஆரோக்கியமான அளவுக்கு மேல் இருந்தால் உடல் எடையைக் குறைப்பதன் மூலம் ஓரளவு பலன் கிடைக்கும். மேலும் மேலே கொடுக்கப்பட்டுள்ள கேள்விகளில் ஒன்றிற்காவது நீங்கள் 'ஆம்' எனப் பதிலளித்தாலும் எடை குறைவது நலம் பயக்கும். உங்கள் எடை பற்றி மருத்துவரிடம் கேட்டுத் தெரிந்துகொள்ளுங்கள்.

உங்கள் உடல் திண்மக் குறியீடு 30க்கும் மேற்பட்டால் நீங்கள் எடையைக் குறைப்பதன் மூலம் எல்லா உடல்நலப் பிரச்சினைகளுக்கும் நல்ல தீர்வு காணலாம். மேலும் எடை தொடர்பான எல்லா நோய்களுக்கும், நீரிழிவு உட்பட, நல்ல பலன் கிடைக்கும்.

## நீங்கள் தயாரா?

உங்கள் எடையை இழக்க வைக்க எவராலும் முடியாது. அடுத்தவர்கள் அறிவுரை சொல்லச் சொல்ல உங்களுக்கு மனஅழுத்தம் அதிகரிக்கும். எளிதில் உங்கள் எடை குறைய வேண்டும் என்னும் உறுதி உங்களுக்கே வேண்டும். அது உங்களுக்குத் தேவை என்பதை உணர வேண்டும்.

இதை நீங்கள் மட்டும் தனியாக நின்று நிறைவேற்ற வேண்டியதில்லை. உங்கள் மருத்துவர் மற்றும் உணவியலாளர் உங்களுக்கு ஒரு திட்டம் தயாரித்து உதவக்கூடும். உங்கள் குழந்தை, மனைவி, குடும்பம் மற்றும் நண்பர்களின் உதவியை நீங்கள் கேட்கலாம். எடை குறைக்க விரும்புவோர் ஏதேனும் உதவிக் குழுவுடன் தொடர்புகொள்ளலாம்.

நீங்கள் ஊக்கத்துடன் செயல்படக் கீழ்க்கண்ட குறிப்புகள் உதவும்:

- உங்களுக்கு நீரிழிவு இருப்பதாக இப்போதுதான் கண்டுபிடிக்கப் பட்டிருந்தால் உங்கள் எடையைக் குறைக்க இதுதான் சரியான சமயம். உங்கள் எண்ணங்களும் சிந்தனைகளும் ஒருமுகப்படுத்தப் பட்டு எடை குறைத்து உடல்நலம் மேம்பட வேண்டும்.
- நீங்கள் வெற்றிபெற உங்களால் மாற முடியும் என நீங்கள் முதலில் நம்ப வேண்டும்.
- உங்கள் உணவுத் திட்டத்தில் நிரந்தர மாற்றத்தைச் செய்யுங்கள். உங்களுக்குப் பிடித்த உணவுகளைச் சரியான நேரத்தில் உண்பதன்மூலம் உங்கள் உடல் எடை குறையும்.
- உடல் எடை குறைய உடற்பயிற்சி ஒரு முக்கியப் பங்கு வகிக்கிறது.
- நீங்கள் என்ன பணி செய்கிறீர்களோ, அதில் ஆழ்ந்து ஆர்வமாக ஈடுபட்டால் வெற்றி நிச்சயம் உங்கள் பக்கமே.

## எட்டக்கூடிய இலக்கை வரையறுங்கள்

எட்டக்கூடிய இலக்காகத் திட்டமிடுங்கள். முதலில் சிறிய அளவில் ஆறு மாதங்களில் 5 முதல் 10 சதம் வரை எடை குறைப்பு என்பது பலருக்கும் எளிதில் எட்டக்கூடியதே. அதனை எட்டியதும் அடுத்த இலக்கிற்குத் தயாராகுங்கள். மெல்ல உங்கள் உணவில் காய்கறி, பழங்களை அதிகரியுங்கள்.

இலக்கை எவ்வாறு நீங்கள் எட்ட வேண்டும் என்பதையும் திட்ட மிடுங்கள். 1.5 முதல் 2 கி.கி எடை குறைப்பது, பழங்கள், காய்கறிகள் அதிகம் உண்பது போன்ற பணிகளைத் தொடங்கவும். தினமும் 30 நிமிடங்கள் என வாரத்திற்கு 5 நாட்கள் நடைப் பயிற்சியைத் துவங்கவும். காய்கறி, பழங்களால் செய்யப்படும் புதுப் புது உணவு வகைகளை உண்டு பார்க்கவும்.

உங்கள் கலோரி தேவைக்கும் குறைவாக நீங்கள் உண்ணுவது நல்லதன்று. ஏனெனில் தேவையான அளவு உண்ணாததால் விரைவில் உங்களுக்குப் பசியெடுக்கும். பெண்கள் 1200 கலோரிக்கும், ஆண்கள் 1400 கலோரிக்கும் குறைவாக உண்பது உடலுக்கு ஊட்டச்சத்துக் குறைவை ஏற்படுத்தும்.

ஓர் உணவியலாளர் உங்களது தினசரி கலோரி தேவையைச் சரியாக அளிப்பதுடன் உடல் எடை குறையவும் வழி சொல்லக்கூடும். இதற்கு அவர் உங்கள் எடை, உழைப்பு, வயது, ஒட்டுமொத்த உடல்நலன் போன்றவற்றைக் கணக்கில் கொள்ளக்கூடும்.

எடை குறைய மேற்கூறிய தினசரி கலோரி இலக்குடன் செயல்படுவது நல்லது. நீங்கள் உங்கள் இலக்கை அடையும்போது எடைக்கான இலக்கா

அல்லது நல்ல உணவு முறைப் பழக்கவழக்கத்திற்கான இலக்கா என அறிந்து வெற்றியைக் கொண்டாடுங்கள் - விருந்து உணவு இல்லாமல்தான்.

## நல்ல ஆரோக்கியமான உடல் எடையை அடையவிடாமல் உங்களைத் தடுப்பவை எவை?

கீழ்க்கண்ட ஏதாவது ஒரு தடையை நீங்கள் உணர்ந்ததுண்டா? அப்படியெனில் கீழ்க்கண்ட உத்திகள் உங்கள் எடைக் குறைப்பு இலக்கை எட்ட உதவுவதுடன் ஆரோக்கியமான உடல் எடையைப் பேணவும் உதவும்:

**நல்ல ஆரோக்கியமான (சமவிகித) உணவு தயாரிக்க எனக்கு நேரமில்லை.** ஆரோக்கியமான உணவு என்பது சிக்கலானதல்ல. உதாரணமாகப் புதிய பச்சடி செய்ய முழு தானியங்கள், கொழுப்பற்ற தயாரிப்பு மற்றும் ஒரு துண்டு பழம் போதுமானது. பேக்கரியில் சாண்ட்விச் மற்றும் கலோரி குறைந்த சூப் போன்றவற்றை வாங்கித் தயார் செய்யுங்கள்.

**எனக்குக் காய்கறிகளும் பழங்களும் பிடிக்காது.** மெல்ல அவற்றை உங்கள் உணவில் நுழைய விடுங்கள். உங்களுக்குப் பிடித்தமான உணவுகளில் முதலில் மெல்ல ஏதாவது காய்கறியைச் சேருங்கள். எல்லா உணவுகளிலும் இறைச்சியோடு காய்கறி மற்றும் பழங்களைச் சேருங்கள். பால் மற்றும் தயிருடன் பழங்களைச் சேர்த்து உண்ணுங்கள்.

**வெளியில் உண்ணத் தொடங்கியதும் எனக்குப் பிடித்தமானதை உண்ணத் தொடங்குகிறேன் – ஆரோக்கியமானதையல்ல என்பதை அறிந்தும்கூட.** உங்களுக்குப் பிடித்ததை ஒரு பாதியளவு மட்டும் உண்ணுங்கள். மீதியை நாளின் மறுபாதிக்குச் சேமியுங்கள். ஆனால் அடிக்கடி வெளியில் உண்ண நேர்ந்தால் உங்கள் வழக்கமான முறையான உணவுப் பழக்கம் சீர்கெட வாய்ப்புள்ளது. நீங்கள் கூடுதல் கலோரி உண்ணுவதாக எண்ணினால் கூடுதலாக உடற்பயிற்சி செய்யவும்.

**சாக்லெட் போன்ற சில சேர்த்துக்கொள்ளக்கூடாத உணவுகளை உண்ணத் தொடங்கியதும் என்னால் கட்டுப்படுத்த இயலவில்லையே.** அவ்வகை உணவுகளை வீட்டில் வாங்கிச் சேமிக்காதீர்கள். உங்களுடைய ஆசையை அடக்க இயலாவிடில் உங்கள் உணவுடன் சேர்த்து ஒருமுறை மட்டும் உண்ணுங்கள்.

**எனக்கு உடற்பயிற்சி செய்ய ஆர்வமில்லை.** உடற்பயிற்சி என்பது மிக முக்கியமானதென்றாலும் மற்ற வேலைகளைச் சோர்வின்றிச் செய்வதாலும் நீங்கள் உங்கள் கலோரிகளை எரிக்கிறீர்கள். எனவே எப்போதும் சுறுசுறுப்பாகவும் மகிழ்ச்சியுடனும் இருங்கள்.

### விரும்பத்தகாத உணவுகள்

பொதுவாக இவை உங்கள் உடல்நலனுக்கு ஊறுசெய்ய வல்லவை. பலரும் இவ்வகை உணவுகளைச் சில நேரம் உண்பதுண்டு. தொடர்ந்து இதனை உண்பதன்மூலம் மீண்டும் உடல் எடை அதிகரிக்க ஆரம்பிக்கும்.

கார்போஹைட்ரேட் குறைந்த உணவுகளைப் பரிந்துரைப்பதன் காரணம், கார்போஹைட்ரேட் உள்ள உணவினை உண்ண நேரும் போது உடலில் இன்சுலின் அளவு உயர்ந்து உயிரணுக்களுக்குள் குளுகோஸ் செல்கிறது. அங்கு அது கொழுப்பாக மாற்றப்படுகிறது. உண்மையில் சரியான அளவில் உண்ணும்போது கார்போஹைட்ரேட் அதிக இன்சுலின் உயர்வையும், எடை அதிகரிப்பையும் ஏற்படுத்தாது.

கார்போஹைட்ரேட் குறைந்த உணவு எடைக் குறைவை ஏற்படுத்தினாலும் தொடர்ந்து எடைக் குறைவு நடப்பதில்லை. குறைந்த கார்போஹைட்ரேட் உணவுகளால் மற்ற கொழுப்பு போன்ற உணவுகள் அதிகரித்து, முழு தானியங்கள், காய்கறிகள், பழங்கள் போன்றவை குறைந்து நீரிழிவு, இதய நோய்கள் மற்றும் சில வகைப் புற்றுநோய்கள் அதிகரிக்க வாய்ப்புள்ளது. எனவே இது போன்ற உணவுகளைத் தவிர்ப்பது நல்லது. உங்கள் மருத்துவர் அல்லது உணவியலாளர் உதவியை நாடுங்கள்.

### ஆரோக்கியமான எடைக்குறைப்புக்கான தினசரி கலோரி இலக்கு

எடைக் குறைப்புக்கு, பின்வரும் கலோரி இலக்கு நல்ல பலன் அளிக்கிறது:

| எடை | கலோரி இலக்கு | |
|---|---|---|
| *கிலோ கிராம்* | *ஆண்* | *பெண்* |
| ***114*** *அல்லது குறைவு* | ***1400*** | ***1200*** |
| ***115*** *முதல்* ***136*** | ***1600*** | ***1400*** |
| ***137*** *அல்லது அதிகம்* | ***1800*** | ***1600*** |

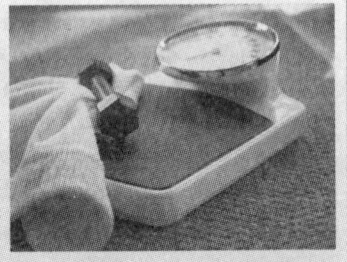

## ஆரோக்கியமான உணவுத் திட்டத்தைத் தொடருங்கள்

உங்கள் இரத்த குளுகோஸைக் கட்டுப்படுத்தும் உணவு முறை பற்றி 4ஆம் இயலில் பார்த்தோம். அதனைத் தொடர்வதன் மூலம் உடல் எடையையும் குறைக்க முடியும். எனினும் தினமும் எடுத்துக்கொள்ளும்

கலோரி பற்றிக் கவனமாக இருங்கள். பலருக்கும் எளிமையாகக் கொழுப்பு, பால் பொருட்கள், இறைச்சி, கலோரி குறைந்த பழங்கள், காய்கறிகள், முழு தானியங்கள் போன்றவற்றை மாற்றியமைப்பதன் மூலம் எளிதில் அவர்களின் கலோரி தேவையைப் பூர்த்தி செய்யலாம்.

சிறிய சிறிய மாற்றங்களைச் செய்துகொள்ளலாம். உதாரணமாக, பாலுக்குப் பதிலாகக் கொழுப்பற்ற பால் என மாற்றலாம். இதனால் ஒரு கப்பிற்கு 60 கலோரிகள் மிச்சமாகிறது. நீங்கள் தினமும் ஒரு கப் பால் சாப்பிடுவதாகக் கொண்டால் வாரம் 420 கலோரிகள் ஆகிறது.

## உணவு வகைகளை மாற்றியமைப்பது எப்படி?

பல உணவு வகைகளில் சில மாற்றங்கள் செய்வதன் மூலம் அவற்றை நல்ல ஆரோக்கியமான உணவாக மாற்றியமைக்க முடியும். உங்களுக்குப் பிடித்த உணவில் கீழ்க்கண்ட மாற்றங்களைச் செய்து பாருங்கள்.

**இனிப்பின் அளவைக் குறையுங்கள்.** எப்போதும் உபயோகிக்கும் அளவைவிட 1/3 பங்கு அல்லது 1/2 பங்கு என முதலில் குறைக்கலாம். பொதுவாக எல்லா உணவுகளிலும் ஒரு கப் மாவிற்குக் கால் கப் இனிப்பு (சர்க்கரை, தேன்) என்ற அளவில், வழிகாட்டுதலைப் பின்பற்றுங்கள்.

**கொழுப்பைக் குறைக்கவும்.** எல்லாப் பொருட்களில் உள்ள கொழுப்பினையும் 1/3 அல்லது 1/2 பங்கு என்ற அளவில் குறைக்கலாம். அதற்குப் பதிலாகப் பழங்களைச் சேருங்கள். அல்லது கொழுப்புக் குறைந்த அல்லது கொழுப்பு இல்லாத பால், பாலாடைக்கட்டி, யோகர்ட் போன்றவற்றை உபயோகிக்கவும்.

**மாற்றுப் பொருட்களை உபயோகியுங்கள்.** இறைச்சியைப் பாதி அளவாகக் குறைத்துவிட்டு அதற்குப் பதிலாக காரட், வெங்காயம், பீன்ஸ் போன்றவற்றைச் சேர்க்கவும். மாவுப் பொருட்களில் உணவு செய்யும்போது பாதியளவு முழு தானிய மாவை உபயோகிக்கவும்.

**சேர்ப்புப் பொருளைக் நீக்குதல்.** பெரும்பாலும் உணவின் அழகுக்காக மட்டும் சேர்க்கப்படும் பொருளை முதலில் குறையுங்கள். குறிப்பாகத் தேங்காய், பாலாடைக்கட்டி, ஜாம் போன்றவற்றைத் தவிர்க்கலாம்.

**சமைக்கும் முறையை மாற்றிப் பாருங்கள்.** பொரிப்பதற்குப் பதிலாக வேக வைத்தல், அவித்தல், சுடுதல், நீராவியில் சமைத்தல் போன்றவற்றிற்கு மாறலாம்.

**உணவின் அளவைக் குறைத்தல்.** உங்கள் உணவின் அளவில் பாதியளவு மட்டும் சாப்பிடுவதால் பாதி கலோரி, பாதி குளுகோஸ், பாதிக் கொழுப்புதான் உண்ணுகிறீர்கள்.

**நல்ல சமையல் புத்தகம் வாங்குங்கள்.** நீரிழிவு உள்ளவர்களுக்கான சமையல் புத்தகங்கள் பல இப்போது கடைகளில் கிடைக்கின்றன.

இது ஒரு வருடத்தில் 3 கிலோ எடை குறைய உதவுகிறது. நீங்கள் மிதமான வேகத்தில் தினமும் 30 நிமிடங்கள் நடந்தால் 135 கலோரிகள் எரிக்கிறீர்கள். இதனால் வருடத்திற்கு 6 கிலோ எடை குறையலாம்.

## உணவு பற்றிய குறிப்பைப் பதிவுசெய்யுங்கள்

பலர் தாங்கள் தினமும் உண்ணும் உணவின் கலோரி பற்றி 20 சதம் குறைத்தே மதிப்பிடுகிறார்கள். தினமும் நீங்கள் உண்ணும் உணவைக் குறித்து வைப்பதன் மூலம் உங்களால் வெற்றிகரமாக எடையைக் குறைக்க முடியும் என ஆய்வுகள் கூறுகின்றன. எனவே உங்கள் உணவு பற்றிக் குறிப்பு எடுங்கள்.

நீங்கள் உணவு பற்றிக் குறிப்பேடு ஒன்று தயார் செய்வதுடன், நீங்கள் தினமும் என்ன உணவு உண்டீர்கள், எங்கே, எப்போது உண்டீர்கள், நீங்கள் பசியோடிருந்த நேரம், உங்கள் மனநிலை, உணவு உண்ட பின்பு மனநிலை என எல்லாவற்றையும் குறிப்பிடுங்கள். அப்போது சில உணர்வுகள் உங்களது சில உணவு ஆசைகளைத் தூண்டுவதை அறியலாம்.

நீங்கள் மனச்சோர்வுடன் காணப்படும்போதோ, கோபப்படும் போதோ, சோகமாய் இருக்கும்போதோ அதிகமாக உண்ணக்கூடும். உங்களுக்குச் சலிப்பாக இருக்கும்போது பசியில்லாமல்கூட நீங்கள் உண்ண நேரலாம்.

வாரம் ஒருமுறை உங்கள் உணவுக் குறிப்பேட்டைப் புரட்டிப் பார்த்து எங்கு குறை எனக் கண்டுபிடித்துத் தடைகளைக் கடந்து வெற்றி கொள்ளுங்கள்.

## முதன்மையான பிரச்சினைகளைக் கவனியுங்கள்

உங்கள் உணவுக் குறிப்பேடு உங்கள் உணவு வகையில் மோசமான எதனையும் குறிக்கிறதா? உங்கள் பிரச்சினைகள் எளிதானதாகக்கூட இருக்கலாம். ஏதாவது ஒரு உணவின் மீது உங்களுக்கு ஆசை ஏற்படலாம். குறிப்பாக ஐஸ்கிரீம், உப்பு தூவப்பட்ட சிற்றுண்டிகள். அல்லது நீங்கள் உங்களுக்கு அளிக்கப்பட்ட உணவை முழுவதுமாக உண்ண நேரும்.

இத்தகையவற்றைத் தடுக்க நீங்கள் உங்கள் மோசமான பழக்க வழக்கங்களுக்குக் காரணம் என்ன என அறிந்து, பின்னர் அதனை வருங்காலத்தில் தவிர்ப்பது எப்படி எனச் சிந்தியுங்கள். இதற்கு உதவும் சில வழிகள் இதோ:

- எதையும் உண்ணும் முன்னர் நீங்கள் உண்மையில் பசியோடு இருக்கிறீர்களா எனக் கேட்டுக்கொள்ளவும்.
- சுகாதாரமற்ற உணவுக்காக நீங்கள் ஏங்கும்போது உங்கள் கவனத்தை வேறு வழியில் திசைதிருப்பவும். நண்பரிடம் பேசுங்கள், நடை பழகுங்கள்.

- சமையலறை மற்றும் சாப்பாட்டறைகளில் உணவு உண்பதைத் குறைத்துவிடுங்கள். படுக்கை அறை, வரவேற்பு அறைகளில் தேவையற்று உண்பதைத் தவிர்த்துவிடுங்கள். நடக்கும்போதும் நிற்கும்போதும் உண்ண வேண்டாம்.
- உணவு உண்ணும்போது உணவு மீது கவனம் செலுத்துங்கள், தொலைக்காட்சி பார்க்காதீர்கள். செய்தித்தாள், பத்திரிகை படிக்காதீர்கள். தொலைபேசியில் பேசாதீர்கள்.
- உங்கள் கண்களில் படாதவாறு உணவை மறைத்து வையுங்கள்.
- அதிக கலோரி உள்ள உணவுகளை உண்ண வேண்டாம். அவற்றை உங்கள் வீட்டில் சேமிக்காதீர்கள். வீட்டில் இல்லையென்றால், உங்கள் வாய்க்கும் இல்லை.

**கடினமான சூழல்களுக்கு உங்களைத் தயார் செய்யுங்கள்**

உங்களுக்குத் தொற்று ஏதாவது ஏற்பட்டு கஷ்டமான சூழலுக்கு நீங்கள் ஆளாக நேர்ந்தாலும் ஏதாவது ஒரு விருந்துக்குச் செல்ல நேர்ந்தாலும் அங்கு சூழலை எப்படி எதிர்கொள்வது என முன்கூட்டியே திட்டமிடுங்கள். உங்கள் பசியைக் குறைக்க மட்டும் கிளம்புவதற்கு முன்னர் கொஞ்சம் உணவு உண்ணுங்கள். எவ்வளவு நேரம் தாக்குப்பிடிக்க முடியும் என எண்ணுங்கள். உணவை மெல்ல ரசித்து உண்ணவும். இன்னும் பசியுடன் இருந்தால் காய்கறிகளைத் தேர்ந்தெடுத்து உண்ணுங்கள்.

## தோல்வியை முறியடிக்க வழி தேடுங்கள்

அவ்வப்போது தோல்விகள் ஏற்படலாம். அதைப் பற்றிக் கவலைப்பட வேண்டாம். தோல்வியைக் கண்டு துவண்டுபோய் உங்கள் உணவுப் பழக்கத்தையும், இலக்கையும் மாற்றிவிடாதீர்கள். அதற்குப் பதில் உங்கள்

### எப்போதும் சுறுசுறுப்புடன் இருங்கள்

உணவுத் திட்டம் நாள்பட்ட வெற்றிக்கு எப்போதும் உணவுக் கட்டுப் பாட்டினை மட்டுமே நம்பியிருப்பதில்லை. நல்ல ஆரோக்கியமான உணவுடன் உடற்பயிற்சியும் இணைந்து பரிந்துரைக்கப்படுகிறது. தினமும் உடற்பயிற்சி செய்வதுடன் எப்போதும் சுறுசுறுப்புடன் இயங்குவது உடல் எடையைக் குறைக்க உதவும்.

உடற்பயிற்சியால் உங்கள் உடல் கலோரிகளை நன்கு எரித்து உங்கள் ஓய்வின்போதும் எடை குறைய உதவுகிறது. இது உங்களுக்கு நல்ல சக்தியையும் கொடுக்கிறது. உடற்பயிற்சி உங்கள் இரத்த குளுகோஸை நன்கு கட்டுப்படுத்துகிறது. மேலும் தகவலுக்கு இயல் 6ஐக் காண்க.

திட்டத்தைத் தொடருங்கள். இன்று உங்களுக்கு நடக்க நேரமில்லாது போனால் பரவாயில்லை. நாளையும் அதற்குப் பின்னரும் 5 நிமிடங்கள் கூடுதலாக நடக்க ஆரம்பியுங்கள். திட்டமில்லாமல் கூடுதலாக ஏதாவது உண்ண நேர்ந்தால், இது எதனால் ஏற்பட்டது, எவருடைய தூண்டுதலால் ஏற்பட்டது என அறிந்து அதனைத் தவிர்க்கவும்.

இனி நீங்கள் சரியாக இயங்கப்போகிறீர்கள். உங்கள் வெற்றியை நீங்கள் கொண்டாடலாம். அதனால் ஏற்படும் உடல் எடைக்குறைவு மற்றும் அதன் பலன்கள் பற்றி அறிந்துகொள்ளுங்கள்.

## கேள்விகளும் பதில்களும்

***எனக்கு இனிப்புகள் மீது மோகம் அதிகம். நான் அவற்றை உண்ணலாமா?***

உங்கள் திட்டமிட்ட உணவு வழக்கத்திற்குத் தீங்கு வராமலும், உங்கள் இரத்த குளுகோஸ் கட்டுப்பாட்டை மீறிப் போகாதவாறும் எப்போதாவது ஒருமுறை இனிப்புகளை உண்ணலாம். இனிப்புகளை உணவுடன் சேர்த்து உண்ணவும். அதனையும் உங்கள் உணவுத் திட்டமிடலில் சேர்த்துக்கொள்ளவும். இதற்கு உங்களுக்கு ஓர் உணவியலாளர் உதவக்கூடும். பல சமையல் புத்தகங்களும் இதற்கு உதவலாம்.

நீங்கள் புதிய உணவுப் பாதையில் செல்ல ஆரம்பித்தும் உங்களின் ஆசையும் சுவையும் மாறிவிடும். இனிப்புகளை ஒருகாலத்தில் மோகித்த நீங்கள் புதிய உணவுகளின் சுவைக்கு உங்களைத் தயார்படுத்துங்கள்.

***சில பழங்களும் காய்கறிகளும் கொழுப்பு மற்றும் கலோரிகள் அதிகம் உள்ளவையா?***

நீங்கள் எந்தப் பழங்களையும் காய்கறிகளையும் தவிர்க்க வேண்டியதில்லை. சிலவற்றில் கார்போஹைட்ரேட் அளவும் கலோரி அளவும் அதிகமாக இருக்கக்கூடும். எனினும் அதில் உள்ள நார் மற்றும் ஊட்டச்சத்துகள் உங்களுக்குப் பலனளிக்கும். சிலவற்றில் உள்ள கொழுப்பு பலனுள்ள தேவையான கொழுப்பாகக்கூட இருக்கலாம் (ஒருமுனை பூரிதக் கொழுப்பு). நீங்கள் உங்கள் மொத்த கலோரி தேவையை மட்டும் கண்காணிக்கவும். நீரிழிவு உணவு அட்டவணையில் மாற்று உணவுகளைக் கணித்து அவற்றில் எவற்றை அளவற்று உண்ணலாம் எனத் தெரிந்துகொண்டு பயன்படுத்துங்கள்.

***உணவருந்த நேரமில்லாது போனால் அதற்கு மாற்றாக மாற்றுத் திரவ பானங்களைப் பயன்படுத்தலாமா?***

நல்ல ஆரோக்கியமான உணவு என்பது முழு தானியங்கள், பழங்கள், காய்கறிகளைக் கொண்டதாகும். இத்தகைய உணவுகள் கிடைக்காத

போது பயன்படுத்தும் மாற்று உணவுகள் பற்றிய குறிப்புகளைக் கொண்டு பயன்படுத்தலாம். இத்தகைய மாற்றுத் திரவ உணவுகள் உயிர்ச்சத்துகள், ஊட்டச்சத்துகளுடன் 400 கலோரி சக்தியளிக்க வல்லது. இந்த வகை உணவுகள் உங்கள் உணவுத் திட்டமிடலுக்கு ஒத்துவருமா என உங்கள் மருத்துவரிடமோ உணவியலாளரிடமோ கேட்கவும்.

**உடல் எடை குறைய மருந்து மாத்திரைகள் சாப்பிடுவது நல்லதா? எனக்கு நீரிழிவு இருக்கும்போது அவற்றை எடுத்துக்கொள்ளலாமா?**
உடல் எடை குறைய மருந்துகள் தேவைப்படும்போது மருத்துவர்கள் ஆர்லிஸ்டேட் (ஜெனிகால்), சிபுட்ரமைன் (மெரிடியா) போன்ற மருந்து களைப் பரிந்துரைக்கக்கூடும். நீரிழிவு இருப்பதால் இதனை எடுத்துக் கொள்ளக் கூடாது என்று இல்லை. ஆனால் சில உடல் நிலைகளின் போது இவ்வகை மருந்துகளை எடுத்துக்கொள்ளக் கூடாது.

ஜெனிகால் வகை மருந்துகள் உணவில் உள்ள 30 சதக் கொழுப்பு உட்கிரகிப்பைக் குறைக்கும். இதன் பக்க விளைவுகளான வாயு, எண்ணெய் கலந்த மலம் போன்றவற்றைத் தவிர்க்கக் கொழுப்புக் குறைந்த உணவினை உண்பது நல்லது. கொழுப்பில் கரையும் உயிர்ச்சத்துகளின் உட்கிரகிப்பைக் குறைப்பதால் பல உயிர்ச்சத்து மாத்திரை ஒன்று அவசியமாகும். சீரண மண்டலக் கோளாறுகள் உள்ளவர்களுக்கு ஜெனிகால் பரிந்துரைக்கப்படுவதில்லை.

மெரிடியா வகை மருந்துகள் மூளையில் பாதிப்பை ஏற்படுத்தி உணவு உண்ட திருப்தியை அளிக்கின்றன. ஆனால் இம்மருந்து இரத்த அழுத்தம் மற்றும் இதய நோய்களை ஏற்படுத்தலாம். எனவே இரத்த அழுத்தத்தை முறையாகக் கண்காணிக்க வேண்டும். எனினும் இதயநோய் வரலாறு உள்ளவர்கள், இரத்த மிகையழுத்தம் உள்ளவர்கள் இதனை எடுத்துக் கொள்வது நல்லதல்ல. சிலவகை மனச்சோர்வு மருந்துகளுடன் இதனை எடுத்துக்கொள்வது நல்லதல்ல. இதன் பக்க விளைவுகளாக வாயில் வறட்சி, தலைவலி, மலச்சிக்கல், தூக்கமின்மை போன்றவை ஏற்படும்.

மேற்கூறிய மருந்துகளை மிகுந்த கவனத்துடன் பயன்படுத்த வேண்டும். இத்துடன் உடற்பயிற்சி மற்றும் உணவு மாற்றங்களும் அவசியம். மேற்சொன்ன இரண்டு மருந்துகளிலும் உடல் எடை ஓரளவே குறையும். ஆனாலும் அது உங்கள் உடல்நல மேம்பாட்டிற்கு உதவும். இந்த மருந்துகளின் பலாபலன்கள் பற்றி உங்கள் மருத்துவரிடம் கேட்கவும்.

**எனக்கு உடல் எடைக் குறைப்பிற்கான அறுவைச் சிகிச்சை செய்ய ஆசை. இது நீரிழிவு உள்ளவர்களுக்குப் பாதுகாப்பானதா?**
உங்கள் உடல் எடைப் பிரச்சினைக்கு அறுவைச் சிகிச்சை எளிய தீர்வன்று. சிலவேளைகளில் உடற்பயிற்சி மற்றும் உணவு மாற்றங்கள்

செய்யாததை இது செய்யக்கூடும். அறுவைச் சிகிச்சையின் வெற்றிகூட நீங்கள் பிறகு உணவுக் கட்டுப்பாடு மற்றும் உடற்பயிற்சியினை எவ்வாறு தொடர்கிறீர்கள் என்பதைப் பொறுத்தே அமையும்.

அறுவைச் சிகிச்சைகள் பொதுவாக மிகவும் அதிக உடல் பருமன் உள்ளவர்களுக்கே பரிந்துரைக்கப்படுகின்றன. அதிலும் குறிப்பாக உடல் எடை காரணமான நோய்ச்சிக்கல்கள் ஏற்படும்போதுதான் பரிந்துரைக்கப்படுகிறது. ஏனெனில் எடை குறையும்போது இந்தச் சிக்கல்களின் தீவிரமும் குறையும். அறுவைச் சிகிச்சையை விரும்பினால் உங்கள் மருத்துவரிடம் இது பற்றிப் பேசுங்கள். அவர் சிறப்புச் சிகிச்சை நிபுணர்களுக்குப் பரிந்துரைக்கலாம். அவர்கள் ஒரு குழுவாக உங்களை ஆராய்ந்து அதன் பலாபலன்களை அறிந்து உங்களுக்கு விளக்கிக் கூறுவார்கள்.

# இயல் 6

# சுறுசுறுப்புடன் இருத்தல்

இயற்கையிலேயே நமது உடல் பல இயக்கங்களுக்கு ஏற்றவாறுதான் படைக்கப்பட்டுள்ளது. ஆனால் புதிய சமுதாயம் மனிதனின் பல வேலைகளை எளிதாக்கிவிட்டது. எனவே நீங்கள் நாள் முழுவதும் நாற்காலியில் உட்காந்து வேலை செய்வதுடன், வீடு திரும்பியதும் நாற்காலியில் சாய்ந்தவாறே தொலைக்காட்சி பார்க்க நேரிடுகிறது. எனவே உடல் இயக்கத்திற்கும் உடற்பயிற்சிக்கும் தனியாக நேரம் ஒதுக்க வேண்டியிருக்கிறது. ஆனால் இவ்வாறு செய்வது உங்களுக்குப் பல நல்ல பலனைக் கொண்டுவருகிறது. குறிப்பாக நீங்கள் நீரிழிவு உள்ளவராக இருந்தால் இப்பலன் மேலும் அதிகமாகிறது.

இந்தப் பகுதியில் இடம்பெறும் தகவல்கள் உங்களுக்கு வாழ்க்கையை மேலும் இயக்கத்துடன் கழிக்க உதவும். இதன் பலன்களை நீங்கள் வேண்டாம் எனச் சொல்லமாட்டீர்கள். ஏனெனில் சிறிதளவு உடற்பயிற்சி மற்றும் அன்றாட வேலைகளில் உடல் இயக்கத்துடன் இயங்குவதன் மூலம் நீங்கள் நல்ல உடல்நலத்தைப் பெறுவதுடன் உங்கள் நீரிழிவும் கட்டுக்குள் வருகிறது.

## உடல் உழைப்பும் உடற்பயிற்சியும்

உடல் உழைப்பு என்பது நாம் செய்யும் எல்லா வேலைகளையும் குறிக்கிறது. புல் வெட்டுதல், வீட்டு வேலை செய்தல், மாடி ஏறுதல் போன்றவை இவற்றில் அடங்கும். உடற்பயிற்சி என்பது மேலும் வரையறுக்கப்பட்ட உடலியக்கமாகும். இது மீண்டும் மீண்டும் செய்யப்படும் சில அசைவுகளைக் கொண்டது. இதன் மூலம் உடலின் சில பகுதிகள் வலுவடைவதுடன், உங்கள் இதய நாள மண்டலமும் பலம் பெறுகிறது.

உடற்பயிற்சி என்பது நடத்தல், நீந்துதல், சைக்கிள் ஓட்டுதல் போன்ற பல இயக்கங்களை உள்ளடக்கியதாகும்.

நீங்கள் உடற்பயிற்சி செய்தாலும் கடும் உடலுழைப்பில் ஈடுபட்டாலும் அடிக்கடி உங்கள் இரத்த குளுகோஸ் அளவை அளந்தறிந்து அதற்கேற்றவாறு மருந்துகளின் அளவை மாற்றித் தாழ்குளுகோஸ் நிலை ஏற்படாமல் பார்த்துக்கொள்ளுங்கள்.

### உங்கள் ஒவ்வொரு அசைவும் கணக்கில் கொள்ளப்படும்

தினமும் முறையாகச் செய்யும் உடற்பயிற்சிகள் உங்களுக்குப் பெரும் பலன்களைக் கொண்டுவரும். அத்துடன் நீங்கள் அன்றாடம் ஓடியாடிச் சுறுசுறுப்பாக இயங்குவதன் மூலம் மேலும் பல பலன்களைப் பெற முடியும். உடற்பயிற்சியைப் போலவே உடலுழைப்பும் உங்கள் இரத்த குளுகோஸ், கொலஸ்டிரால் மற்றும் இரத்த அழுத்தத்தைக் கட்டுப்படுத்த உதவும்.

எனவே உங்கள் அன்றாட வேலைகளில் மேலும் சுறுசுறுப்பாக இயங்க முயலுங்கள்.

### நடைக் கண்காணிப்புக் கருவி (பீடோ மீட்டர்): உங்கள் ஆரோக்கியத்திற்கு முதல் படி

நடைப்பயிற்சி செய்வதைத் தூண்டும் கருவி ஒன்று உங்களுக்குத் தேவையெனில் நடைக் கண்காணிப்புக் கருவி ஒன்று வாங்குங்கள். விலை குறைந்த இந்தச் சிறிய கருவி உங்கள் உடல் அசைவுகளைக் கண்காணிப்பதுடன், உங்கள் ஒவ்வொரு அடியையும் கணித்து, சின்னத் திரையில் காட்டுகிறது. சில கருவிகளில் மேலும் சில வசதிகள் உள்ளன.

உங்கள் உடல் தகுதிக்கு ஏற்ப இலக்கு நிர்ணயித்து மெல்ல முன்னேறுங்கள். மெல்ல முன்னேறத் தினமும் 10,000 அடிகளாவது எடுத்துவையுங்கள். நடைக் கண்காணிப்புக் கருவி வாங்கும்போது:

- எளிமையாகப் பயன்படுத்த உதவுவதாக
- வீட்டினுள்ளும் வெளியிலும் பயன்படுத்தக்கூடியதாக
- எடை குறைந்ததாகவும் உங்கள் உடைகளில் எளிதில் மாட்டிக் கொள்ளக்கூடியதாக
- உடலிலிருந்து நழுவி விழுந்துவிடாத நல்ல அழுத்தமான 'கிளிப்' உடைய ஒன்றாக இருக்குமாறு பார்த்து வாங்குங்கள்.

நடைக் கண்காணிப்புக் கருவிகள் நடப்பதை மட்டுமன்றி உடலின் மற்ற இயக்கங்களையும் பதிவுசெய்யும். எனவே நாளின் இறுதியில் நீங்கள் அதிக அடிகள் எடுத்துவைத்த உணர்வை இது காட்டும்.

- லிஃப்டில் செல்வதற்குப் பதிலாக மாடிப்படிகளில் ஏறுங்கள்.
- காரை நிறுத்துமிடத்தில் நிறுத்திவிட்டுக் கொஞ்சம் அதிக தூரம் நடந்து பணியிடம் செல்லுங்கள்.
- கார்களை நீங்களே கழுவுங்கள்.
- குறுகிய தூரப் பயணங்களுக்குக் காரில் செல்வதற்குப் பதில் நடந்து செல்லுங்கள்.
- அடிக்கடி பக்கத்தில் உள்ள இடங்களுக்குக் குடும்பத்தினருடன் நடந்து செல்லுங்கள்.
- உங்கள் நாய்களுடன் அடிக்கடி நடைப்பயிற்சி செய்யுங்கள்.
- தினமும் வீடு பெருக்கி, கழுவும் வேலையை நீங்களே செய்யுங்கள்.
- உங்கள் தோட்டத்தில் வேலை செய்யுங்கள்.
- ரிமோட் கண்ட்ரோல் பயன்படுத்துவதற்குப் பதிலாக எழுந்து சென்று தொலைக்காட்சி அலைவரிசையை மாற்றுங்கள்.

## உடற்பயிற்சியின் பலன்கள்

நீங்கள் தினமும் ஒழுங்காக உடற்பயிற்சி செய்யும்போது,
- உங்கள் உடலின் மொத்த நலனும் அதிகரிப்பதுடன், வலுவும் கூடி, அன்றாட வேலைகளை எளிதாக்குகிறது
- களைப்பையும் தளர்வையும் நீக்கி உங்களைச் சக்திமிக்கவராக்குகிறது
- தசை மற்றும் மூட்டுகளின் நெகிழ்வுத் தன்மையை அதிகரிக்கிறது
- எலும்புத் தேய்வையும் எலும்பு இழப்பையும் தடுக்கிறது
- தசைகளின் திண்மத்தையும் இயல்பியக்கத்தையும் அதிகரிக்கிறது
- உங்களுக்கு இரத்த அழுத்தம் அதிகரிக்காமல் தடுக்கிறது. உங்கள் மனஅழுத்தத்தையும் மனச் சிக்கல்களையும் குறைக்கிறது
- உங்கள் மனச்சோர்வு மற்றும் மனப்பதற்றத்தைத் தடுக்கிறது
- உங்களின் கூர்மையை அதிகரிக்கிறது
- உங்கள் பசியைக் குறைக்கிறது
- நீங்கள் நலமாக இருப்பதை உறுதி செய்கிறது.

முறையாக உடற்பயிற்சி செய்யும்போது மற்றவர்களைவிட நீரிழிவால் பாதிக்கப்பட்டவர்களுக்கு அதன் பலன் மேலும் அதிகமாகிறது.

## இரத்த குளுகோஸ் அளவைக் கட்டுப்படுத்துகிறது

உடற்பயிற்சி உங்கள் இரத்த குளுகோஸ் அளவைக் குறைத்து நீரிழிவைக் கட்டுக்குள்வைக்க உதவுகிறது. நீங்கள் உடற்பயிற்சி செய்யும் அளவைப் பொறுத்தும் உடற்பயிற்சித் திறனைப் பொறுத்தும் இரத்த குளுகோஸ் குறையும் அளவு மாறுபடுகிறது.

> **நீங்கள் நல்ல உடல் தகுதி உள்ளவரா?**
> நீங்கள் நாளின் பெரும்பகுதியில் அசைவுகளின்றி உட்கார்ந்தே பணி புரிபவராக இருந்தால் உங்கள் உடல் தகுதி மெல்லக் குறையும். மேலும் நீங்கள் தொடர்ந்து இயக்கமற்று இருக்க நேரும்போது உங்களுக்கு,
> - பெரும்பாலான நேரங்களில் களைப்பும் தளர்ச்சியும் காணப்படும்
> - வயது ஒத்தவர்களைப் போல உங்களால் சுறுசுறுப்பாக இருக்க இயலாது
> - எளிதில் களைப்படைய நேர்வதால் நீங்கள் உடலுழைப்பைத் தவிர்க்க விரும்புவீர்கள்
> - குறைந்த தூரம் நடந்தவுடன் மூச்சிரைக்கும். சில அடி உயரம் கூட மாடிப்படிகளில் ஏற முடியாது
>
> உடற்பயிற்சி உங்களது இயலாமையைக் குறைப்பதுடன் நீரிழிவு மற்றும் நாள்பட்ட பல நோய்களால் விரைவில் மரணம் ஏற்படாமல் தடுக்கிறது.

நல்ல ஆரோக்கியமான உணவுத் திட்டத்துடன், முறையான உடற்பயிற்சி மூலம் நீங்கள் எடுத்துக்கொள்ளும் மருந்தின் அளவுகூடக் குறைகிறது. சிலருக்கு வகை 2 நீரிழிவை மாத்திரைகள் மருந்துகளின்றி வெறும் உணவுக் கட்டுப்பாடு மற்றும் உடற்பயிற்சி மூலம் மட்டுமே கட்டுப்படுத்த இயலும்.

ஆனால் ஒன்றை மனத்தில் கொள்ளுங்கள். உடற்பயிற்சி சில சமயம் இரத்த குளுகோஸ் அளவை அதிகரிக்கும். குறிப்பாக இரத்த குளுகோஸ் 300 மிகி/டெலி அளவிற்குமேல் உள்ளபோது நீங்கள் உடற்பயிற்சி செய்தால் இவ்வாறு ஏற்படலாம் (காண்க 'உடற்பயிற்சிகளும் இரத்த குளுகோஸ் கண்காணிப்பும்' பக். 108).

### இதய நோய் ஏற்படாமல் தடுக்கிறது

உடற்பயிற்சி உங்கள் இதயத்திற்கும் நாளங்களுக்கும் நன்மை செய்கிறது. உங்கள் நாளங்களின் இரத்த ஓட்டத்தை அதிகரிப்பதுடன் இதயத்தின் 'பம்ப்' செய்யும் திறனையும் அதிகரிக்கிறது. நல்ல ஆரோக்கியமான உணவுடன், உடற்பயிற்சியும் இணையும்போது எல்டிஎல் கொலஸ்டிரால் (கெட்ட கொலஸ்டிரால்) குறைகிறது. இதனால் நாளத்தின் கடினமாகும் தன்மையும் குறைகிறது. மேலும் உடற்பயிற்சி செய்யும்போது எச்டிஎல் கொலஸ்டிரால் (நல்ல கொலஸ்டிரால்) அதிகரிக்கிறது. இது நாளங்களை அடைப்பின்றிக் காக்கிறது. மேலும் இதனால் இரத்த அழுத்தம் அதிகரிக்காமல் தடுக்கிறது.

## உடல் எடையைக் கட்டுக்குள் வைக்கிறது

நல்ல ஆரோக்கியமான உணவுடன், உடற்பயிற்சியும் சேரும்போது உங்கள் எடை குறைந்து உடல் எடை ஆரோக்கியமான நிலையில் நீடிக்கிறது. முறையான, ஒழுங்கான உடற்பயிற்சி உங்கள் கலோரிகளை எரித்து, வளர்சிதை மாற்றத்தை அதிகரித்து, எடை குறைய உதவுகிறது.

## என்ன வகை உடற்பயிற்சி?

காற்றில் ஆடிச் செய்யும் உடற்பயிற்சி மூலம் உங்கள் இதயம், நுரையீரல் மற்றும் இரத்தஓட்ட மண்டலத்தின் ஆரோக்கியம் அதிகரிக்கிறது. காற்றில் ஆடிச் செல்வது என்பது 'பிராண வாயுவுடன் (ஆக்ஸிஜனுடன்) இணைவது' என அர்த்தமாகும். எனவே இவ்வகை உடற்பயிற்சி உங்கள் சுவாசத்தையும் இதயத்துடிப்பையும் அதிகரிக்கும்.

உங்கள் உடற்பயிற்சித் திட்டத்தில் பெரும் பகுதியை இவ்வகைப் பயிற்சிகளே கொண்டுள்ளன. மிதமான அளவில் செய்யும் இந்தப் பயிற்சிகளில் சில:

- நடைப்பயிற்சி
- மிதிவண்டி ஓட்டுதல்
- காற்றில் நடனமிடல்
- குதித்தோடுதல்
- டென்னிஸ்
- நீந்துதல்.

காற்றில் ஆடிச் செய்யும் உடற்பயிற்சிகள் உங்கள் சுவாசத்திறனை மேம்படுத்துவதால் மூச்சுவாங்கும் சிரமமின்றி வேலைகளைச் செய்வதுடன் மாடிப்படியும் ஏறலாம்.

## முழுமையான உடல் திறன் பயிற்சியை உருவாக்குதல்

காற்று வாங்கும் உடற்பயிற்சிகளுடன் தசைகளை இழுக்கும், தளர்த்தும், வலுவாக்கும் பயிற்சிகளையும் செய்வது நன்மை பயக்கும்.

**தசையிழுத்துத் தளர்த்துதல்.** காற்று வாங்கும் உடற்பயிற்சிக்குமுன் இதனைச் செய்வதன் மூலம் உங்கள் மூட்டுகள் தளர்வடைந்து அசைவியக்கத்தின் திறன் மேம்படும். இது மூட்டுகளில் காயமும்

### நடக்கலாமா?

நடைப்பயிற்சியே காற்று வாங்கும் எளிய உடற்பயிற்சியாகும். தினமும் 40 நிமிடங்கள் என வாரத்திற்கு 4 நாட்கள் நடந்தால் உங்கள் இன்சுலின் எதிர்ப்புணர்வு குறைந்து உங்கள் இரத்த குளுகோஸ் கட்டுக்குள் வரும். மேலும் 8 ஆண்டுகளாக 70,000 பெண்களிடம் செய்த ஆய்வின்படி ஒரு நாளைக்கு ஒரு மணி நேரம் நடப்பதன் மூலம் பெண்களுக்கு ஏற்படும் நீரிழிவு வகை 2 பாதியாகக் குறைகிறது.

வலியும் ஏற்படாமல் தடுக்கிறது. அதனால் குளிர்ந்த நிலையில் உள்ள தசைகளைத் தசையிழுப்புப் பயிற்சிக்கு உள்ளாக்க வேண்டாம். முதலில் தசைகளைத் தளர்த்திச் சூடாக்கும் பயிற்சிகளை 3 முதல் 5 நிமிடங்கள் செய்யுங்கள். சாதாரண நடை இதற்கு உதாரணமாகும். இந்த லேசான உடற்பயிற்சிக்குப் பிறகு தசைகளை இழுத்துத் தளர்த்தும் பயிற்சிகளை ஆரம்பியுங்கள். மெல்ல நிதானமாகத் தசையை இழுத்து அதன் இறுக்கத்தை உணரும்வரை செய்யுங்கள்.

இங்கே 4 வகையான தசையிழுப்புத் தளர்வுப் பயிற்சிகள் கொடுக்கப் பட்டுள்ளன. ஒவ்வொன்றும் ஒரு தசைத் தொகுதிக்கானது. இதனை வாரத்திற்கு 3 முதல் 5 நாள்கள் செய்யுங்கள். நல்ல உடல் உழைப்பிற்குப் பின் செய்யுங்கள்.

**வலுவாக்கும் உடற்பயிற்சிகள்.** வலுவாக்கும் உடற்பயிற்சிகளால் உங்கள் தசைகள் வலுப்படுவதுடன், நிலை, நடை மற்றும் கூட்டசைவு களுடன் வலுவாகும். இவை எலும்புகளை வலுவாக்குவதுடன், வளர்சிதைமாற்ற வேகத்தை அதிகரிப்பதால் உடல் எடையையும் சரியாக வைக்க உதவுகிறது.

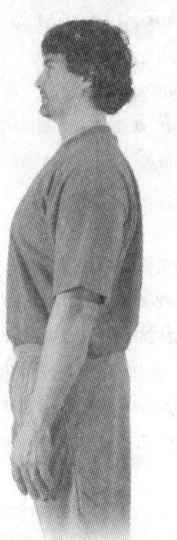
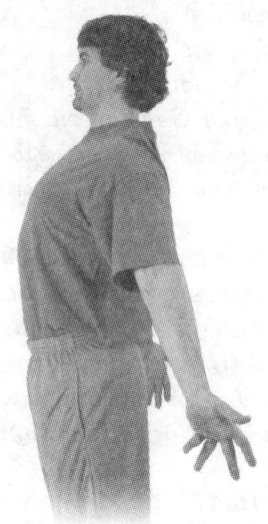

**நெஞ்சிழுப்பு.** கைகளை உடலருகில் தொங்கவிட்டபடி நில்லுங்கள். கைகளைப் பின்பக்கம் திருப்பி வளைத்துப் படத்தில் காட்டியபடிச் செய்யுங்கள். இரண்டு தோள்பட்டைகளும் உரசட்டும். நன்றாக உள்மூச்சு வாங்குங்கள். நெஞ்சை நிமிர்த்துங்கள். 30 விநாடிகள் அப்படியே இருங்கள். பின்னர் மூச்சை வெளியே விட்டு நெஞ்சைத் தளர்த்துங்கள். பழைய நிலைக்குத் திரும்புங்கள். மீண்டும் செய்யுங்கள்.

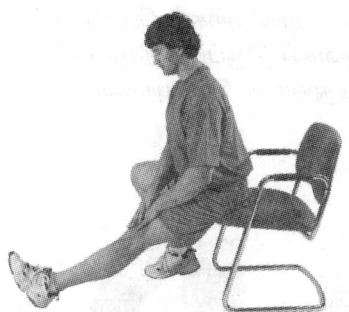

**உட்கார்ந்தபடியே தொடைத் தசையிழுப்பு.** வலுவான நாற்காலியில் படத்தில் காட்டியபடி அமருங்கள். உங்கள் முதுகு இயல்பாக இருக்கட்டும். மெல்ல உங்கள் இடது முட்டியை நேராக்குங்கள். உங்கள் தொடைத் தசைகள் பின்புறத்தில் இழுப்பதைப் போன்று உணருவீர்கள். உங்கள் கைகளைக் கொண்டு மெல்லக் கீழ்நோக்கி அழுத்துங்கள். 30 விநாடிகள் அப்படியே இருங்கள். பின்னர் தளர்வடையுங்கள். பின்னர் அடுத்த காலுக்கு இதுபோல் செய்யுங்கள்.

**கெண்டைக்கால் தசையிழுப்புப் பயிற்சி.** ஒரு சுவருக்கு முன்னர் கைகள் நீட்டும் தூரத்தில் நின்றுகொள்ளுங்கள். வலது காலை நேராக்கி உங்கள் இடது காலை மடக்கி இடது முட்டியைச் சுவர் நோக்கிச் செலுத்துங்கள். இது உங்கள் வலது கெண்டைக்கால் தசைகளை இழுக்கச் செய்யும். 30 விநாடிகள் காத்திருந்து தளர்த்துங்கள். பின் அடுத்த காலுக்கு மாற்றிச் செய்யுங்கள்.

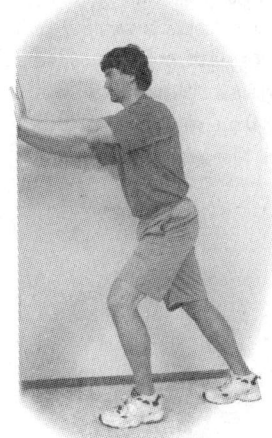

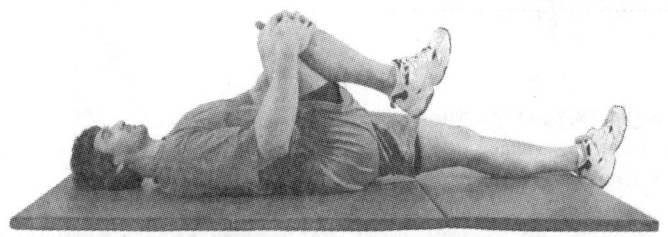

**முழங்கால் முட்டியை நெஞ்சுடன் இழுக்கும் பயிற்சி★.** தரையிலோ கடினமான பலகையிலோ முதுகு படுமாறு படுத்துக்கொள்ளுங்கள். இடது காலை நீட்டிய நிலையில் வலது காலை மடக்கி நெஞ்சுக்குக் கொண்டுவாருங்கள். இதற்குப் படத்தில் காட்டியபடி இரண்டு கைகளையும் உபயோகியுங்கள். இது உங்கள் முதுகின் கீழ்ப்பக்கத் தசைகளை இழுக்க உதவும். 30 விநாடிகள் அப்படி இருந்து தளர்த்துங்கள். பின்னர் அடுத்த காலுக்குச் செய்யுங்கள்.

★ உங்களுக்கு எலும்புத் தேய்வு நோய் இருந்தால் இவற்றைச் செய்ய வேண்டாம். ஏனெனில் அப்போது முதுகெலும்பு உடையும் வாய்ப்பு உண்டு.

கீழே நான்கு வகையான வலுவாக்கும் உடற்பயிற்சிகள் கொடுக்கப் பட்டுள்ளன. இவற்றைத் தினமும் 15 தடவைகள் திருப்பித் திருப்பிச் செய்யுங்கள். தூக்கும்போது கவனமாக மெதுவாகச் செய்யுங்கள்.

**சுவர் தள்ளுதல் (அ) மேசையைத் தள்ளுதல்.** படத்தில் காட்டியபடி சுவரையோ அல்லது மேசையையோ கைகளால் தாங்கியவாறு நில்லுங்கள். மெல்ல உங்கள் முழங்கைகளை மடக்கி உங்கள் மார்பை மேசையை நோக்கி நகர்த்துங்கள். இப்போது உடல் எடையைக் கைகளால் தாங்கிக் கொள்ளுங்கள். குதிகாலைத் தரையில் ஊன்றுங்கள். பின்னர் கைகளை நிமிர்த்தி உடலை உயர்த்துங்கள். பழைய நிலைக்கு வாருங்கள்.

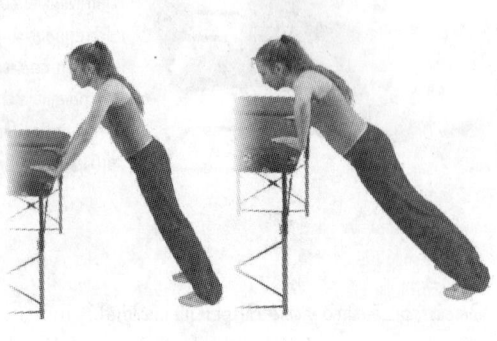

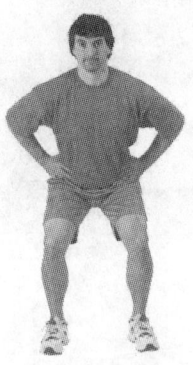

**முதுகை வலுவாக்குதல்.** இரண்டு கால்களையும் சற்று அகலமாக்கி நில்லுங்கள். தோள்பட்டைகளைப் படத்தில் காட்டியபடி அகல விரித்துவையுங்கள். பின்னர் கைகளை மடக்கி இடுப்பில் வையுங்கள். பின் முதுகை இயல்பாக வையுங்கள். மெதுவாக முதுகை மடக்குங்கள். கால் மூட்டுகளை உங்களால் முடிந்தவரை மடக்குங்கள். ஆனால் 90 டிகிரிக்கு மேல் மடக்க வேண்டாம். முட்டியை உங்கள் பாதம் உள்ள நேர்க்கோட்டில் வையுங்கள். அதைத் தாண்ட வேண்டாம். பின்னர் பழைய நிலைக்குத் திரும்புங்கள்.

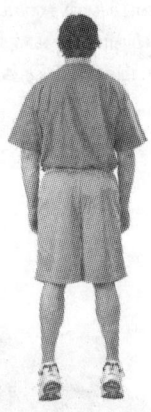

**கெண்டைக்கால் தசை வலுவாக்கல்.** கால்களை விரித்துக் கைகளைத் தளர்த்திப் படத்தில் காட்டியபடி நில்லுங்கள். உங்கள் சமநிலை பாதிக்கப்படாமல் இருக்க முதுகை ஒரு நாற்காலியில் சாய்த்துக் கொள்ளலாம். பின்னர் உங்கள் குதிகாலை உயர்த்தி பாதவிரல்களால் நில்லுங்கள். இப்படியே இருங்கள், பின்னர் மெல்லப் பழைய நிலைக்குத் திரும்புங்கள்.

சுறுசுறுப்புடன் இருத்தல் 101

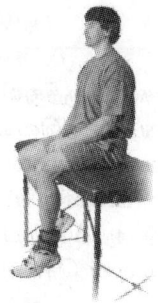 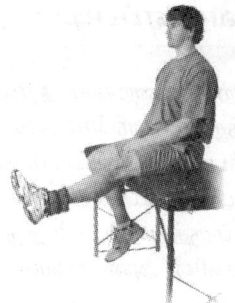

**கால் முட்டிகளை நிமிர்த்துதல்.** முதலில் படத்தில் காட்டியபடி இடது காலில் செய்யுங்கள். முதுகு இயல்பாக இருக்குமாறு பார்த்துக்கொள்ளுங்கள். பின்னர் மெல்ல இடது முழங்காலை நீட்டுங்கள். சிறிது நேரத்திற்குப் பிறகு கால்களைத் தளர்த்திப் பழைய நிலைக்கு வாருங்கள். இரண்டு கால்களாலும் செய்யுங்கள். உங்களுக்கு முழங்கால் மூட்டு மற்றும் முதுகுவலி இருந்தால் முதலில் கணுக்காலை வலுவாக்கியப் பின்னர் இந்தப் பயிற்சிகளைச் செய்யுங்கள். வயதானவர்களும் முதுகுப் பிரச்சினைகள் உள்ளவர்களும் பின்முதுகிற்குப் பாதுகாப்புப் பட்டை அணிந்துகொண்டு செய்யுங்கள்.

## எவ்வளவு உடற்பயிற்சி செய்வது?

தினமும் 30 நிமிடங்கள் என வாரம் முழுவதும் காற்று வாங்கும் உடற்பயிற்சிகள் செய்வது நல்லதாகும். நீங்கள் நீண்ட காலம் உடலுழைப்பு இல்லாதிருந்தால் பயிற்சியை மெல்ல ஆரம்பியுங்கள். முதலில் நாளொன்றிற்கு 10 நிமிடங்கள் என ஆரம்பித்து ஒவ்வொரு வாரமும் கொஞ்சம் கொஞ்சமாக நேரத்தை அதிகரியுங்கள். மெல்ல ஒவ்வொரு பயிற்சியாகச் சேர்த்துக்கொள்ளுங்கள்.

உங்கள் மொத்த உடல்நலனை அதிகரிக்கவும் தசைகளின் நெகிழ்வுத் தன்மையை அதிகரிக்கவும் மூட்டுகளின் அசைவுகளை அதிகரிக்கவும் தினமும் சில நிமிடங்கள் காற்று வாங்கும் உடற்பயிற்சிக்குப் பிறகு தசையிழுப்புப் பயிற்சிகளைச் செய்யுங்கள். தசையை வலுவாக்கும் பயிற்சிகளை வாரத்திற்கு 2 நாட்களாவது காற்று வாங்கும் பயிற்சிகளுடன் இணைத்துச் செய்யுங்கள்.

உங்களுக்கு உடற்பயிற்சி செய்ய 30 நிமிடங்கள்கூடக் கிடைக்கவில்லையெனில் சிறு சிறு இடைவெளிகளில் செய்யுங்கள். நிலையான மிதிவண்டியில் அமர்ந்து செலுத்தும் பயிற்சியைத் தினமும் காலை 10 முதல் 15 நிமிடங்கள் செய்யுங்கள். 10 முதல் 15 நிமிடங்கள் பிற்பகல் இடைவெளியில் நடைப்பயிற்சி செய்யுங்கள். மாலை 10 முதல் 15 நிமிடங்கள் வலுவாக்கும் உடற்பயிற்சிகளைச் செய்யுங்கள்.

## தொடங்குவது எப்படி?

ஓர் உடற்பயிற்சி முறையை ஆரம்பிக்கும் முன் உங்கள் மருத்துவரைப் பார்த்து மருத்துவப் பரிசோதனை செய்துகொள்ளுங்கள். ஏனெனில் உங்கள் உடற்பயிற்சித் திட்டம் உங்கள் உடல் தேவைகளுக்கும் உடல் நலனுக்கும் பொருத்தமாக அமைய வேண்டும். ஆகவே உங்கள் பயிற்சியின் வரம்புகளை மருத்துவரிடமிருந்து தெரிந்துகொண்டு அதற்கேற்ப உடற்பயிற்சிகளின் அசைவையும் தன்மையையும் முடிவு செய்யுங்கள்.

### உங்களுக்கு விருப்பமான பயிற்சியை மனமகிழ்வுடன் செய்யுங்கள்

உங்களுக்கு விருப்பமான பயிற்சியைத் தேர்ந்தெடுங்கள். வெளியில் செய்யும் பயிற்சிகளை விரும்பினால் நடைப்பயிற்சி அல்லது மிதிவண்டி ஓட்டுதல் போன்றவை நல்லதாகும். பலருடன் சேர்ந்து செய்யும் பயிற்சியை விரும்பினால் கோல்ஃப் போன்ற விளையாட்டைத் தேர்ந்தெடுங்கள். தொலைக்காட்சி பார்த்தல் அல்லது இசை கேட்பதை விரும்பினால் வீட்டினுள் செய்யப்படும் ஓடாத நிலையில் நின்றபடி செய்யும் மிதி வண்டிப் பயிற்சியையும் கருவியில் நடக்கும் பயிற்சியையும் செய்யலாம்.

உங்களுக்கு நீரிழிவு இருந்தால் சில வகை உடற்பயிற்சிகள் உங்களுக்கு ஏற்றதன்று. உதாரணமாக, உங்கள் பாதங்களில் உணர்ச்சி மாறுபாடுகள் இருந்தால் உங்களுக்கு நடையைவிட நீந்துதலே ஏற்ற பயிற்சியாகும். உங்களுக்குப் பார்வைக் குறைபாடு மற்றும் அடிக்கடி தாழ்குளுகோஸ் நிலை ஏற்பட்டால் வீட்டிற்குள் செய்யும் உடற்பயிற்சிகளே சிறந்தவை. மேலும் துணைக்கு ஒரு நண்பரையும் வைத்துக்கொள்ளலாம்.

### உங்கள் உடற்பயிற்சியை அட்டவணையிடுங்கள்

உடற்பயிற்சிக்கென நாளின் ஒரு பகுதியை ஒதுக்குங்கள். உங்கள் அட்டவணையில் என்ன என்ன செய்ய வேண்டுமெனக் குறித்து வையுங்கள். தினமும் நாளின் ஒரே நேரத்தில் தொடர்ந்து பயிற்சி செய்வதன் மூலம் அதனையும் உங்கள் அன்றாட வாழ்க்கையின் ஒரு பகுதியாக ஆக்குங்கள். சிலவேளை உங்கள் அட்டவணையைத் தேவைக்கேற்ப மாற்றிக்கொள்வதில் தவறில்லை. அதாவது உங்களுக்கு உடல் நிலை பாதிக்கப்பட்டால் மாற்றிக்கொள்ளுங்கள்.

### இலக்கு நிர்ணயித்துக்கொண்டு, உங்கள் வெற்றியைப் பட்டியலிடுங்கள்

ஓர் இலக்கை எட்டும்போது உங்களுக்கு மனம் நிறைவளிக்கும். அதனால் எட்டக்கூடிய இலக்கை நிர்ணயிப்பது நல்லது. எட்ட இயலாத இலக்கை நிர்ணயிக்கும்போது விரைவிலேயே நீங்கள் மனமொடிந்துபோவீர்கள்.

## இயலாமைக்குப் பொதுவான காரணங்கள்: உங்களால் அவற்றை இணைக்க முடிகிறதா?

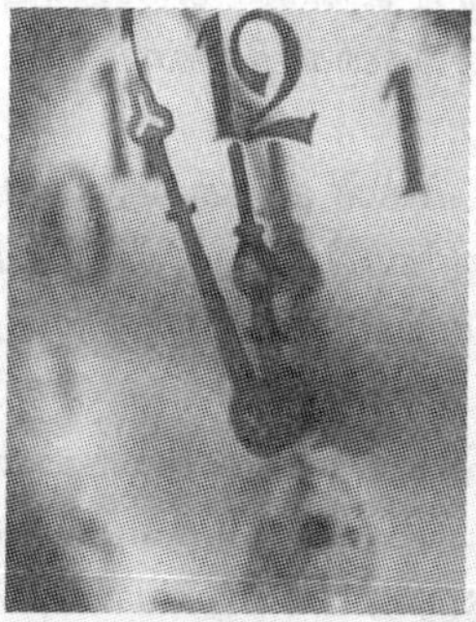

முறையான ஓர் உடற்பயிற்சித் திட்டத்தில் ஈடுபடுவது எளிதானதன்று. ஆனால் நீங்கள் ஆரோக்கியமாக வாழ விரும்பினால் இது போன்ற 'இயலாமைகளை' நீங்கள் விட்டொழிக்க வேண்டியது அவசியமாகும்.

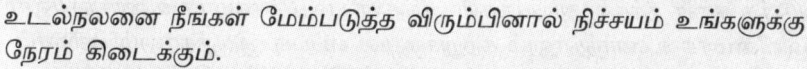

**எனக்கு வேலை மிகவும் அதிகம்.** உங்களால் 30 நிமிடங்கள் உடற்பயிற்சி செய்ய இயலாவிடில் இடைவெளிகளில் 10 நிமிடங்கள், விட்டு விட்டுப் பயிற்சி செய்யலாம். உங்கள் உடல்நலனை நீங்கள் மேம்படுத்த விரும்பினால் நிச்சயம் உங்களுக்கு நேரம் கிடைக்கும்.

**எனக்கு மிகவும் வயதாகிவிட்டது.** உடற்பயிற்சி செய்ய வயது ஒரு பொருட்டே இல்லை. உடற்பயிற்சி ஒவ்வொரு வயதிற்கும் அதற்கான பலன்களை அளிக்கிறது. இது நோய்கள் ஏற்படாமல் தடுப்பதுடன் ஏற்கெனவே உள்ள நோய்கள் முற்றாமலும் தடுக்கிறது. எனவே தனியாகவோ ஒத்த வயதினருடன் சேர்ந்தோ செய்யுங்கள். உடற்பயிற்சி கிளப்பில் சேர்ந்தும் செய்யலாம்.

**நான் மிகவும் குண்டாயிருக்கிறேன்.** பல விளையாட்டு வீரர்கள் ஒல்லியாகவும் நல்ல கட்டுடலுடனும் காணப்படுவர். ஆனால் உடற்பயிற்சி செய்பவர்களில் ஒரு சிலரே நல்ல உடற்கட்டுடன் காணப்படுவர். உங்களுடன் நடப்பவர், விளையாடுபவர்கள், மிதிவண்டி ஓட்டுபவர்கள் எல்லோரும் பல்வேறு உடல் அமைப்புகளுடன் காணப்படுவர். ஆனால் உடற்பயிற்சி உங்களுக்கு ஆரோக்கியமான உடல் எடையைக் கொடுக்கும்.

**நான் மிகவும் தளர்வாக இருக்கிறேன்.** அவ்வாறாயின் நீங்கள் உடற்பயிற்சியை மெல்ல ஆரம்பித்து, மெதுவாக அதிகரியுங்கள். எவ்வளவு அதிகமாகச் செய்கிறீர்களோ அவ்வளவு தூரம் உங்கள் உடல்நலத்திற்கு நல்லது.

**நான் மிகவும் நோய்வாய்ப்பட்டுள்ளேன்.** உங்கள் இரத்த குளுகோஸ் கட்டுக்குள் இல்லாததால் நீங்கள் உடற்பயிற்சி செய்ய விரும்ப வில்லையா? ஆனால் நீரிழிவுநோய் இருக்கிறது என்பதாலேயே நீங்கள் உடற்பயிற்சியைத் தவிர்க்க வேண்டாம். இதற்கு மாறாக உங்களுக்குத்தான் உடற்பயிற்சி மிகவும் அவசியம். நாளாக நாளாக நீங்கள் நலமடைவதை உணர்வீர்கள்.

உங்கள் உடல்நலன் மேம்பட மேம்படப் புதிய, கடினமான இலக்கு நோக்கி நகருங்கள். உங்கள் முன்னேற்றத்தைக் குறித்துவையுங்கள். இது உங்கள் திறனையும் நீங்கள் வருங்காலத்தில் எட்ட வேண்டிய இலக்கையும் காட்டும்.

### உங்கள் வழக்கத்தை மாற்றுங்கள்

ஆர்வமின்மை, ஈடுபாடின்மை போன்றவையே உடற்பயிற்சிகளைப் பாதியிலேயே நிறுத்துவதற்கு முக்கியக் காரணங்களாகின்றன. உடற்பயிற்சி உற்சாகமானதாக இருக்க ஒரே மாதிரி பயிற்சியைவிட மாற்றி மாற்றிச் செய்யுங்கள். உங்கள் உடல்நலன் மேம்படும்போது இலக்குகளையும் உங்களுக்குச் சவால்விடும்படி வைத்து உற்சாகமடையுங்கள். அதாவது ஒரு நாள் மிதிவண்டி ஓட்டுங்கள், மறுநாள் நடைப்பயிற்சி செய்யுங்கள், அடுத்த நாள் நீச்சல் அடியுங்கள். நீங்கள் பலமிக்கவராக உணர்ந்தாலும் பலவீனமாக உணர்ந்தாலும் சுற்றுச்சூழல் எப்படி இருந்தாலும் எல்லாப் பயிற்சிகளையும் எல்லாக் காலங்களுக்கும் தொடர்ந்து செய்யுங்கள்.

### சரியான வேகத்தை எட்டிப்பிடியுங்கள்

உடற்பயிற்சியில் வேகம் என்பது நீங்கள் எவ்வளவு கடினமாக உழைக்கிறீர்கள் என்பதைப் பொறுத்தது. அதற்காக உடற்பயிற்சியால் உடலை வருத்த வேண்டும் என்பதல்ல. உடற்பயிற்சியை மெல்ல ஆரம்பித்துக் கடினமானவற்றிற்கு மெதுவாகச் செல்லுங்கள். உடற்பயிற்சிக்கு முன்னர் லேசாக உடலைச் சூடாக்கும் ஆயத்த பயிற்சிகளையும் உடற்பயிற்சிக்குப் பின்னர் உடலைக் குளிரவைக்கும் பயிற்சிகளையும் செய்வதன் மூலம் உடலைச் சுறுசுறுப்புடன் வைக்க இயலும்.

சரியான வேகத்தில் உடற்பயிற்சி செய்வதை இதயத்துடிப்பு அல்லது பேசும் பரிசோதனை மூலம் உறுதிசெய்துகொள்ளுங்கள்

### உங்கள் இதயத்துடிப்பைக் கண்காணியுங்கள்

நீங்கள் கடினமாக உடற்பயிற்சி செய்யச் செய்ய உங்கள் இதயத் துடிப்பு மெல்ல அதிகரித்து உச்சபட்சத்தை எட்டும். நீரிழிவு உள்ளவர்கள் தங்கள் உச்சபட்ச இதயத்துடிப்பு அதிகரிப்பில் 50 முதல் 70 சதம் உயர்வு வரை உடற்பயிற்சி செய்யலாம். இது இதயத்துடிப்பு உயர்வில் உங்கள் இலக்காக அமையும்.

உங்களுக்கு இதய நோய் இருந்தாலும் நீரிழிவின் நோய்ச் சிக்கல்கள் இருந்தாலும் இதயத்துடிப்பினைப் பாதிக்கும் மருந்துகள் எடுத்துக்கொண்டிருந்தாலும் உங்கள் இதயத்துடிப்பு இலக்கு பற்றி மருத்துவரிடம் கேட்டுத் தெரிந்துகொள்ளுங்கள். நல்ல உடல்நிலையில்

உங்கள் இதயத்துடிப்பு இலக்கை அறியக் கீழ்க்காணும் வழிமுறைகள் உங்களுக்கு உதவலாம்:
1. உங்கள் உச்சபட்ச இதயத்துடிப்பை அறிய உங்கள் வயதை 0.7ஆல் பெருக்குங்கள். பின்னர் அதனை 208லிருந்து கழியுங்கள்.
2. குறைந்தபட்ச இதயத்துடிப்பை அறிய உங்கள் உச்சபட்ச இதயத் துடிப்பை 0.5ஆல் பெருக்குங்கள். அதாவது உச்சபட்ச இதயத் துடிப்பில் பாதியளவாகும்.
3. உங்களின் உயர்ந்த அளவு இதயத்துடிப்பை அறிய உங்கள் உச்சபட்ச இதயத்துடிப்பளவை 0.7ஆல் பெருக்கவும். அதாவது உச்சபட்ச அளவில் 70 சதம் உயர்ந்த அளவு இதயத்துடிப்பாகும். எடுத்துக்காட்டாக, உங்களுக்கு 60 வயதானால் உங்கள் உச்சபட்ச உடற்பயிற்சி இதயத்துடிப்பின் அளவு நிமிடத்திற்கு 166 ஆகும் (60×0.7=42; 208-42=166). உங்கள் குறைந்தபட்ச இதயத்துடிப்பு நிமிடத்திற்கு 83 (166×0.5). உங்கள் உயர்ந்த அளவு இதயத்துடிப்பு நிமிடத்திற்கு 116 (166×0.7). அப்படியானால் உடற்பயிற்சியின்போது உங்கள் இதயத்துடிப்பின் இலக்கு நிமிடத்திற்கு 83 முதல் 166 ஆகும்.

நீங்கள் புதிதாக ஓர் உடற்பயிற்சித் திட்டத்தை ஆரம்பிக்கிறீர்கள் என்றால் முதல் சில வாரங்களுக்குக் குறைந்தபட்ச அளவுகளையே இலக்காகக் கொள்ளுங்கள். பின்னர் மெதுவாக முன்னேறுங்கள். இரத்த மிகையழுத்த நோய்க்கு மருந்துகள் எடுத்துக்கொண்டால் உங்கள் மருத்துவரிடம் உங்கள் குறைந்தபட்ச இதயத்துடிப்பு இலக்கைக் கேட்டுத் தெரிந்துகொள்ளுங்கள். சில இரத்த அழுத்தக் குறைப்பு மருந்துகள் இதயத்துடிப்பைக் குறைவாக்கவல்லவை.

## நீங்கள் இலக்கை எட்டிவிட்டீர்களா?

உடற்பயிற்சியின்போது உங்கள் இதயத்துடிப்பு இலக்கை எட்டி விட்டீர்களா என்பதனை அறிய ஒரு நிமிடம் உடற்பயிற்சியை நிறுத்துங்கள்.
- உங்கள் இரண்டு விரல்களை அடுத்த கையின் பெருவிரல் பகுதியில் மணிக்கட்டுக்கருகில் மெல்ல வைத்து உங்கள் நாடித் துடிப்பை உணருங்கள்.
- நாடித்துடிப்பை 10 விநாடி களுக்கு எண்ணுங்கள்
- இதனை 6ஆல் பெருக்குங்கள். இதுதான் ஒரு நிமிடத்திற்கு உங்கள் இதயத்துடிப்பு ஆகும்.

## தளர்ச்சி அறிய உதவும் அளவுகோலை உபயோகித்தல்

நீங்கள் தினமும் செய்யும் உடற்பயிற்சியின் தீவிரத்தை அளக்க உதவும் மற்றுமொரு விதம் தளர்ச்சி அறியும் அளவுகோல் ஆகும். அறியப்படும் தளர்ச்சி என்பது நீங்கள் உடற்பயிற்சி செய்யும் போது உணரப்படும் தளர்ச்சி ஆகும். இதனைப் பல்வேறு உணர்வுகள், உடல் அழுத்தம், களைப்பு மூலம் அறியலாம்.

நல்ல உடல்நலன் பெற நீங்கள் ஓரளவு மிதமாகத் தளர்வு ஏற்படும்வரை தீவிர உடற்பயிற்சி செய்ய வேண்டும். இது தளர்ச்சி அறியும் அளவுகோலில் 3 அல்லது 4 எண்களைக் குறிப்பதாக அமைய வேண்டும். பூஜ்யம் என்பது தளர்ச்சி ஏதுமில்லை என்பதைக் குறிக்கும். அதாவது நீங்கள் வசதியாக நாற்காலியில் உட்கார்ந்திருக்கும் தன்மையைக் குறிக்கும். 10 என்பது மலைப் பாதையில் நடக்கும்போது ஏற்படும் தளர்வைக் குறிக்கும்.

| தளர்ச்சி அறிய உதவும் அளவுகோல் | |
|---|---|
| 10 | மிக மிகப் பலமானது |
| 9 | மிகவும் கடினமானது |
| 8 | அதிகம் கடினமானது |
| 7 | அதிகப் பலமானது |
| 6 | மிகப் பலமானது |
| 5 | பலமானது |
| 4 | ஓரளவு பலமானது |
| 3 | மிதமானது |
| 2 | பலவீனமானது |
| 1 | மிகவும் பலவீனமானது |
| 0 | ஒன்றுமேயில்லை |

போர்க் அளவுகோல் (1998) திருத்தி அமைக்கப்பட்டது

## பேச்சுப் பரிசோதனை செய்தல்

உடற்பயிற்சி செய்யும்போது உங்களால் சிறிது நேரம் மூச்சு வாங்காமல் பேச இயல வேண்டும். இது இயலாதபோது உங்கள் உடல் தகுதியை மீறிச் செய்வதாகக் கொண்டு உடற்பயிற்சியின் தீவிரத்தைக் குறைக்க வேண்டும். கடும் தீவிரத்துடன் செய்யப்படும் உடற்பயிற்சிகளால் ஏதும் பலனில்லை என்பதுடன் மிதமான உடற்பயிற்சிகளைப் போலன்றித் தீமையைத்தான் அவை கொண்டுவரும். இதனால் தசைக் காயங்கள், மூட்டுப் பாதிப்புகள் ஏற்படலாம்.

## காயங்களைத் தவிர்ப்பது எப்படி?

நீங்கள் நன்கு உடற்பயிற்சி செய்வது ஒருபுறம் இருக்கட்டும். ஆனால் உங்களுக்குக் காயம் ஏற்படாமல் முதலில் பார்த்துக்கொள்ளுங்கள். கீழ்க்காணும் விதிகளைப் பின்பற்றுங்கள்:

### தேவையான உடைகளையும் காலணிகளையும் அணியுங்கள்

காலச் சூழலுக்கும் உடற்பயிற்சிகளின் தன்மைக்கும் விளையாட்டின் தன்மைக்கும் ஏற்ற வகையில் உடைகளைத் தேர்ந்தெடுங்கள்.

உடற்பயிற்சி உங்கள் உடல் வெப்பத்தை அதிகரிக்கும் என்பதால் குறைவாக உடையணிவதே நல்லது. குளிர்காலங்களில் பல அடுக்குகள் உள்ள உடைகளைத் தேர்ந்தெடுங்கள். அப்போதுதான் உடல் சூடாகும்போதும் குளிரும்போதும் உடைகளை மாற்ற இயலும். வெப்பக் காலங்களில் மெல்லிய உடைகளையும் வெளிர் நிறங்கள் உள்ள உடைகளையும் தேர்ந்தெடுங்கள். அதிகமாக வியர்ப்பது உங்கள் கொழுப்பைக் குறைக்காது; நீர் இழப்பையே ஏற்படுத்தும். அதுவும் உங்கள் உடல் அளவுக்கு மீறிச் சூடேறும் ஆபத்தை அதிகரிக்கும். சூரிய ஒளியிலிருந்து பாதுகாத்துக்கொள்ள கிரீம்களையும் தொப்பியையும் பயன்படுத்துங்கள்.

உங்கள் காலணி மிகவும் இறுக்கமாக இருக்கக் கூடாது. சரியாகக் கால்களில் பொருந்த வேண்டும். காலணிகள் பிய்ந்துபோகும் முன் மாற்றிவிடுங்கள். சுத்தமான, பொருந்தும் காலுறைகளைத் தேர்ந்தெடுங்கள்.

## உங்கள் பாதங்களைப் பரிசோதியுங்கள்

உடற்பயிற்சி செய்யும் முன்னர் உங்கள் பாதங்களைப் பரிசோதியுங்கள். ஏதேனும் பாதிப்பு தென்பட்டால் அப்பகுதியைப் பஞ்சு வைத்துப் பாதுகாத்துக் கொள்ளுங்கள். காயம் ஏற்பட்டால் சோப்பு போட்டுக் கழுவி உயிரெதிர் களிம்புகள் தடவிக் கட்டுக் கட்டுங்கள். உடற்பயிற்சிக்குப் பின்னரும் கால்களைப் பரிசோதியுங்கள். தோல் சிவத்தல், தோல் சூடாதல், கொப்புளங்கள் இருக்கின்றனவா எனக் கவனியுங்கள்.

## ஏராளமாகத் திரவம் அருந்துங்கள்

உங்களுக்கு வியர்க்கும்போது ஏராளமான திரவ இழப்பு ஏற்படுகிறது. இந்தத் திரவ இழப்பை ஈடுசெய்வது அவசியம். இதற்குத் தண்ணீரே சிறந்தது. ஆனால் நீண்ட நேரம் உடற்பயிற்சி செய்வதாக இருந்தால் உங்களுக்குக் கலோரிகளுடன், மின்அயனிகளும் (மின்பகுபொருள், எலெக்ட்ரோலைட்ஸ்) தேவைப்படலாம். இவை, விளையாட்டு மென்பானங்களில் காணப்படும். உடற்பயிற்சிக்கு முன்னரும் உடற்பயிற்சியின்போதும் உடற்பயிற்சிக்குப் பிறகும் அதிக அளவில் நீர் அருந்துங்கள். குறிப்பாக வெப்பமான காலங்களில் உங்கள் உடலை நீரிழப்பின்றிப் பார்த்துக் கொள்வது அவசியமாகும்.

## உங்கள் சுற்றுச்சூழலிலும் கவனம் செலுத்துங்கள்

கடும் வெப்ப மாறுபாடுகள் உங்கள் உடலுக்கு ஊறு விளைவிக்கலாம். கடும் வெப்ப நாட்களில் வீட்டிற்குள் உடற்பயிற்சி செய்யுங்கள் அல்லது உடற்பயிற்சி செய்யக் காலை, மாலை நேரங்கள் நல்லது. வெளி வெப்பம் $80^0$ பாரன்ஹீட் அளவிற்கு மேல் காணப்பட்டால் வெளியில் உடற்பயிற்சி

செய்யாதீர்கள். குறிப்பாக ஈரப்பத எண் உயர்ந்து காணப்பட்டாலும் வெப்பக் குறியீடு உயர்ந்து காணப்பட்டாலும் வெளியே உடற்பயிற்சி செய்யாதீர்கள். வெப்பக் குறியீடு என்பது வெப்பம் மற்றும் ஈரப்பதம் கொண்டு அளவிடப்படுவது. நாம் உணரும் வெப்பத்தை உணர்த்தும். அதுபோல் மிகவும் குளிர்ச்சியான சூழலையும் தவிர்த்துவிடுங்கள்.

**சூடேற்றுதல் மற்றும் குளிரச் செய்தல்**

நீங்கள் உடற்பயிற்சி செய்வதற்குமுன் உடலை ஆயத்தப்படுத்துங்கள். முதலில் உடற்பயிற்சியை லேசான அளவில் செய்யுங்கள். பிறகு மெல்ல மெல்லக் கடினமாக்குங்கள். எடுத்துக்காட்டாக, வேகமாக நடக்கும் முன்னர் மிதமான வேகத்தில் முதலில் சில நிமிடங்கள் நடந்து செல்லுங்கள். இது உங்கள் இதயத்துடிப்பை மெல்ல அதிகரிக்கச் செய்வதுடன் நுரையீரலில் பிராண வாயு செல்வதையும் அதிகரிக்கும்.

இதேபோலத்தான் நீங்கள் உடற்பயிற்சியை முடிக்கும்போதும் சிறிது நேரம் மெல்ல நடந்து செல்லுங்கள். அது இதயம் துடிப்பை மெதுவாகக் குறைக்க உதவும். பயிற்சிக்குப் பின்னர் சற்று மெல்ல நடப்பது இறுகிப் போன உங்கள் தசைகளைத் தளர்த்தி நெகிழ உதவுகிறது.

**அபாயக் குறிகள்**

நீங்கள் வழக்கமான பயிற்சியைச் செய்தாலும் கீழ்க்கண்ட அறிகுறிகள் ஏற்பட்டால் அது ஏதோ சிக்கலைக் காட்டுவதாக உணர்வது அவசியம்.

- மூச்சுவிடக் கடும் சிரமம்
- கிறுகிறுப்பு, மயக்கம்
- வயிறு ஒட்டி இருப்பது போன்ற உணர்வு
- நெஞ்சு இறுகுவது போன்ற உணர்வு
- நெஞ்சுவலி
- கை, தாடையில் வலி
- இதயப் படபடப்பு.

உடற்பயிற்சியை உடன் நிறுத்துங்கள். 15 நிமிடங்களுக்கும் மேல் இவை நீடித்தால் உடன் மருத்துவ உதவியை நாடுங்கள். இவை கடும் நோய் நிலை ஏற்படுவதைக் குறிக்கும் அறிகுறிகளாகும்.

## உடற்பயிற்சிகளும் இரத்த குளுகோஸ் கண்காணிப்பும்

நீங்கள் உங்கள் இரத்த குளுகோஸ் அளவை உடற்பயிற்சி செய்யும் முன்னரும் பின்னரும் கண்காணித்துப் பதிவுசெய்ய வேண்டும்.

இது உடற்பயிற்சிக்கு உங்கள் உடல் எப்படி வினைபுரிகிறது என உங்கள் மருத்துவர் அறிய உதவும்.

உடற்பயிற்சி இரத்த குளுகோஸ் அளவைக் குறைக்கக்கூடும். உடற்பயிற்சியின்போது தசைகளிலும் கல்லீரலிலும் சேமிக்கப்பட்டுள்ள குளுகோஸ் சக்திக்காகப் பயன்படுத்தப்படுகிறது. உடற்பயிற்சிக்குப் பிறகு இரத்தத்தில் இருந்து குளுகோஸை அவை எடுத்துக்கொண்டு சேமிக்க ஆரம்பிப்பதால் இரத்தத்தில் உள்ள குளுகோஸ் அளவு குறைகிறது.

உடற்பயிற்சிக்கு முன்னர் உங்கள் இரத்த குளுகோஸ் அளவு மிகவும் குறையவில்லை என்பதைச் சோதனைமூலம் உறுதிப்படுத்திக் கொள்ளுங்கள். ஏனெனில் பயிற்சியின்போது அது மிகவும் குறைந்து மயக்கத்தை ஏற்படுத்தலாம். மேலும் இரத்தப் பரிசோதனை மூலம் இரத்த குளுகோஸ் அளவு மிகவும் அதிகரிக்காமலும் சிறுநீரில் கீடோன் வெளியாகாமலும் தடுக்க உதவும்.

## உடற்பயிற்சிக்கு முன்னர் இரண்டுமுறை இரத்த குளுகோஸ் அளவைப் பரிசோதியுங்கள்

இரத்த குளுகோஸில் ஏற்படும் ஏற்ற இறக்கங்களை அறிய, பயிற்சிக்கு 30 நிமிடங்கள் முன்னர் இரத்தப் பரிசோதனை செய்து கொய்யுங்கள். பிறகு உடற்பயிற்சி ஆரம்பிக்கும் முன்னர் ஒருமுறை செய்துகொள்ளுங்கள். இது உங்கள் இரத்த குளுகோஸ் ஏற்ற இறக்கமின்றி இருப்பதை உறுதிப்படுத்தும். பின்வரும் விதிமுறைகளைப் பின்பற்றி அபாயத்தைத் தவிர்க்கலாம்:

- *100 மிகி/டெலி அளவிற்கும் குறைந்து இருந்தால்.* குறைந்த கார்போஹைட்ரேட் உள்ள பழங்கள் போன்றவற்றை உண்ணுங்கள். 15 முதல் 30 நிமிடங்களுக்குப் பின்னர் மீண்டும் பரிசோதியுங்கள். உடற்பயிற்சி செய்வதற்கு முன்னர் இரத்த குளுகோஸ் 100 மிகி/டெலி என்ற அளவு வரும்வரை காத்திருங்கள்.
- *100 முதல் 250 மிகி/டெலி அளவு.* பலருக்கும் இதுதான் உடற்பயிற்சிக்கு முன்னர் பாதுகாப்பான அளவாகும்.
- *250 முதலும் அதற்கு மேலும்.* உடற்பயிற்சிக்கு முன்னர் சிறுநீரில் கீடோன் உள்ளதா எனப் பரிசோதியுங்கள். சிறுநீரில் கீடோன் மிதமாகவோ அதிகமாகவோ காணப்பட்டால் உடற்பயிற்சி செய்ய வேண்டாம். கீடோன் அளவு குறையும்வரை காத்திருங்கள். சிறுநீரில் கீடோன் வெளிப்படுவது உடலில் இரத்த குளுகோஸைக் கட்டுப்படுத்த இன்சுலின் இல்லை என்பதையே காட்டுகிறது. எனவே இதனை அப்படியே விட்டுவிட்டால் நீரிழிவு கீடோன் அமிலநிலை (கீடோஅசிடோசிஸ்) எனும் உயிருக்கு ஆபத்தான நிலை ஏற்படலாம்.

- **300 மிகி முதலும் அதற்கு மேலும்.** உடற்பயிற்சி செய்ய வேண்டாம். உடற்பயிற்சி ஆரம்பிக்கும் முன்னர் உங்கள் இரத்த குளூகோஸ் அளவைக் கட்டுக்குள் கொண்டுவர வேண்டும். இல்லையெனில் இரத்த குளூகோஸ் மேலும் அதிகரிக்கும் வாய்ப்பு உள்ளது. அதிக இரத்த குளூகோஸில் சிறுநீர் மிகையாக வெளியேறி நீரிழப்பை ஏற்படுத்தலாம்.

## உடற்பயிற்சியின்போது ஒவ்வொரு 30 நிமிடத்திற்கு ஒருமுறையும் இரத்தத்தைப் பரிசோதியுங்கள்

முதல்முதலாக நீங்கள் காற்று வாங்கும் உடற்பயிற்சி செய்யத் தொடங்குவீர்கள் என்றால் உடற்பயிற்சியின்போது உங்கள் இரத்த குளூகோஸை பரிசோதிப்பது அவசியம். புதிய உடற்பயிற்சி, புதிய விளையாட்டுகள், தீவிர உடற்பயிற்சி, அதிக நேரம் பயிற்சி செய்தல் போன்ற அனைத்திற்கும் இடையில் இரத்தப் பரிசோதனை அவசியமாகும். நீங்கள் வகை 1 நீரிழிவு உள்ளவராக இருந்தால் ஒவ்வொரு 30 நிமிடங்களுக்கு ஒருமுறையும் இரத்தப் பரிசோதனை செய்துகொள்ள வேண்டும்.

திடீரெனத் தாழ்குளூகோஸ் நிலை ஏற்பட்டால் மருத்துவம் செய்ய எப்போதும் குளூகோஸை உடன் எடுத்துச் செல்லுங்கள். இரத்த குளூகோஸ் 100 மிகி/டெலி அளவிற்குக் குறைந்தாலும், அளவு குறையாமல் குறைந்ததற்கான அறிகுறிகள் (நடுக்கம், தளர்வு, படபடப்பு, பதற்றம், வியர்த்தல், மனக்குழப்பம்) ஏற்பட்டதும் உடனடியாகக் குளூகோஸ் தரும் உணவுகளை உண்ணுங்கள்.

எடுத்துக்காட்டாக,

- 2 அல்லது 3 குளூகோஸ் மாத்திரைகள்
- 1/2 கப் பழரசம்
- 1/2 கப் மென்பானம்
- 5 முதல் 6 துண்டு கடின இனிப்பு வகைகள்.

இந்தச் சிற்றுண்டிக்குப் பிறகு 15 நிமிடங்கள் கழித்து இரத்தப் பரிசோதனை செய்துகொள்ளுங்கள். இன்னமும் இரத்த குளூகோஸ் குறைந்தே காணப்பட்டால் மற்றொரு சிற்றுண்டி எடுத்துக்கொண்டு 15 நிமிடங்கள் கழித்து மீண்டும் பரிசோதியுங்கள். உங்கள் இரத்த குளூகோஸ் 100 மிகி/டெலி அளவு அல்லது அதற்கு மேலும் வரும் வரை தொடர்ந்து உண்ணுங்கள்.

## உடற்பயிற்சிக்குப் பின்னர் இரண்டுமுறை இரத்தத்தைப் பரிசோதியுங்கள்

எவ்வளவு கடினமாக நீங்கள் பயிற்சி செய்கிறீர்களோ அந்த அளவிற்கு உங்கள் இரத்த குளூகோஸில் பாதிப்பு ஏற்படும். எனவே நீங்கள்

## எப்போது உடற்பயிற்சி செய்வது?

உங்கள் மருத்துவத்தைப் பொறுத்து நீங்கள் எப்போது உடற்பயிற்சி செய்ய வேண்டும் என்பதைத் தீர்மானிக்கலாம். நீங்கள் இன்சுலின் ஊசி எடுத்துக்கொள்பவரானால் விரைவாக இயங்கும் இன்சுலின் போட்டபின் 3 மணி நேரத்திற்கு உடற்பயிற்சி செய்ய வேண்டாம். இது தாழ்குளுகோஸ் நிலையை ஏற்படுத்தும். ஏனெனில் இன்சுலின், உடற்பயிற்சி இரண்டும் இரத்த குளுகோஸ் அளவைக் குறைக்கும். நீங்கள் உங்கள் இன்சுலின் அளவை மாற்ற வேண்டுமா அல்லது எவ்வளவு நேரம் கழித்து உடற்பயிற்சி செய்வது என்பது பற்றி உங்கள் மருத்துவரிடம் கேளுங்கள். மருத்துவரிடம் கேட்டுத் தெரிந்து கொள்ளும் முன்னர் ஒரு மணி நேரத்திற்கு மேல் தொடர்ச்சியாக உடற்பயிற்சி செய்யாதீர்கள்.

நீங்கள் வகை 1 நீரிழிவால் பாதிக்கப்பட்டவராக இருந்தால் ஒரு மணி நேரத்திற்கு முன் சிற்றுண்டி எடுத்துக்கொள்வது நலம் பயக்கும். ஆனால் வகை 2 நீரிழிவு உள்ளவர்களுக்கு இது தேவையில்லை. நீங்கள் நீரிழிவுக்கு மருந்துகள் எடுத்துக்கொள்ளவில்லை எனில் உணவுக்குப் பின்னர் தாராளமாக உடற்பயிற்சி செய்யலாம். ஏனெனில் அப்போது உங்கள் இரத்த குளுகோஸ் அளவு உச்சபட்சமாக இருக்கும்.

தாழ்குளுகோஸ் நிலை ஏற்படுவதைத் தவிர்க்கப் பயிற்சிக்குப் பிறகு இரண்டுமுறை இரத்தப் பரிசோதனை செய்யுங்கள். ஏனெனில் உடற்பயிற்சியை நிறுத்திப் பல மணி நேரத்திற்குப் பிறகுகூடத் தாழ்குளுகோஸ் நிலை ஏற்படலாம்.

### பொறுமையைக் கடைப்பிடியுங்கள்

நீங்கள் இரத்தப் பரிசோதனையைப் பலமுறை செய்வதைச் சிரமமாக நினைக்கக்கூடும். ஆனால் ஒருமுறை உடற்பயிற்சிக்கு உங்கள் இரத்த குளுகோஸ் எப்படிச் செயல்படுகிறது என அறிந்துகொண்டால் நீங்கள் எளிதில் உங்கள் மருத்துவரின் அறிவுரையைப் பின்பற்ற முடியும்.

## கேள்விகளும் பதில்களும்

என்னுடைய வழமையான உடற்பயிற்சி பாதிக்கப்பட்டால் என்ன செய்வது? இது உங்களுக்கு மட்டுமல்ல, எல்லோருக்கும் நிகழ்கிறது. வெளியூர் பயணம் மேற்கொண்டாலோ உடல்நலம் பாதிக்கப்பட்டாலோ உங்கள்

வழக்கமான உடற்பயிற்சித் திட்டம் செயல்படுத்த இயலாத நிலையை அடையும். நீண்ட நாள் திட்டத்தைச் செயல்படுத்தும்போது இது போன்ற தடைகளும் ஏற்படும். இந்தத் தற்காலிகத் தடைகள் பற்றிக் கவலைப்பட வேண்டாம். முடிந்தவரை தடை முடிந்ததும் வழக்கமான அட்டவணையைப் பின்பற்றுங்கள்.

**நான் உடற்பயிற்சி மேற்கொள்ள இயலாது என்பது போன்ற உணர்வுக்கு உள்ளானால் என்ன செய்வது?**
இது எப்படியும் ஒரு நாள் நிகழத்தான் போகிறது. ஒரு நாள் கடும் உழைப்பினாலும் சில நாள் கடுமையாகத் தளர்வடைவதாலும் சில நாள் மனநிலை சரியில்லாததாலும் இவ்வாறு நேரலாம். அத்தகைய நாட்களில் குறைந்தபட்சம் 5 நிமிடங்களாவது உடற்பயிற்சி செய்ய முயலுங்கள். உங்களுக்கு நீங்களே ஐந்து நிமிட உடற்பயிற்சி எனச் சொல்லிக் கொள்ளுங்கள். ஐந்து நிமிடத்திற்குப் பின் உடற்பயிற்சியைத் தொடர இயலாதுபோனால் நிறுத்திவிடுங்கள். அதைப் பற்றிக் கவலைப்பட வேண்டாம். நீங்கள் ஆரம்பித்துவிட்டால் 10 முறைகளில் 9 முறை தொடரத்தான் செய்வீர்கள்.

**மது அருந்திவிட்டு உடற்பயிற்சி செய்யலாமா?**
உடற்பயிற்சியுடன் மதுவைக் கலக்கும்போது தாழ்குளுகோஸ் ஏற்படும் நிலை அதிகமாகிறது. ஏனெனில் இவை இரண்டுமே இரத்த குளுகோஸ் அளவைக் குறைக்க வல்லவை. எனவே உடற்பயிற்சியின்போதோ அதற்குப் பிறகோ மது அருந்த வேண்டாம். சில வேளைகளில் உணவுடன் கலந்து சிறிது மது அருந்தலாம் (காண்க 'நீரிழிவு உள்ளவர்கள் மது அருந்தலாமா?' பக்.76).

**நான் ஒரு கடும் உழைப்பாளி. இருந்தும் எனக்கு உடற்பயிற்சி அவசியமா?**
நீங்கள் கடும் உழைப்பாளியாக இருந்தால், நாளொன்றிற்கு 8 முதல் 10 மணி நேரம் இயங்கிக்கொண்டே இருந்தால், குறிப்பாக உடல் உழைப்பு கொண்டவரானால், இந்த உழைப்பே உங்களுக்குக் கலோரிகளை எரித்து நலம் பயக்கும். எனினும் வேலையில் காட்டும் கடும் உடலுழைப்பு உடற்பயிற்சியின் அளவுக்கு நலம் பயப்பதில்லை. ஏனெனில் குறிப்பிட்ட உடற்பயிற்சிகள் உடலின் குறிப்பிட்ட பாகங்கள் வலுவாக உதவுவதுடன் மனச்சிக்கலிலிருந்தும் விடுவிக்கின்றன, இதய நாள மண்டலத்திற்கும் வலுச்சேர்க்கின்றன.

# பகுதி 3

## மருத்துவச் சிகிச்சைகள்

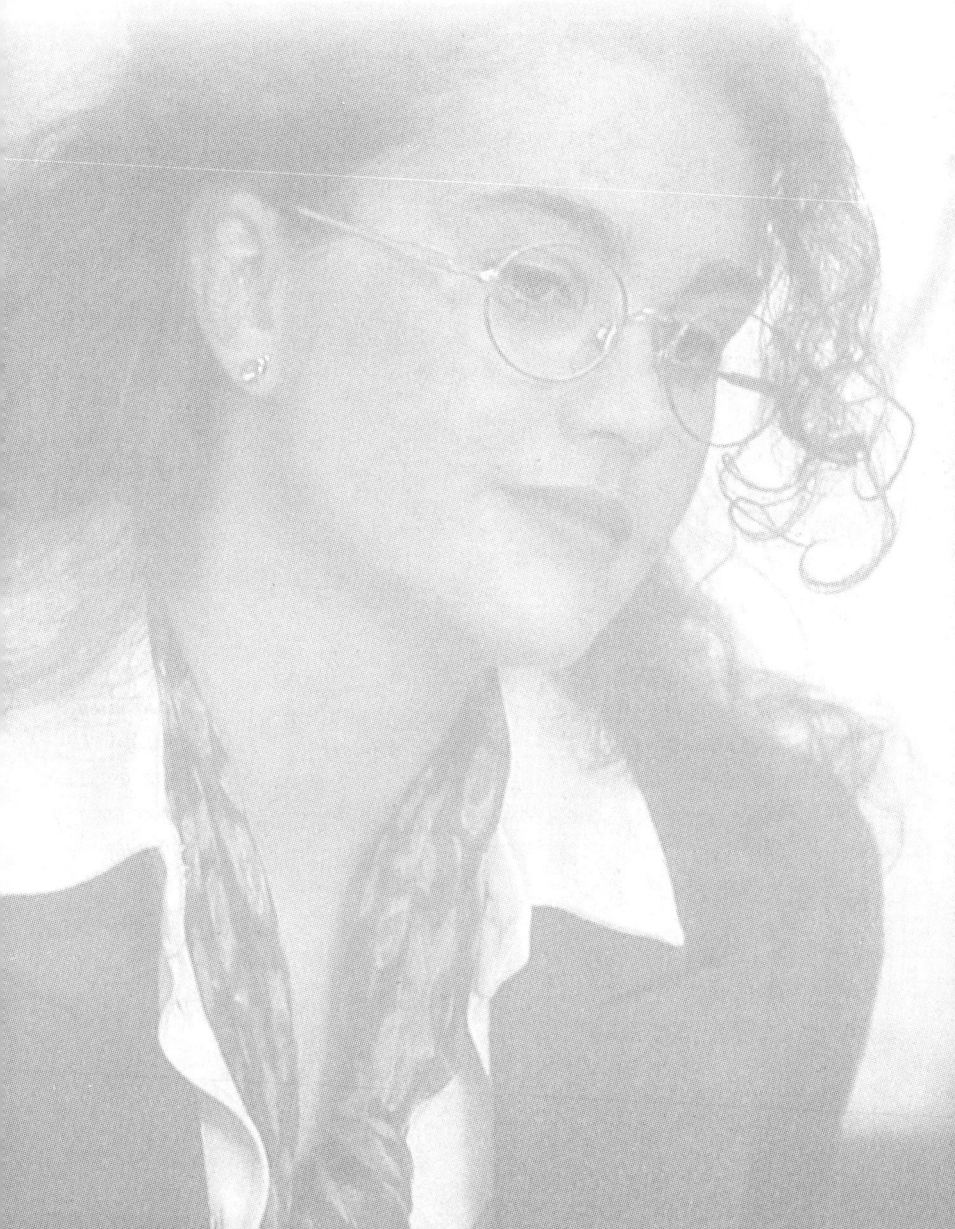

## இயல் 7

## இன்சுலின் மருத்துவம்

உங்களுக்கு வகை 1 நீரிழிவு இருந்தால் உடலில் இன்சுலின் உற்பத்தி இல்லாமல் போவதால் அந்தத் தேவையைப் பூர்த்திசெய்ய இன்சுலின் ஊசி தேவை. நீங்கள் வகை 2 நீரிழிவால் பாதிக்கப்பட்டவராக இருந்து வேறு மருந்துகள் மூலம் பலனில்லாவிடினும் உங்களுக்கு இன்சுலின் தேவைப்படும்.

இன்சுலின் மருத்துவம் இரண்டு நோக்கங்களைக் கொண்டது:
1. உங்கள் இரத்த குளுகோஸ் அளவைக் கிட்டத்தட்ட சரியான அளவில் வைக்க உதவுகிறது.
2. நாள்பட்ட நீரிழிவுச் சிக்கல்களைத் தவிர்க்க உதவுகிறது.

மிகவும் பரவலாகப் பயன்படுத்தப்படும் இன்சுலின் வகையானது, செயற்கையாகத் தயாரிக்கப்படும் மனித இன்சுலினாகும். இது பரிசோதனைச் சாலையில் தயாரிக்கப்படுகிறது; எனினும் வேதியியல் (இராசயனவியல்) ரீதியில் மனித இன்சுலினை ஒத்ததாகும். சில தயாரிப் பாளர்கள் கணையம் சுரக்கும் இன்சுலினை ஒத்த மாறுபட்ட இன்சுலின் களைத் தயாரிக்கிறார்கள். உங்கள் மருத்துவர் உங்களுக்கு எந்த இன்சுலின் நன்கு பொருந்தும் என முடிவுசெய்வார். அவர் உங்களுடைய,

- இரத்த குளுகோஸ் அளவின் ஏற்ற இறக்கங்கள்
- வாழ்க்கைமுறை
- உணவுப் பழக்கம்
- உடற்பயிற்சி
- உங்களுக்கு வேறு உடல்நலப் பிரச்சினைகள் இருக்கின்றனவா என்பவற்றைப் பொறுத்து இதனைத் தீர்மானிப்பார்.

### பிரம்லின்டைட் (சிம்லின்)

இன்சுலினைப் போலவே இரத்த குளுகோஸ் அளவைக் குறைக்க உபயோகிக்கும் சிம்லின் எனும் சிகிச்சை முறையையும் எஃப்டிஏ

சமீபத்தில் அங்கீகரித்துள்ளது. இதனை வகை 1 மற்றும் வகை 2 நீரிழிவு உள்ள வயதுவந்தவர்களுக்கு மட்டும் பயன்படுத்தி இரத்த குளுகோஸ் அளவைக் குறைக்கலாம். இதனை உணவு உண்பதற்கு முன் ஊசி மூலம் எடுத்துக்கொண்டால் உணவுக்குப் பின் மூன்று மணி நேரத்தில் இரத்த குளுகோஸ் குறையும் (காண்க, இயல் 8, பக். 149).

## இன்சுலின் வகைகள்

பல வகையான இன்சுலின்கள் புழக்கத்தில் உள்ளன. இவை வேலை செய்ய ஆரம்பிக்கும் நேரம், இவற்றின் உச்சபட்ச செயல்பாட்டு நேரம், செயலாற்றும் நேரம் ஆகியவைதான் மாறுபடுகின்றன. இன்சுலினை ஒரு பம்ப் மூலம் தொடர்ந்து ஊசி மூலம் செலுத்தும் முறையும் வழக்கத்தில் உள்ளது. நீங்களும் உங்கள் மருத்துவரும் இணைந்து உங்களுக்குத் தேவையான இன்சுலின் எது, தேவையான அளவு என்ன என முடிவு செய்யலாம்.

### முன்கலப்பு இன்சுலின் என்றால் என்ன?

மிக விரைவாக இயங்கும் இன்சுலின், குறைந்த நேரம் இயங்கும் இன்சுலின், நடுத்தர நேரம் இயங்கும் இன்சுலின் இவற்றின் கலவையே முன்கலப்பு இன்சுலின் (பிரீமிக்ஸ்டு) எனப்படுகிறது. இரண்டு வகை இன்சுலின் தேவைப்படும்போது அவற்றைத் தனித்தனியே இரண்டு ஊசிகளிடமிருந்து எடுப்பது - அதுவும் உங்கள் கண்பார்வைத் திறன் குறைந்திருக்கும்போதும் உங்கள் கை மூட்டுகள் அழற்சியால் பாதிக்கப்பட்டுள்ளபோதும் - சிரமமான காரியமாகும். எனினும் கலப்பு இன்சுலின்கள் உங்கள் தேவைக்கேற்ற அளவுகளில் கிடைப்பதில்லை.

பல வகைக் கலப்பு இன்சுலின்கள் இருக்கின்றன. அவற்றின் பெயர்கள் மிக நீளமானவை. பெயருக்குப் பின்னால் வரும் எண்கள் இன்சுலின் கலந்த அளவைத் தெரிவிக்கும். விரைவானவை 30 சதமும் நீண்ட நேரம் பணிபுரியும் இன்சுலின் 70 சதமும் உள்ளதை 70/30 எனவும் இரண்டும் சம அளவுகளில் உள்ளதை 50/50 எனவும் குறிக்கப்படும்.

நீங்கள் இரண்டு வகை இன்சுலின்கள் எடுத்துக்கொண்டாலும் அவற்றின் செயல்படும் நேரம் மாறினாலும் இரண்டும் கலந்து செயல்படும். உங்கள் மருத்துவர் ஆலோசனையின் பேரில் இதனை உபயோகியுங்கள். மிக விரைவாக இயங்கும் இன்சுலின் உள்ளவற்றை ஆகாரத்திற்கு 15 நிமிடங்களுக்கு முன்னதாகவும் விரைந்து இயங்கும் இன்சுலின் உள்ளவற்றை 30 நிமிடங்கள் முன்னரும் எடுத்துக்கொள்வது நல்லது.

## இன்சுலின் மருந்தளவு நேரங்கள்

இன்சுலின் மருந்து பல வகையாக எடுத்துக்கொள்ளப்படுகிறது.

**ஒருமுறை மட்டும்.** ஓரளவு நீண்டு பணிபுரிபவை அல்லது நீண்டு பணிபுரியும் இன்சுலின்களை ஒரு நாளில் ஒருமுறை மட்டும் எடுத்துக் கொண்டால் போதுமானது.

**கலந்து எடுத்துக்கொள்வது.** நீங்கள் விரைந்து பணியாற்றும் அல்லது மிக விரைந்து பணியாற்றும் இன்சுலினுடன், ஓரளவு நீண்டு பணியாற்றும் இன்சுலினை ஒரே ஊசியில் எடுத்துக் கலந்து உபயோகிக்கலாம்.

**முன்கலப்பு முறை.** முன்னதாகவே கலக்கப்பட்ட இருவேறு வகை இன்சுலின்கள் கலந்த மருந்தை ஒருமுறையோ இருமுறையோ எடுத்துக் கொள்ளலாம்.

**பிரித்து எடுக்கும் முறை.** ஓரளவு நீண்டு பணிபுரியும் இன்சுலின்களை ஒரு நாளில் இரண்டுமுறை காலை ஆகாரத்திற்கு முன்னதாகவோ மாலை உணவுக்கு முன்னதாகவோ அல்லது இரவு உணவுக்கு முன்னதாகவோ எடுத்துக்கொள்ளலாம்.

**இன்சுலின் கலந்து பிரித்து உபயோகித்தல்.** மிக விரைந்து பணியாற்றும் இன்சுலின் மற்றும் ஓரளவு நீண்டு பணியாற்றும் இன்சுலின் ஆகிய இரண்டும் கலந்து ஒரே ஊசியில் எடுத்து ஒரு நாளில் இரண்டுமுறை எடுத்துக்கொள்ளலாம். அதாவது காலை உணவுக்குமுன் ஒருமுறை, மாலை உணவுக்கு முன் ஒருமுறை என உபயோகிக்கலாம்.

**முன்கலப்பு இன்சுலினைப் பிரித்து உபயோகித்தல்.** முன்கலப்பு இன்சுலின் மருந்தைத் தினமும் இரண்டு வேளை பிரித்து எடுத்துக் கொள்ளும் முறை. காலை ஆகாரத்திற்கு முன்னரும் மாலை ஆகாரத்திற்கு முன்னரும் எடுத்துக்கொள்ள வேண்டும்.

**தீவிர இன்சுலின் சிகிச்சை முறை.** இதில் தினமும் பலமுறை இன்சுலின் மருந்து எடுத்துக்கொள்ள வேண்டும். அல்லது சிறிய பம்ப் மூலம் இன்சுலின் உடலில் ஏற்றப்படும்.

## தீவிர இன்சுலின் மருத்துவ முறை

இன்சுலின் மருந்து எடுத்துக்கொள்பவர்கள் தங்கள் இரத்த குளுகோஸ் அளவை ஓரளவு அல்லது முற்றிலும் இயல்பு நிலைக்குக் கொண்டு வந்தால் நீரிழிவின் சீர்கேடுகளிலிருந்து தப்பிக்கும் வாய்ப்பு அதிகம். இரத்த குளுகோஸைக் கட்டுப்பாட்டில் வைக்க எந்த வகை நீரிழிவு உள்ளவர்களுக்கும் உதவும் சிகிச்சை முறைகளில் தீவிர இன்சுலின் மருத்துவம் முக்கியமானதாகும். வகை 2 நீரிழிவு உள்ளவர்களுக்கு உட்கொள்ளும் மருந்துகள், இன்சுலின் மருத்துவ முறைகள் மற்றும்

## இன்சுலின் வகைகள்

நீங்களும் உங்கள் மருத்துவரும் இணைந்து எந்த வகை இன்சுலின் தேவை, எவ்வளவு தேவை என நிர்ணயுங்கள். கீழே கொடுக்கப் பட்டுள்ளவை எடுத்துக்காட்டுகளே. நீங்கள் உங்கள் மருத்துவரிடம் இது பற்றிப் பேசுங்கள். மேலும் மருந்துடன் இணைந்து வரும் குறிப்பிலிருந்து மருந்து பற்றிய முழுமையான தகவல்களைப் பெறலாம். எனினும் சில குறிப்புகளை மனத்தில் கொள்வது நல்லது.

| இன்சுலின் தன்மை | பெயர் | இயங்கத் தொடங்கும் நேரம் |
|---|---|---|
| **மிக விரைவாக இயங்குபவை** விரைவாக உள்ளிழுக்கப்படும் விரைவில் அழிவுறும். | இன்சுலின் அஸ்பார்ட்<br>இன்சுலின் குளுலிசின்<br>இன்சுலின் லிஸ்புரோ | *10* முதல் *30* நிமிடங்கள் |
| **குறைந்த காலம் இயங்குபவை** விரைவில் இயங்க ஆரம்பித்து மற்ற நீண்ட நேர இன்சுலின்கள் போல அல்லாது விரைவில் முடிவுறும். | இன்சுலின் ரெகுலர் (ஆர்) | *30* முதல் *60* நிமிடங்கள் |
| **நடுத்தரக் காலம் இயங்குபவை** குறைந்த காலம் இயங்கும் இன்சுலினைவிடக் காலம் தாழ்ந்து இயங்க ஆரம்பிக்கும். ஆனால் அதனைக் காட்டிலும் நீடித்து இயங்கும். | என்பிஎச்* | *1* முதல் *2* மணி நேரம் |
| **நீண்ட நேரம் செயல்படுபவை** பல மணி நேரம் தாமதமாக இயங்க ஆரம்பிக்கும். ஆனால் *24* மணி நேரம் நிலையாக இன்சுலின் தேவையை அளிக்கும். | இன்சுலின் கிளார்ஜின் | *1* முதல் *5* மணி நேரம் |
| | இன்சுலின் டிடெமிர் | இது பற்றிய தெளிவில்லை. |

★ என்பிஎச் என்பது நடுநிலை புரோடாமைன் ஆன ஹகேடோர்னைக் குறிக்கிறது.

ஆதாரம்: 'மருந்து உற்பத்தியாளர்கள் மற்றும் மருந்தாளுநரின் கடிதம்/பரிந்துரைப்பவரின் கடிதம்', ஆகஸ்ட் 2005.

*இயங்கத் தொடங்கும் நேரம்* என்பது இன்சுலின் போடப்பட்டவுடன் எவ்வளவு நேரத்தில் இயங்கி இரத்த குளூகோஸ் அளவைக் குறைக்கிறது என்பதைக் குறிக்கும்.

*உச்சபட்ச இயக்கம்.* இன்சுலின் மிகவும் உக்கிரமாக இயங்கும் காலத்தைக் குறிப்பது.

*இயங்கும் காலம்.* எவ்வளவு காலம் உடலில் தங்கிச் செயலாற்றுகிறது என்பதைக் குறிப்பது.

<table>
<tr><th>உச்சபட்ச இயக்கம்</th><th>இயங்கும் காலம்</th><th>எப்படி உபயோகிப்பது*</th></tr>
<tr><td>30 நிமிடம் முதல் 3 மணி நேரம்</td><td>3 முதல் 5 மணி நேரம்</td><td>ஆகாரத்திற்கு முன்பு போடப்பட வேண்டும். நீண்ட நேரத்துக்கு முன்பு போட்டால் தாழ்குளூகோஸ் நிலை ஏற்படும். பொதுவாக மற்ற இன்சுலின் வகைகளுடன் இணைத்தும் பயன்படுத்தப்படும்.</td></tr>
<tr><td>2 முதல் 5 மணி நேரம்</td><td>8 மணி நேரம் வரை</td><td>ஆகாரத்திற்கு 30 நிமிடங்களுக்கு முன் போடப்பட வேண்டும். மற்றவற்றுடன் இணைத்தும் பயன்படுத்தலாம்.</td></tr>
<tr><td>4 முதல் 12 மணி நேரம்</td><td>16 முதல் 24 மணி நேரம்</td><td>ஒரு நாளின் பகுதியளவு இன்சுலின் தேவையை இது நிறைவுசெய்யும். இரவு போடப்படும்போது மறுநாள் காலைவரை நீடிக்கும். மேலே கூறிய இரண்டு வகைகளுடன் இணைத்துப் பயன்படுத்தலாம்.</td></tr>
<tr><td>உச்சபட்ச நேரம் தெரியவில்லை</td><td>24 மணி நேரம் வரை</td><td rowspan="2">ஒரு நாள் முழுதும் பலன் தர வல்லது. மற்ற வகை இன்சுலின்களுடன் ஒரே ஊசியில் சேர்த்து உபயோகிக்கக் கூடாது. ஆனால் விரைவாகச் செயலாற்றும் இன்சுலினுடன் இணைத்து உபயோகிக்கலாம். இன்சுலின் பம்ப்களில் உபயோகப் படுத்துவதில்லை.</td></tr>
<tr><td>உச்சபட்ச நேரம் தெரியவில்லை</td><td>24 மணி நேரம் வரை</td></tr>
</table>

★ உங்கள் மருத்துவரின் ஆலோசனையைப் பின்பற்றுங்கள். தொடக்க, உச்சகட்ட மற்றும் நீடிப்பு நேரங்கள் தோராயமானவை. இவை நபருக்கு நபர் மாறுபடும். ஊசி குத்தும் இடம், நீங்கள் கடைசியாக எப்போது சாப்பிட்டீர்கள் அல்லது உடற்பயிற்சி செய்தீர்கள் போன்ற விஷயங்களாலும் பாதிக்கப்படுகின்றன.

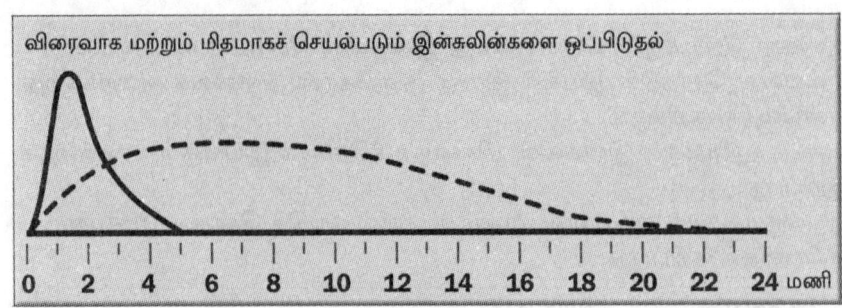

தொடக்க, உச்சகட்ட மற்றும் நீடிப்பு நேரங்களில் விரைவாகச் செயல்படும் இன்சுலினுக்கும் (உடையாத கோடு), மிதமாகச் செயல்படும் இன்சுலினுக்கும் (உடைந்த கோடு) இடையேயான வேறுபாட்டை இது காட்டுகிறது.

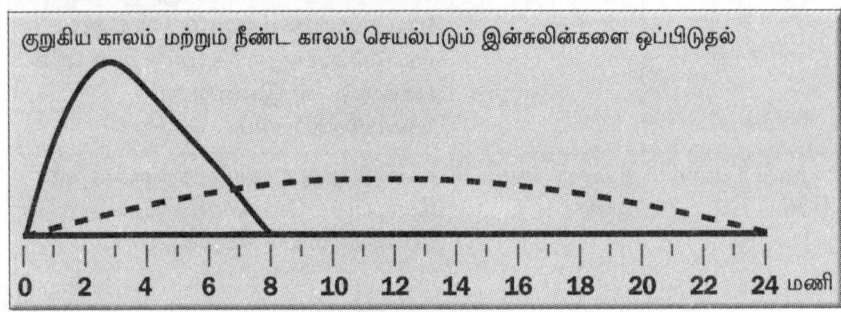

தொடக்க, உச்சகட்ட மற்றும் நீடிப்பு நேரங்களில் குறுகிய காலம் செயல்படும் இன்சுலினுக்கும் (உடையாத கோடு), நீண்ட காலம் செயல்படும் இன்சுலினுக்கும் (உடைந்த கோடு) இடையேயான வேறுபாட்டை இது காட்டுகிறது.

வாழ்க்கை முறை மாற்றங்கள் பலனளிக்காதபோது இவ்வகைச் சிகிச்சை முறை உதவுகிறது.

இம்முறையில் அடிக்கடி உங்கள் இரத்த குளூகோஸ் அளவு அளக்கப்பட வேண்டும். உங்கள் இரத்த குளூகோஸ் அளவு, உங்கள் உணவுப் பழக்கவழக்கம் மற்றும் உங்கள் அன்றாட வேலைகளைக் கருத்தில் கொண்டு இன்சுலின் மருந்தளவு நிர்ணயிக்கப்படும். நன்கு முறையாகப் பின்பற்றப்படும்போது இம்முறை நீரிழிவின் சிக்கல்களைப் பெருமளவு குறைக்கிறது.

உங்கள் மருத்துவர் உங்களுக்குத் தீவிர இன்சுலின் மருத்துவ முறையைப் பரிந்துரைத்தால் அதற்கு இரண்டு வழிகள் உள்ளன:

**தினசரி பலமுறை ஊசிபோடுவது.** நீங்கள் தினமும் 3 முறை அல்லது அதற்கு மேலும் ஊசி போட்டுக்கொள்ள வேண்டியிருக்கும். அப்படிச் செய்யும்போதுதான் உங்களால் இரத்த குளூகோஸைக் கட்டுக்குள்

வைக்க இயலும். நீங்கள் விரைவாக இயங்கும் இன்சுலின் வகைகளை ஒவ்வொரு ஆகாரத்திற்கு முன்னரும் நீடித்து இயங்கும் இன்சுலினை ஒருமுறை மட்டும் எடுத்துக்கொள்ள வேண்டியிருக்கும்.

**இன்சுலின் பம்ப்.** இதன் மூலம் தொடர்ந்து விரைவாக, குறைந்த காலம் இயங்கும் இன்சுலின் மருந்தைச் சிறிய பிளாஸ்டிக் குழாய் வழியாக வயிற்றின் தோலுக்குள்ளிருந்து உடலுக்குள் செலுத்தலாம் (காண்க, 'இன்சுலின் பம்ப் எவ்வாறு செயல்படுகிறது', பக்.130).

### தீவிர இரத்த குளுகோஸ் கட்டுப்பாடு: சீர்கேடுகளைத் தடுக்க உதவும்

பல ஆய்வுகள் உங்கள் இரத்த குளுகோஸ் அளவை இயல்பாக அல்லது ஓரளவு இயல்பாக வைப்பதன் மூலம் பல கடும் சீரழிவுகளைத் தடுக்க இயலும் எனக் கூறுகின்றன.

#### நீரிழிவுக் கட்டுப்பாடும் நோய்ச் சீர்கேடுகள் பற்றிய ஆய்வும்

10 வருடங்கள் 1,400 நோயாளிகளுக்கு (வகை 1 நீரிழிவு) இரண்டு வகைகளாகப் பிரித்து ஆய்வு நடத்தப்பட்டது:

1. ஒரு வகையினர் வழக்கமான இன்சுலின் மருத்துவம் பெற்றனர். மற்றொரு வகையினர் தீவிர இன்சுலின் சிகிச்சை முறையைப் பின்பற்ற அறிவுறுத்தப்பட்டனர்.
2. இந்த ஆய்வு முடிவில் கடும் இரத்த குளுகோஸ் கட்டுப்பாடு எய்திய தீவிர இன்சுலின் சிகிச்சைப் பிரிவினருக்குப் பல நோய்ச் சீர்கேடுகள் குறைந்தது கண்டுபிடிக்கப்பட்டது.

குறிப்பாகக் கண் பாதிப்புகள் மற்றும் சிறுநீரகப் பாதிப்புகள் மற்ற வழக்கமான இன்சுலின் சிகிச்சை மேற்கொண்டவர்களைக் காட்டிலும் 50 சதம் குறைவாகவே காணப்பட்டன.

#### இங்கிலாந்தில் நடத்தப்பட்ட நீரிழிவு ஆய்வு

இங்கிலாந்து நாட்டில் புதிதாகக் கண்டறியப்பட்ட வகை 2 நீரிழிவால் பாதிக்கப்பட்டவர்கள் சுமார் 5,100 பேரிடம் 10 ஆண்டுகள் ஆய்வு நடத்தப்பட்டது.

இந்த ஆய்வு முடிவிலும், பொதுவாக, நல்ல குளுகோஸ் கட்டுப்பாடு கொண்டிருந்தவர்களுக்கு கண், சிறுநீரகம், நரம்பு ஆகியவற்றில் ஏற்படும் பாதிப்புகள் நான்கில் ஒரு பகுதி குறைந்தன. நீரிழிவுக் கட்டுப்பாடும், இரத்த அழுத்தக் கட்டுப்பாடும் இதய நோய் ஏற்படும் வாய்ப்பைக் குறைத்தது எனவும் அறியப்பட்டது.

## ஊசிகளுக்கும் ஊசிக் குழல்களுக்கும் மாற்று

இன்சுலின் பேனாக்கள் மற்றும் இன்சுலின் உள்செலுத்தும் கருவிகளும் ஊசிகளுக்கு மாற்றாகக் கருதப்படுகின்றன. இன்சுலின் பம்ப் (காண்க, பக்.*130*) எனும் கருவியும் மற்றுமொரு மாற்றாகும். எல்லாவற்றிற்கும் சில சாதகங்களும் சில பாதகங்களும் உள்ளன. எது சிறந்தது என்பதை உங்கள் மருத்துவர் உதவியுடன் தீர்மானியுங்கள்.

**இன்சுலின் பேனா.** இது பேனா போன்ற தோற்றத்தையே அளிக்கிறது. இதனுள் மருந்து அடைக்கப்பட்ட காட்ரிட்ஜ் குப்பி உள்ளது. இது மாற்றக்கூடியதாகவும் ஒருமுறை உபயோகித்துவிட்டுத் தூக்கி எறிவது போன்றும் கிடைக்கிறது. அந்தப் பேனாவின் முனையில் மிகச் சிறிய ஊசி இருக்கும். பேனாவின் அடியில் உள்ள சுழற்றும் கடிகாரம் போன்ற டயலைச் சுழற்றித் தேவையான அளவு இன்சுலினை நிர்ணயித்துக்கொள்ளலாம். பின்னர் ஊசியை உங்கள் தோலுக்குள் செலுத்தி மேலிருக்கும் பட்டன் போன்ற அமைப்பை அழுத்தினால் தேவையான அளவு இன்சுலின் உடலுக்குள் செலுத்தப்படும்.

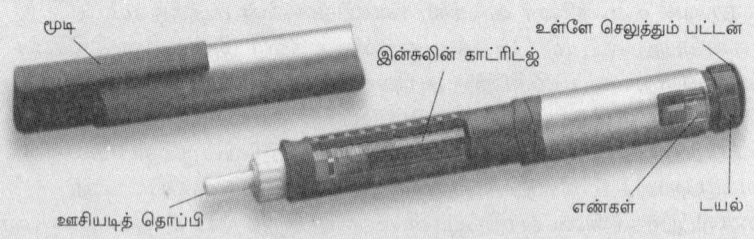

மூடி
உள்ளே செலுத்தும் பட்டன்
இன்சுலின் காட்ரிட்ஜ்
எண்கள்
டயல்
ஊசியடித் தொப்பி

உங்களுக்கு மூட்டழற்சி, மூட்டுவாதம் போன்ற நோய்கள் இருந்தால் இன்சுலின் பேனாக்கள் சிறந்தவையாகும். கண்பார்வைக் கோளாறு உள்ளவர்களுக்குப் பெரிய எண்களைக் கொண்ட பேனாக்களும் கிடைக்கின்றன.

**இன்சுலின் செலுத்தும் ஜெட் கருவி.** காற்றின் அதிக அழுத்தத்தைப் பயன்படுத்தி இன்சுலின் மெல்லிய துகள்களாகத் தோலுக்குள் செலுத்தப்படும். இதனால் சில சமயம் தோலில் கன்றிப்போவது போலக் காயம் ஏற்படலாம். ஆனால் இது இன்சுலின் செலுத்த மிகச் சிறந்த வழியல்ல. ஏனெனில் இன்சுலின் செலுத்தும்போது ஓரளவு இன்சுலின் காற்றில் மறைந்துவிடும். செலவும் அதிகம்.

**தீவிர இன்சுலின் மருத்துவ முறையின் பாதகமான அம்சங்கள்**

இச்சிகிச்சை முறையில் இரண்டு குறைபாடுகள் உள்ளன - உடல் எடை அதிகரிப்பது மற்றும் தாழ்குளூகோஸ் நிலை ஏற்படுதல். இரத்த குளூகோஸ் இயல்பு நிலைக்குக் கொண்டுவரப்படும்போது உங்கள் வழக்கமான நடவடிக்கையில் சிறிது மாற்றம் ஏற்படுத்தினாலும் (எ.கா. உடற்பயிற்சியைச் சிறிது தீவிரமாக்குதல்) தாழ்குளூகோஸ் நிலை ஏற்படலாம். இதனைத் தடுக்க உங்களுடைய வழக்கமான நடவடிக்கைகளை நன்கு உணர்ந்து அவற்றை மாற்றாமல் பின்பற்ற வேண்டும். மேலும் நீங்கள் தாழ்குளூகோஸ் நிலை ஏற்படும்போது வரும் அறிகுறிகளை முன்னரே உணர்ந்து அதனைச் சரிசெய்யும் விதத்தில் தயாராக இருக்க வேண்டும் (காண்க, 'தாழ் குளூகோஸ் நிலை', பக்.25).

உடல் எடை அதிகரிப்பு மற்றுமொரு விதமான அம்சமாகும். நீங்கள் உங்கள் இரத்த குளூகோஸ் அளவைக் கட்டுப்படுத்தக் கூடுதலாக இன்சுலின் உபயோகிக்கும்போது அது குளூகோஸை உயிரணுக்களுக்குள் அனுப்புவதால் குறைந்த அளவு குளூகோஸ் சிறுநீரில் வெளியாகி, உயிரணுக்களுக்குள் நுழைந்தது கொழுப்பாக மாற்றிச் சேமிக்கப்படும். நல்ல உணவுப் பழக்கம் மூலம் இதனை ஓரளவு தவிர்க்கலாம்.

**மருத்துவக் குழுவுடன் இணைந்து பணியாற்றும் விதம்**

உங்கள் மருத்துவரிடம் கலந்தாலோசித்து தீவிர இன்சுலின் சிகிச்சை முறை உங்களுக்கு அவசியமா எனக் கேளுங்கள். நீங்கள் இன்சுலின் ஊசி எடுத்துக்கொள்ளும்போது அடிக்கடி இரத்த குளூகோஸ் அளவைப் பரிசோதிக்க வேண்டும். மேலும் உங்கள் அன்றாட வாழ்வியல் நடைமுறைகளைச் சற்று மாற்றியமைக்க வேண்டியதிருக்கும். ஆனால் இன்சுலின் மட்டும் போதாது. நல்ல உணவுப் பழக்கமும் உடற்பயிற்சியும் மிகவும் அவசியமாகும். நல்ல இரத்த குளூகோஸ் கட்டுப்பாடும் ஆரோக்கியமான வாழ்க்கை முறைகளும் நீங்கள் நலமாக வாழ முக்கியத் தேவைகள் என்பதை மறந்துவிடாதீர்கள்.

## இன்சுலின் ஊசி போட்டுக்கொள்வது எப்படி?

முதன்முதலில் உங்களுக்கு நீரிழிவு இருப்பது கண்டுபிடிக்கப்பட்டால் இன்சுலின் ஊசி போட வேண்டுமே என்னும் பயம் உங்களைப் பீதிக்கு உள்ளாக்கலாம். இது இயற்கையே. இது பற்றி மேலும் கற்றுக்கொள்வதன் வாயிலாகவும் அதனைச் செய்வதன் மூலமாகவும் நீங்கள் அந்தப் பீதியில் இருந்து விடுபடலாம். பொதுவாக இன்சுலின் எடுத்துக்கொள்ளும் முறை ஊசி மூலமாகத்தான். இந்த வழியில் இன்சுலின் தோலுக்கு அடியில் செலுத்தப்படுகிறது. அங்கிருந்து அது இரத்தத்தினுள் கலக்கிறது.

## ஊசி செலுத்தும் இடங்களைத் தேர்வு செய்யும் முறை

உடலில் தோலும் தோலுக்குக் கீழ்க் கொழுப்புப் படலமும் உள்ள எந்த இடத்திலும் இன்சுலின் ஊசியைச் செலுத்தலாம். ஆனால் அவ்வாறு போடும் இடத்துக்கு அருகில் இரத்த நாளங்கள், நரம்புகள், தசை மற்றும் எலும்புகள் இல்லாதிருப்பது நல்லது.

இருந்தும் இன்சுலின் செலுத்தச் சிறந்த இடம் முன்வயிற்றுப் பகுதியே ஆகும். இங்கே செலுத்தப்படும் இன்சுலின் விரைவாக உறிஞ்சப்படுவதுடன், தொடர்ந்து ஒரே அளவிலும் உள்ளிழுக்கப்படுகிறது. எனினும் தொப்புளைச் சுற்றி 2 அங்குலச் சுற்றளவுள்ள இடத்தில் ஊசி போட வேண்டாம். ஏனெனில் அப்பகுதியில் மருந்து நன்றாக உள்ளிழுக்கப் படாது. படத்தில் காட்டியுள்ளபடி மாற்றி மாற்றி ஊசி போடுவது நல்லது. சிலசமயம் மேல்கை, தொடை, பிட்டம் போன்ற பகுதிகளில் ஊசி போட உங்கள் மருத்துவர் பரிந்துரைக்கக்கூடும்.

உங்களுக்கு ஊசி போடும் இடத்தைத் தேர்ந்தெடுத்த பின்னர் அந்தத் தோல் பகுதியை ஆல்கஹால் அல்லது சோப்புப் போட்டுக் கழுவி, காயவிட்டு ஊசி போடுங்கள்.

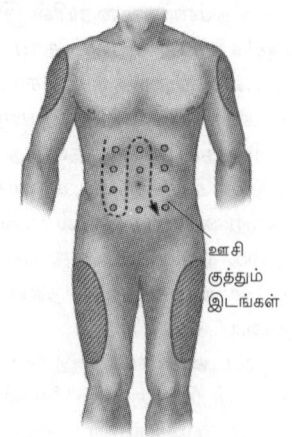

ஊசி குத்தும் இடங்கள்

பொதுவாக ஊசி குத்துவதற்குச் சிறந்த இடம் முன்வயிற்றுப் பகுதியே. ஒவ்வொரு ஊசிக்கும் சுழற்சி முறையில் இடத்தைத் தேர்ந்தெடுங்கள். மேல்கைகளும் தொடைகளும் (நிழற்கரையிட்டுக் காட்டப்படுள்ள பகுதிகள்) பிட்டங்களும்கூட ஊசி போடுவதற்கு ஏற்றவையே.

## ஊசிக் குழலில் இன்சுலின் மருந்தை எடுப்பது எப்படி?

தினம் தினம் செய்வதன் மூலம் உங்களால் எளிதில் இன்சுலினை ஊசிக் குழலில் எடுக்க முடியும். எவ்விதக் கஷ்டமும் இராது. எனினும் கீழ்வருவனவற்றைப் பின்பற்றலாம்:

1. உங்களுக்குத் தேவையானவற்றைச் சேகரியுங்கள். இன்சுலின் ஊசி மருந்துக் குப்பிகள், ஊசிக்குழல்கள், ஊசி, துடைக்கும் துணி (ஆல்கஹால் நனைக்கப்பட்டது), ஊசிகளை மூடியுள்ள பெட்டி ஒன்று.
2. இன்சுலின் மருந்தின் தன்மை, செறிவு, மருந்து காலாவதியாகும் நாள் ஆகியவற்றைக் கவனியுங்கள். ஒவ்வொரு முறையும் ஒரே மாதிரியான இன்சுலினையே

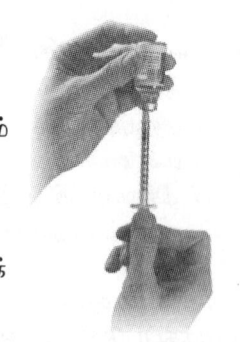

உபயோகியுங்கள். மருத்துவர் மாற்றச் சொல்லும்வரை மாற்றாதீர்கள். இன்சுலின் மருந்தின் தன்மையை மாற்றுவதன் மூலம் உங்கள் இரத்த குளுகோஸ் அளவும் மாறுபடும்.

3. இன்சுலின் மருந்தின் தன்மையில் ஏதேனும் மாற்றம் இருக்கிறதா எனப் பாருங்கள். உறைந்த நிலை, குழம்பிய நிலை, தூசு போன்று படிதல், நிறமாற்றம் போன்றவற்றைக் கவனித்தால் இன்சுலின் செயல்திறன் இழந்துவிட்டது எனக் கருதலாம்.
4. கைகளைச் சோப்புப் போட்டுக் கழுவுங்கள்.
5. தெளிவான திரவமாகக் காணப்படும் இன்சுலினைக் குலுக்காதீர்கள் கலங்கிய திரவமான இன்சுலினை மெல்லக் கைகளால் உருட்டிக் குலுக்குங்கள். ஆட்டிக் குலுக்க வேண்டாம். அது அதன் வீரியம் குறைய வழிவகுக்கும். பின்னர் புட்டியின் கீழ் படிவுகள் காணப்படுகின்றனவா எனப் பாருங்கள்.
6. இன்சுலின் உள்ள புட்டியின் மேல் பகுதியை ஆல்கஹால் உள்ள பஞ்சு கொண்டு துடையுங்கள்.
7. இன்சுலின் ஊசியின் மீது உள்ள பாதுகாப்பு மூடியை நீக்குங்கள்.
8. உங்களுக்கு எவ்வளவு இன்சுலின் தேவையோ அந்த அளவு காற்றை முதலில் ஊசிக்குழலில் எடுத்துக்கொள்ளுங்கள்.
9. பின்னர் ஊசியை இன்சுலின் மருந்துப் புட்டியினுள் செலுத்துங்கள். பிறகு ஊசிக்குழலில் உள்ள காற்றை உள்ளே செலுத்தித் தேவையான அளவு இன்சுலினை இழுக்கவும். இவ்வாறு செய்வதன்மூலம் புட்டியினுள் காற்றழுத்தம் சமநிலைக்கு வருகிறது. இதனால் இன்சுலினை புட்டியிலிருந்து இழுப்பு எளிதாகிறது.
10. புட்டியினுள் ஊசி இருக்கும்போதே புட்டியைத் தலைகீழாகத் திருப்புங்கள்.
11. புட்டியிலிருந்து மருந்தை மெல்ல வெளியே எடுங்கள். இன்சுலின் வீணாகாதவாறும் காற்று நுழையாதவாறும் பார்த்துக்கொள்ளுங்கள்.
12. காற்றுக் குமிழ்கள் காணப்பட்டால் அவற்றை நீக்கிவிடுங்கள். இதனை இன்சுலின் புட்டியினுள் மீண்டும் செலுத்துவதன் மூலமாகவோ அல்லது லேசாகக் கைகளால் ஊசிக்குழலைத் தட்டியோ வெளியேற்றலாம்.
13. மீண்டும் ஒருமுறை காற்றுக் குமிழ்கள் உள்ளனவா எனப் பாருங்கள்.
14. இன்சுலின் மருந்தளவை மற்றொரு முறை சரிபாருங்கள்.
15. ஊசியைப் புட்டியிலிருந்து எடுங்கள்.

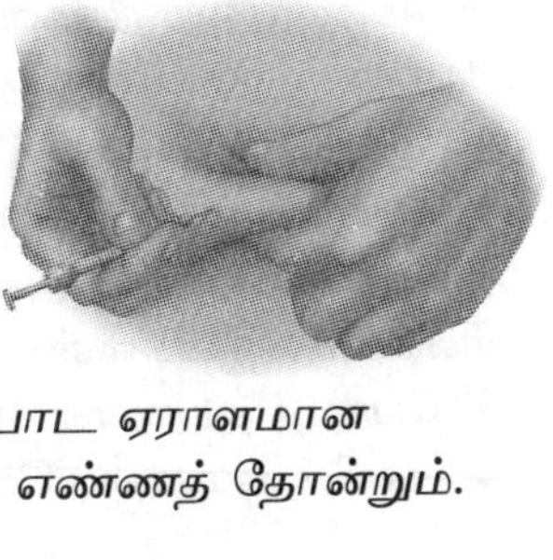

இதைப் படிக்கும்போது இன்சுலின் ஊசி போட ஏராளமான வழிமுறைகளைப் பின்பற்ற வேண்டுமோ என எண்ணத் தோன்றும்.

### இரண்டு இன்சுலின் மருந்து வகைகளைக் கலக்கும் விதம்

இரண்டு விதமான இன்சுலின் மருந்துகளை ஒரே சமயத்தில் போட வேண்டியதிருந்தால் (எடுத்துக்காட்டாக, விரைந்து இயங்கும் இன்சுலின் மற்றும் ஓரளவு நீண்டு இயங்கும் இன்சுலின்) கீழ்வரும் வழிமுறைகளைப் பின்பற்றுங்கள். எக்காலத்திலும் நீண்டு இயங்கும் இன்சுலின் வகைகளான இன்சுலின் கிளார்ஜின் மற்றும் டெடிமிர் ஆகியவற்றை மற்றவற்றுடன் கலக்க வேண்டாம். எப்போதும் முதலில் விரைந்து இயங்கும் இன்சுலின்களையோ குறைந்த காலம் இயங்கும் இன்சுலின்களையோதான் ஊசியில் எடுக்க வேண்டும்.

முதலில் எந்தெந்த வகை இன்சுலின்கள் எந்த அளவுகளில் தேவை எனத் தனித்தனியே குறித்துப் பின் அவற்றைச் சேர்த்து மொத்த இன்சுலின் தேவையைக் கூட்டி வைத்துக்கொள்ளுங்கள். 124ஆம் பக்கத்தில் 'ஊசிக் குழலில் இன்சுலின் மருந்தை எடுப்பது எப்படி?' என்னும் தலைப்பில் கொடுக்கப்பட்டுள்ள முறைகளில் 1 முதல் 7 படிகளில் செய்தபின்

1. ஊசிக் குழலுக்குள் தேவையான நடுத்தர அளவு இயங்கும் இன்சுலின் அளவுக்குக் காற்றை உறிஞ்சிக்கொள்ளுங்கள்.
2. பின்னர் அந்த இன்சுலின் உள்ள புட்டியில் ஊசியைச் செருகுங்கள். ஊசிக்குழலினுள் இருக்கும் காற்றைப் புட்டிக்குள் தள்ளுங்கள்.
   இது புட்டிக்குள் இருக்கும் காற்றின் அழுத்தத்தைச் சரிசெய்கிறது.
3. பின்னர் இன்சுலின் மருந்தை எடுக்காமல் ஊசியை வெளியே எடுங்கள்.
4. பின்னர் குறைந்த காலம் இயங்கும் இன்சுலின் தேவையான அளவு காற்றை ஊசிக்குழலில் உறிஞ்சுங்கள்.
5. ஊசியைக் குறைந்த காலம் இயங்கும் இன்சுலின் உள்ள புட்டியில் செருகி ஊசிக்குழலில் உள்ள காற்றைத் தள்ளுங்கள்.
6. ஊசி உள்ளே இருக்கும்போதே புட்டியைத் தலைகீழாக்குங்கள்.

ஆனால் ஒருமுறை நீங்கள் செய்து பழகினால் மிக விரைவாகவும் எளிதாகவும் இதனைச் செய்ய இயலும்.

### ஊசி போடும் முறை

ஊசிக்குழலில் சரியான அளவு இன்சுலின் மருந்தை எடுத்துக் கொண்டதும் ஊசியையும், இன்சுலின் மருந்துப் புட்டியையும் தனியாக்கி, இன்சுலின் ஊசி போடத் தயாராக வேண்டும்:

- ஊசிக் குழலைப் பென்சில் போலப் பிடித்துக்கொள்ளுங்கள். ஒரு

## இன்சுலின் மருத்துவம்

7. பின்னர் ஊசிக்குள் தேவையான அளவு மருந்தினை இழுங்கள். காற்றினை இழுக்க வேண்டாம்.
8. ஊசிக் குழலுக்குள் காற்றுக் குமிழ்கள் காணப்பட்டால் அவற்றைத் தட்டியோ இன்சுலினைப் புட்டிக்குள் செலுத்தியோ நீக்குங்கள்.
9. ஊசிக்குழலுக்குள் காற்றுக் குமிழ்கள் இருக்கின்றனவா என மீண்டும் ஒருமுறை சரிபாருங்கள். காற்றுக் குமிழ்கள் இருந்தால் முன்னர் கூறியதுபோலச் செய்யுங்கள்.
10. மீண்டும் ஒருமுறை ஊசிக்குழலில் சரியான அளவு இன்சுலின் எடுக்கப்பட்டிருக்கிறதா எனச் சரிபாருங்கள்.
11. இப்போது புட்டியிலிருந்து ஊசியை வெளியே எடுங்கள்.
12. மீண்டும் ஊசியை நடுத்தரக் காலம் இயங்கும் இன்சுலின் மருந்து உள்ள புட்டிக்குள் செலுத்துங்கள்.
13. மெல்லப் புட்டியைத் தலைகீழாக்குங்கள்.
14. தேவையான அளவு இன்சுலின் மருந்தைக் கவனத்துடன் இழுங்கள். ஊசிக்குழலில் உள்ள மருந்து புட்டிக்குள் செல்லாதவாறு பார்த்துக்கொள்ளுங்கள்.
15. மீண்டும் ஒருமுறை இன்சுலின் சரியான அளவில் எடுக்கப் பட்டுள்ளதா எனச் சரிபாருங்கள். உங்களுக்குத் தேவையான மொத்த இன்சுலின் அளவை முதலில் குறித்து வைத்தீர்களே அத்துடன் இது ஒத்துப்போகிறதா எனப் பாருங்கள்.
16. ஊசியைப் புட்டியிலிருந்து எடுத்துப் பக்கம் 126இல் 'ஊசி போடும் முறை' என்னும் தலைப்பில் கொடுக்கப்பட்டுள்ள முறைப்படி ஊசி போட்டுக்கொள்ளுங்கள்.

உங்களுக்கு இதில் சிரமம் ஏற்பட்டாலோ சரியாகச் செய்ய இயலா விட்டாலோ உங்கள் மருத்துவரிடம் கூறி அவரைச் செய்துகாட்டச் சொல்லுங்கள். அவர் செய்துகாட்டுவதைக் கூர்ந்து கவனியுங்கள். அல்லது ஏற்கெனவே கலந்து இருக்கும் இன்சுலினைப் பயன்படுத்தலாமா என உங்கள் மருத்துவரிடம் ஆலோசனை கேளுங்கள் (காண்க, பக்.116).

தோல் மடிப்பில் ஊசியை $90^0$ அளவில் குத்தி முழுவதுமாகப் படத்தில் காட்டியபடி உள்ளே இறக்க வேண்டும். நீங்கள் மெலிந்த உருவம் உள்ளவரானால் $45^0$ கோணத்திலும் ஊசியினைச் செலுத்தலாம். குறிப்பாகத் தொடைப் பகுதியில் அப்படிச் செய்யலாம்.

- பின்னர் மடித்துப் பிடிக்கப்பட்ட தோலைப் பிடியிலிருந்து விட்டு விடுங்கள். ஊசிக்குழலில் உள்ள மருந்தை மெல்ல உடலினுள் செலுத்துங்கள். இதற்குப் பிறகு ஐந்து விநாடிகள் இடைவெளி எடுத்துக்கொள்ளலாம். மெதுவாக ஊசியை வெளியே எடுங்கள்.

(உங்களால் ஊசியினுள் உள்ள மருந்து முழுவதையும் உள்ளே செலுத்த இயலவில்லையெனில் மீதமுள்ள இன்சுலின் மருந்தின் அளவைக் குறித்துவைத்து உங்கள் மருத்துவரிடம் தொடர்பு கொண்டு பேசுங்கள்)

- ஊசியை மீண்டும் அதன் மூடிகொண்டு மூடாதீர்கள். அதனை ஒரு குப்பைத் தொட்டியில் போடுங்கள்.

### ஊசி போடும் இடத்தில் ஏற்படும் பிரச்சினைகள்

நீங்கள் புதிதாக ஊசிபோட ஆரம்பிக்கும்போது ஊசிபோட்ட இடத்தில் லேசான தடிப்பும் தோல் சிவத்தலும் ஏற்படுவதைக் கவனிக்கலாம். இது இன்சுலின் மருந்தில் கலந்துள்ள அசுத்தம் காரணமாகவோ துடைக்கும் துணியில் உள்ள ஆல்கஹால் தோலின் கீழ் உள்ள கொழுப்புப் படலத்தைத் தவறுதலாக அடைவதாலோ ஏற்படுகிறது. இதைத் தவிர்க்க ஆல்கஹால் கொண்டு துடைத்த பிறகு நன்கு காயவிடுங்கள். தோலில் ஏற்படும் பிரச்சினைகள் 2 முதல் 3 வாரங்களுக்கு மேல் நீடிக்கும்போதோ உங்களுக்குத் தொல்லை கொடுக்கும்போதோ மருத்துவர் உதவியை நாடுங்கள்.

### இன்சுலினால் ஏற்படும் பிரச்சினைகளைத் தவிர்த்தல்

கீழ்க்காணும் வழிமுறைகளைப் பின்பற்றி இன்சுலின் உபயோகிக்கும் போது ஏற்படும் சிக்கல்களிலிருந்து விடுபடலாம்:

**ஒரே மருந்துக் கடையிலிருந்து எல்லா வகை இன்சுலின்களையும் வாங்குங்கள்.** இதனால் உங்களுக்குப் பரிந்துரைக்கப்பட்ட அதே செறிவுள்ள இன்சுலின்களைப் பெற முடிவதுடன் ஏதேனும் மாற்றம் இருந்தால் உங்களால் எளிதில் கண்டறிய இயலும். மருந்துகள் வாங்கும்போது காலாவதியாகும் தேதியைப் பாருங்கள். எப்போதும் கூடுதல் மருந்துப் புட்டி ஒன்றைக் கையில் வைத்திருங்கள்.

**இன்சுலின் புட்டியைத் திறக்கும்வரையிலும் தேவைக்குப் போக மீதியுள்ளதையும் குளிர்சாதனப் பெட்டியில் வைத்திருங்கள்.** மீண்டும் பயன்படுத்தும்போது புட்டியை குளிர்சாதனப் பெட்டியிலிருந்து எடுத்து அறை வெப்பநிலைக்கு வரும்வரை (30-45 நிமி.) வெளியில் வைத்து, பிறகு உபயோகியுங்கள். அறை வெப்பநிலையில் உள்ள இன்சுலின் மருந்து ஊசியாகப் போடப்படும்போது அதிகம் சிரமம் தருவதில்லை. காலாவதியான இன்சுலின் புட்டிகளையும், ஒரு மாதத்திற்கு மேல் அறை வெப்பநிலையில் உள்ளவற்றையும் தூக்கி எறிந்துவிடுங்கள்.

**அதிக வெப்ப மாற்றங்களைத் தவிருங்கள்.** இன்சுலினை உறையும் வெப்பநிலையிலோ மிக அதிக வெப்பநிலையிலோ அல்லது சூரிய ஒளியிலோ வைக்காதீர்கள்.

**தோற்றத்தில் மாற்றம் இருக்கிறதா எனக் கவனியுங்கள்.** நிறமாற்றம் ஏற்பட்ட இன்சுலினையும் கெட்டிதட்டிப்போனவற்றையும் உபயோகிக்க வேண்டாம்.

**நீரிழிவு அடையாளப் பட்டையை உபயோகியுங்கள்.** நெக்லஸ் வடிவிலோ பிரேஸ்லெட் வடிவிலோ உள்ள அடையாள அட்டையை உபயோகியுங்கள். இதில் உங்கள் பெயர், முகவரியுடன், உங்கள் மருத்துவரின் பெயர், தொலைபேசி எண் போன்றவற்றைக் குறியுங்கள். என்ன இன்சுலின் எந்த அளவில் எடுத்துக்கொள்கிறீர்கள் எனக் குறிப்பதும் நல்லது. இது உங்களுக்குத் தாழ்குளுகோஸ் நிலை ஏற்பட்டு மயக்கம் ஏற்படும்போது மருத்துவம் செய்ய மற்றவர்களுக்கு உதவும்.

**மனம்விட்டுப் பேசுங்கள்.** மருந்துகளின் பக்கவிளைவுகள் பற்றியும் மருந்துகளின் கூட்டு விளைவுகள் பற்றியும் உங்கள் மருத்துவர், மருந்தாளுனர் மற்றும் பல் மருத்துவர்களிடம் பேசுங்கள். நீங்கள் இன்சுலின் எடுத்துக்கொள்வதைக் கூறுங்கள்.

**எல்லா மருந்துகளையும் சரிபாருங்கள்.** எந்த மருந்தையும் உபயோகிக்கும் முன்னர், மருந்துக்கடையில் கேட்டு வாங்குபவற்றையும் நன்கு படித்துப் பார்த்துப் பின்னர் பயன்படுத்துங்கள். நீரிழிவு உள்ளவர்கள் சாப்பிடக் கூடாது எனப் பொறித்துள்ள மருந்து வகைகளை மருத்துவரிடம் கேட்டு விசாரித்தப் பிறகு பயன்படுத்துங்கள்.

**எல்லாப் பக்க விளைவுகளுக்கும் உதவிபெறுங்கள்.** சில சமயம் இன்சுலின் ஊசி போடும்போது மூச்சுத்திணறலும் விழுங்குவதில் சிரமமும் ஏற்படும். இது போன்று ஒவ்வாமை ஏற்படும்போது (உங்களுக்கு உயிருக்கு ஆபத்தான ஒவ்வாமை விளைவுகள் – அனாஃபைலாக்சிஸ் எப்போது வேண்டுமானாலும் ஏற்படலாம்) உடன் அவசர மருத்துவ உதவி பெறுங்கள்.

வலியின்றி ஊசி போடக் கீழ்க்காணும் குறிப்புகள் உதவும்:

- அறை வெப்பநிலையில் இன்சுலின் உள்ளதா எனப் பாருங்கள்.
- ஊசிக்குழலில் காற்றுக்குமிழ்கள் இல்லாது பார்த்துக்கொள்ளுங்கள்.
- ஊசிபோடும் இடத்தின் அருகில் உள்ள தசைகளைத் தளர்த்துங்கள்.
- ஊசிபோடும்போது விரைவாகச் செயல்பட்டுத் தோலைக் குத்துங்கள்.
- ஊசிபோடும்போது ஊசியின் திசையை மாற்றாதீர்கள்.

சிலருக்கு ஊசி போட்ட இடத்தில் கடினமான கட்டிகளோ தோல் தடிப்போ ஏற்படலாம். அதே இடத்தில் மீண்டும் ஊசி போடாதீர்கள். ஏனெனில் இன்சுலின் உள்ளிழுக்கப்படாது. ஊசிபோடும் இடத்தை மாற்றிக்கொண்டே இருப்பது இவை ஏற்படுவதைத் தவிர்க்க உதவும்.

## இன்சுலின் பம்ப் எவ்வாறு செயல்படுகிறது?

இன்சுலின் பம்ப் என்பது கணினியுடன் இயங்கும் ஒரு சிறிய செல்போன் வடிவக் கருவியாகும். இதை உங்கள் பெல்ட் அல்லது பாக்கெட்டுகளில் அணிந்துகொள்ளலாம். இந்த பம்ப் தொடர்ந்து இன்சுலினை உடலுக்குள் செலுத்திக்கொண்டே இருக்கும். உங்களுக்கு ஊசி தேவைப்படாது. இந்தக் கருவியினுள் இன்சுலின் உள்ள ஒரு புட்டியுடன் இணைக்கப்பட்ட வளையும் தன்மையுள்ள ஒரு சிறுகுழல் வயிற்றுத் தோலுக்குள் செருகப்பட்டிருக்கும். இந்தச் சிறுகுழலைச் செருக ஒரு ஊசி உதவும். அதைச் செருகிய உடன் ஊசியை எடுத்துவிடலாம்.

சிறிய கணினியில் நாம் வடிவமைத்த அளவுகளின்படி அவை இன்சுலினைத் தொடர்ந்து உடலில் செலுத்தும். இது தொடர்ந்து குறுகிய காலத்துக்கு விரைந்து செயல்படும். இன்சுலினைச் செலுத்துவதுடன் உணவுக்கு முன் சற்று கூடுதல் இன்சுலினையும் செலுத்தும்.

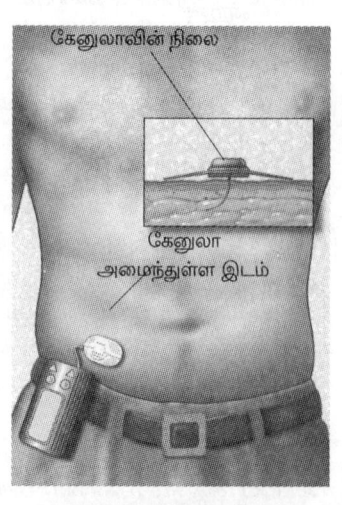

உங்கள் முன்வயிற்றுப் பகுதியின் தோலுக்கு அடியில் செருகப் பட்டுள்ள ஒரு குழாய் (கேனுலா) மூலம் இன்சுலின் பம்புகள் தொடர்ந்து இன்சுலினைச் சொட்டுச் சொட்டாகச் செலுத்துகின்றன.

ஒவ்வொரு 2 அல்லது 3 நாட்களுக்கு ஒருமுறை நீங்கள் செலுத்தும் இடத்தை மாற்ற வேண்டியதிருக்கும். இதற்குச் செருகியுள்ள சிறுகுழலை இழுத்து எடுத்துப் புதிய ஒன்றை வேறு இடத்தில் செருக வேண்டும். உங்கள் மருத்துவரோ நீரிழிவு விளக்குநரோ வயிற்றின் முன்பாகத்தில் 4 பகுதிகளிலும் மாற்றி மாற்றிச் செருக உங்களுக்குக் கற்றுக்கொடுப்பார். இன்சுலின் அடைக்கப்பட்டிருக்கும் புட்டியில் சில நாட்களுக்கு ஒருமுறை மீண்டும் மருந்து அடைக்க வேண்டியதிருக்கும்.

நீங்கள் இன்சுலின் பம்ப் உபயோகிக்க முடிவுசெய்தபின் நீங்கள் அது பற்றித் தெளிவாக அறிவதுடன், விளக்கம் பெறவும் வேண்டும். மேலும் தீவிர நீரிழிவுச் சிகிச்சை முறை பற்றியும் தெளிவாக அறிய வேண்டும். இந்தப் பயிற்சியைப் பெறும்போது 'பம்ப்'பைப் பாதுகாப்பாக எவ்வாறு உபயோகிப்பது, சிறுகுழலை எப்படிச் செருகுவது, செருகும் இடத்தைப் பராமரிப்பது எப்படி என அறிந்துகொள்ள வேண்டும்.

## வசதியும் கட்டுப்பாடும்

பல ஆய்வுகள் பம்ப் உபயோகிப்பதன் பலன் பற்றியும் நலன் பற்றியும் கூறுகின்றன. இதனைத் தோலுக்குக் கீழே தொடர்ந்து இன்சுலின் செலுத்தும் சிகிச்சை என அவர்கள் அழைக்கிறார்கள். இதன் முக்கியப் பலன் மிக நல்ல குளுகோஸ் கட்டுப்பாடுதான். இதை உபயோகிப்பவர்கள் இயல்புநிலை அல்லது இயல்புநிலை ஒட்டிய இரத்த குளுகோஸ் அளவை எட்டுகிறார்கள் என்பது குறிப்பிடத்தக்கதாகும்.

இன்று உபயோகத்தில் உள்ள பம்புகள் உள்ளங்கையைவிடச் சிறிய வடிவில் உள்ளன. எனவே பலரும் இதனால் வாழ்க்கை எளிதாவதை உணர்கிறார்கள். மற்ற பலன்கள் பின்வருமாறு:

- இன்சுலின் அளவு, மின்கலன் அளவு, இன்சுலினை செலுத்த உதவும் சிறுகுழல் உருவிக்கொள்ளுதல் போன்றவற்றைப் பாதுகாப்பு ஒலிப்பான்கள் நமக்கு அறிவுறுத்தும்.
- இதுவரை அளிக்கப்பட்ட இன்சுலின் அளவு திரையில் காட்டப்படும்.
- பல அளவுகளில் இன்சுலின் செலுத்த முயல்வதால் உங்களுக்குத் தாழ்குளுகோஸ் நிலை மற்றும் மிகை குளுகோஸ் நிலை ஏற்படாது தடுக்கலாம்.
- உணவின்போது கூடுதல் இன்சுலின் செலுத்த இயலும்.
- உடலுழைப்பு மற்றும் உடற்பயிற்சியின்போது கூடுதலாக இன்சுலின் செலுத்த இயலும்.
- சிலவேளை மழையில் நனைதல், நீச்சல் மற்றும் உடலுறவின்போது எளிதில் கருவியினை இணைப்பு நீக்கம் செய்ய இயலும்.
- கடினமான உழைப்புச் சூழலிலும் கட்டுப்படுத்த இயலாத நிலைகளிலும் குளுகோஸ் கட்டுப்பாட்டை நன்கு எய்தலாம்.

## யாருக்கு இது நல்லது?

இது நன்மை பயக்கும் விஷயம் என்றாலும் இது எல்லோருக்கும் ஏற்றதன்று. இதன் உதவியின்றியே நீங்கள் நன்கு கட்டுப்படுத்த முயன்றால் இதற்குச் செலவழிப்பது தேவையற்றது. ஏனெனில் இதனால் கூடுதல் லாபம் ஏதுமில்லை.

இதனை உபயோகிக்கும்போது முறையாக உபயோகப்படுத்துவதுடன், இரத்த குளுகோஸ் கண்காணிப்பும் அவசியமாகும். இதற்கு நீங்கள் உங்கள் மருத்துவருடன் இணைந்து பணியாற்ற வேண்டும். ஆனால் சிலரால் இதனைச் செய்ய முடிவதில்லை. மேலும் இவ்வகைப் 'பம்ப்'கள் மிகவும் செலவுமிக்கவை. எல்லோராலும் செலவுசெய்ய இயலாது. மேலை நாடுகளில் காப்பீட்டுக் கழகங்கள் செலவை ஓரளவு ஏற்றுக் கொள்கின்றன. மேலும் ஊசி போட்ட இடத்தில் தொற்று ஏற்பட்டால்,

பம்ப் செயல்படாதபோது இரத்த குளுகோஸ் மிகையாதல், பம்ப் உடலில் பொருத்திக்கொண்டு சில வேலைகளைச் செய்ய, குறிப்பாக விளையாட முடியாமல் போதல் போன்றவை ஏற்படுகிறது.

நீரிழிவு உள்ள பெண்களில் சிலர் கருத்தரிக்க விரும்புவதால் அவர்கள் இன்சுலின் பம்ப் உபயோகிக்க விரும்புவர். மிக அதிக இரத்த குளுகோஸ் கர்ப்பகாலத்தின் தொடக்கத்தில் கருவில் உள்ள குழந்தைக்கு ஊனங்களும் பிறந்தவுடன் நோய்களும் ஏற்படும் வாய்ப்பை உண்டாக்குகிறது. நல்ல குளுகோஸ் கட்டுப்பாடு இந்தச் சிக்கல்களைத் தவிர்க்க உதவுகிறது. இது தவிர மற்ற சிலருக்கும் இந்த பம்ப் உதவும்.

**பலமுறை ஊசி போட்டும் இரத்த குளுகோஸ் கட்டுப்பாடு இல்லாத போது.** பலமுறை ஊசி போடும் சிலருக்கு அதைக் காட்டிலும் இன்சுலின் பம்ப் மருத்துவம் உதவும். எனினும் அடிக்கடி இரத்த குளுகோஸ் அளவு அளக்கப்பட வேண்டும்.

**அடிக்கடி கடும் தாழ்குளுகோஸ் நிலை ஏற்படும்போது.** பம்ப் மருத்துவம் இது போன்ற கடும் தாழ்குளுகோஸ் நிலை ஏற்படாதவாறு தடுக்கும்.

**கடும் இன்சுலின் கூருணர்வு.** இன்சுலின் பம்ப் மிகச் சிறிய அளவில் இன்சுலினைச் செலுத்துவதால் கூருணர்ச்சி ஏற்படுவது தடுக்கப்படுகிறது. ஊசி மூலம் இது சாத்தியமில்லை.

**விடியல் விளைவுப் பிரச்சினைகள்.** சிலருக்கு விடியற்காலை நேரம் குளுகோஸ் உற்பத்தி அதிகரிக்கும். இதனை விடியல் விளைவு என்பர். அந்த நேரத்தில் உங்களுக்குக் கூடுதல் இன்சுலின் தேவைப்படும். நீங்கள் உங்கள் பம்ப்பின் கணினியில் இதற்கு ஏற்றவாறு சரிசெய்து கூடுதல் இன்சுலின் பெறலாம்.

**மாறுபட்ட வேலைப்பளு (அ) மாறும் பணிகள்.** மாறும் வேலைப் பணிகளுக்கு ஏற்றவாறு பம்ப் மூலம் நீங்கள் உங்களுக்குத் தேவையான அளவு இன்சுலினைப் பெறலாம்.

### 'பம்ப்' சரியாக உபயோகிக்கும் முறை

நீங்கள் உங்களுடைய பம்ப் எவ்வாறு வேலைசெய்கிறது என நன்கு அறிந்துகொள்ள வேண்டும். இது போன்ற கணினி அமைப்பு குறித்து பயப்பட வேண்டாம். இதற்கு நீங்கள் உணவு, இன்சுலின், இயக்கம் போன்ற அனைத்திற்கும் உள்ள தொடர்பு பற்றி அறிய வேண்டும். அப்போதுதான் சூழ்நிலைக்கு ஏற்பக் கணினியை இயக்கித் தேவையான இன்சுலினைப் பெற இயலும். நீங்கள் பம்ப் உபயோகித்தாலும் அடிக்கடி உங்கள் இரத்த குளுகோஸ் அளவைப் பரிசோதித்தே ஆக வேண்டும். உங்கள் மருத்துவரையும் அடிக்கடி சந்திப்பதுடன் சரியாக பம்ப் வேலை செய்கிறதா எனக் கண்காணிக்க வேண்டும்.

**பதியன் வைக்கப்படும் இன்சுலின் பம்புகள்**
அமெரிக்க நாட்டில் உள்ளே பதியன் வைக்கப்படும் பம்ப் *(இம்பிளான்டபுல் இன்சுலின் பம்ப்ஸ்)* பற்றி ஆய்வுகள் நடத்தப்படுகின்றன. ஆனால் இதுவரை மனிதர்களுக்குச் செய்யப்படவில்லை. வயிற்றுக்குள் பதியன் வைக்கப்படும் இந்தச் சிறிய கருவியால் பெரிய சிரமம் ஏற்படுவதில்லை. இந்த பம்ப் மிகச் சிறிய அளவில் நாள் முழுவதும் இன்சுலினை உடலுக்குள் செலுத்திக்கொண்டே இருக்கும். இதனால் உங்களால் நாள் முழுவதும் நல்ல குளுகோஸ் கட்டுப்பாட்டுடன் இருக்க முடியும்.

## கேள்விகளும் பதில்களும்

***நான் இன்சுலின் ஊசி போட மறந்துவிட்டால் என்ன செய்வது?***
ஒரு முறை ஊசி போட மறந்துவிட்டால் அது பற்றிப் பெரிதும் கவலைப்பட வேண்டாம். அடுத்த ஊசி போடும் தவணை நேரம்வரை காத்திருந்து வழக்கமான அளவுகளில் ஊசி போட்டுக்கொள்ளுங்கள். அதற்காக மருந்தளவை இரட்டிப்பாக்க வேண்டாம்.

***எனக்கு உடல்நலன் பாதிக்கப்பட்டால், குறிப்பாக வாந்தி எடுத்தால் வழக்கமான அளவில் இன்சுலின் போட்டுக்கொள்ள வேண்டுமா?***
உங்களுக்கு வகை 1 நீரிழிவு இருந்தால் உங்கள் இரத்த குளுகோஸில் திடீர் மாற்றம் ஏற்படாமல் இருக்க வழக்கமான அளவுகளிலேயே இன்சுலின் போட்டுக்கொள்வது நல்லது. இது நீரிழிவுக் கீடோன் அமில நிலை ஏற்படாமல் தடுக்கும். எனினும் உங்கள் இரத்த குளுகோஸ் அளவை அடிக்கடி பரிசோதித்து இன்சுலின் மருந்தளவில் மாற்றம் செய்துகொள்ள வேண்டும். நீரிழிவு ஏற்படாதவாறு கலோரிகள் நிரம்பிய பானங்கள் அருந்துங்கள். உங்கள் இரத்த குளுகோஸ் அளவு தொடர்ந்து 300 மிகி/டெலி அளவுக்கு மேல் நீடித்தாலோ வாந்தியால் உடல் திரவச் சமன்பாட்டைச் சரிசெய்ய இயலாவிடிலோ உடன் மருத்துவரை நாடுங்கள்.

***எனக்கு அறுவைச் சிகிச்சை செய்யத் தீர்மானித்தாலும் நான் வழக்கமான அளவில் இன்சுலின் எடுத்துக்கொள்ள வேண்டுமா?***
அறுவைச் சிகிச்சைக்கு முன் நீங்கள் பட்டினியுடன் இருக்க நேரும். நீங்கள் இன்சுலின் எடுத்துக்கொள்பவரெனில் உங்களுக்கு விரைந்தும் குறுகிய காலமும் இயங்கும் இன்சுலின் எடுத்துக்கொள்ள வேண்டாம் என மருத்துவர்கள் அறிவுறுத்துவார்கள். வழக்கமான அளவில் பாதியளவு நடுத்தரமாக இயங்கும் இன்சுலின் எடுத்துக்கொள்ளலாம்.

அல்லது வழக்கமான அளவில் நீண்ட நேரம் இயங்கும் இன்சுலின் எடுத்துக்கொள்ளலாம். ஆனால் இதற்கு முன் உங்கள் மருத்துவரிடம் கேட்டுக்கொள்ளுங்கள். நீங்கள் இன்சுலின் பம்ப் உபயோகிப்பவராயின் அடிப்படை அளவு இன்சுலின் கிடைக்குமாறு பார்த்துக்கொள்ளுங்கள். உங்கள் மருத்துவர் உங்கள் இன்சுலின் அளவில் சில மாற்றங்கள் செய்யலாம். அறுவைச் சிகிச்சை நன்கு நடைபெற அவர் பொறுப்பேற்றுக் கொள்வார்.

வேறு வழிகளில் இன்சுலின் செலுத்த ஆய்வுகள் நடைபெறுகின்றனவா?
புதிய வழிகளில் இன்சுலினைச் செலுத்த தொடர்ந்து ஆய்வுகள் நடந்து வருகின்றன. தோலில் ஒட்டும் அட்டைகள், வாயில் ஸ்பிரே செய்வது, வயிற்றுக்குள் செயற்கைக் கணையம் பொருத்துவது போன்றவை அவற்றில் சில.

மூச்சு வழியாக உட்செலுத்தும் முறை எஃப்டிஏயின் அங்கீகாரத்தைப் பெற்றுள்ளது. ஆகாரத்திற்கு முன் நன்கு பொடியாக்கப்பட்ட இன்சுலின் வாய்வழியாக மூச்சுக்காற்றின் மூலம் நுரையீரலை அடைந்து உள்ளிழுக்கப்படும். ஆனால் சிலருக்கு இதனால் நுரையீரல் செயல்திறன் குறைவு ஏற்படுவதாகக் கூறப்படுகிறது. ஆஸ்துமா மற்றும் சில நுரையீரல் நோய்கள் தீவிரமடைவதாகச் சிலர் கூறுகின்றனர்.

# இயல் 8

# வகை 2 நீரிழிவிற்கான மருந்துகள்

உங்களுக்கு வகை 2 நீரிழிவு இருந்தால் உங்கள் இரத்த குளுகோஸ் அளவைக் கட்டுக்குள் வைக்கப் பல வழிகள் உள்ளன. பலர் உணவுக் கட்டுப்பாடு, உடற்பயிற்சி மற்றும் சரியான எடை பேணுதல், வாழ்க்கைமுறை மாற்றங்கள் போன்றவற்றின் மூலம் மட்டும் இதைச் சாதிக்கிறார்கள். சிலருக்கு இவை போதவில்லை. அவர்களுக்கு இரத்த குளுகோஸ் அளவைக் கட்டுப்படுத்த மருந்துகள் தேவைப்படுகின்றன. எனினும் முக்கியமான ஒன்றினை மறந்துவிடாதீர்கள். நல்ல உணவும் முறையான உடற்பயிற்சியுமே முக்கியக் காரணிகள் ஆகும்.

வகை 2 நீரிழிவுக்கான மருந்துகள்:

- வாய்வழி மருந்துகள்
- இன்சுலின்
- புதிய ஊசி மருந்துகள்.

உங்கள் மருத்துவர் ஒன்றிற்கும் மேற்பட்ட மருந்துகளைப் பரிந்துரைக்கக்கூடும். அல்லது மருந்துகளுடன் சேர்த்து இன்சுலினை எடுத்துக்கொள்ள வேண்டியதிருக்கும். எனினும் பலர் வாய்வழி மருந்துகளுடன்தான் ஆரம்பிப்பர்.

## வாய்வழி மருந்துகள்

பல வகையான வாய்வழி மருந்துகள் உள்ளன. எனினும் அவை வேதியியல் அடிப்படையில் ஒன்றுக்கொன்று மாறுபட்டவை. ஒவ்வொன்றும் தனக்கேயுரிய பாணியில் பணிபுரிந்து இரத்த குளுகோஸைக் குறைக்கிறது. சில கணையத்தைத் தூண்டி இன்சுலினைச் சுரக்கச் செய்கின்றன. உடலின் உயிரணுக்களின் இன்சுலின் கூருணர்ச்சியைச் சில அதிகரிக்கின்றன. கார்போஹைட்ரேட் உட்கிரகிப்பைக் குறைக்கின்றன சில.

## வகை 2 நீரிழிவுக்கான வாய்வழி மருந்துகள்

ஒவ்வொரு வகை மருந்தும் இரத்த குளுகோஸை ஒவ்வொரு விதத்தில் கட்டுப் படுத்துகிறது. சில மருந்துகள் குழந்தைகளுக்கு ஏற்றவையல்ல. கீழே இம்மருந்துகளின் சாதகபாதக அம்சங்கள் கொடுக்கப்பட்டுள்ளன (காண்க,

| மருந்து வகை | வேலை செய்யும் முறை |
|---|---|
| **சல்பனைல் யூரியாக்கள்***<br>கிளிமிபிரைட்** *(கிளிமர், கிளைபிரைட்)*<br>கிளிபிசைட்** *(கிளிபி -5)*<br>கிளிபென் கிளமைட்** | கணையத்தைத் தூண்டி இன்சுலினைச் சுரக்கச் செய்கிறது. |
| **பைகுவனைடுகள்**<br>மெட்ஃபார்மின்** | ஆகாரத்திற்கு இடையில் உங்கள் கல்லீரல் இரத்தத்தில் வெளியிடும் குளுகோஸ் அளவைக் குறைக்கும். |
| **ஆல்ஃபா–குளுகோசிடேஸ் குறைப்பான்கள்**<br>அகர்போஸ் *(பிரீகோஸ்)*<br>மெக்ளிடால் *(கிளைசரைட்)* | குளுகோஸ் உட்கிரகிப்பைக் குறைக்கிறது – குறிப்பாகக் கார்போ ஹைட்ரேட் உணவிற்குப் பிறகு. |
| **தயாசோலிடின்டயோன்கள்**<br>பயோகிளைடசோன்<br>ரோசிகிளைடசோன் | திசுக்களின் இன்சுலின் கூருணர்வை அதிகரித்து இரத்த குளுகோஸ் அளவைக் குறைக்கிறது. சில வாரங்கள் கழித்தே நல்ல பலன் கிடைக்கும். |
| **மெக்ளிடினைடுகள்**<br>நேடிகிளைனைட்<br>ரிபாகிளைனைட் | உணவுக்குப் பின் இரத்த குளுகோஸ் அதிகரிக்கும்போது கணையத்தைத் தூண்டி இன்சுலின் சுரக்கச் செய்கிறது. |

* அசிடோஹெக்சாமைட், க்ளோர்ப்ரோபமைட் (டயாபினீஸ்), டொலாசாமைட் (டோலினேஸ்), டோல்புடாமைட் ஆகியவை சந்தையில் வெளிவிடப்பட்ட முதல் சல்பைனல் யூரியாக்களில் சில. ஆனால் தற்போது அவை அரிதாகப் பயன்படுத்தப்படுகின்றன. ஏனெனில் புதிய மருந்துகளைவிட அவை அதிக பக்கவிளைவுகளைக் கொண்டுள்ளன.

** இந்த மருந்துகளும் பொதுப்படையான வடிவில் கிடைக்கின்றன. இவை பொதுவாகக் குறைவான விலையில் கிடைக்கின்றன.

*பக்.138– 143).* மருத்துவர் உங்களுக்கு ஒன்றிற்கு மேற்பட்ட மருந்துகளைப் பரிந்துரைக்கக்கூடும். மருந்துக்கடையில் வாங்கி வேறு மருந்துகளை உண்ணும் முன் மருத்துவரிடமோ மருந்தாளுனரிடமோ கலந்து பேசுங்கள். அப்போதுதான் மருந்தின் பக்கவிளைவுகள் மற்றும் கூட்டு விளைவுகள் பற்றி அறிந்து தடுக்க இயலும்.

| சாதகமான முக்கிய அம்சங்கள் | பாதகமான முக்கிய அம்சங்கள் |
|---|---|
| மற்ற வாய்வழி மருந்துகளுடன் நன்கு இணைந்து பணிபுரியும். இரத்த குளுகோஸை நன்கு குறைக்கும். | இரத்த குளுகோஸை கடுமையாகக் குறைத்து தாழ்குளுகோஸ் நிலையை ஏற்படுத்தலாம். |
| தாழ்குளுகோஸ் நிலையை ஏற்படுத் தாது. எடைக்குறைவை ஏற்படுத்தும். இரத்தக் கொழுப்பைக் குறைக்கும், குறிப்பாகக் கொலஸ்டிரால் மற்றும் டிரைகிளிசிரைட் அளவைக் குறைக்கும். | குமட்டல், வயிற்றுப் பாதிப்பு, வயிற்றுப் போக்கு (நாள்பட்டுச் சரியாகும்); அரிதாக லாக்டிக் அமில நிலை ஏற்படுத்தும். |
| திடீரென இரத்த குளுகோஸ் அதிகரிப்பதைத் தடுக்கிறது. குறிப்பாக உணவுக்குப் பின் ஏற்படுவதைத் தடுக்கிறது. எடைக்குறைவை ஏற்படுத்தும். | வயிறு இரைச்சல், சங்கடம், வாயுத் தொல்லை, வயிற்றுப்போக்கு ஏற்படலாம். அதனால் குறைந்த மருந்தளவில் கொடுக்கலாம். அதிக அளவு கல்லீரலைப் பாதிக்கும். மற்ற மருந்துகளைவிட வீரியம் குறைந்தது. |
| எளிதாக ஒரு நாளைக்கு ஒருமுறை அல்லது இரண்டுமுறை எடுத்துக்கொள்ளலாம். உணவுடனோ உணவின்றியோ எடுத்துக்கொள்ளலாம். வயிற்றுச் சங்கடத்தை ஏற்படுத்தாது. | கால்களில் நீர்வீக்கம், எடை அதிகமாதல் ஏற்படுவதால் இதயச் செயலிழப்பு ஏற்படலாம். கல்லீரல் பிரச்சினைகள் ஏற்படுகின்றனவா எனக் கண்காணி யுங்கள். கருத்தடை மாத்திரைகளின் வினையைக் குறைக்கும். |
| விரைவாக இயங்குகிறது. குறிப்பாக உணவுக்குப் பிறகு எடுத்துக் கொள்ளும்போது குறைக்கிறது. தாழ்குளுகோஸ் நிலையை அதிகம் ஏற்படுத்துவதில்லை. | இதன் பலன்கள் விரைவில் தீர்ந்து விடுகின்றன. எல்லா உணவுடனும் சேர்த்து எடுத்துக்கொள்ள வேண்டும். வயிற்றுப் பிரச்சினைகளையும் தாழ் குளுகோஸ் நிலையையும் ஏற்படுத்தலாம். |

### எந்த மருந்து நல்லது?

ஒவ்வொரு மருந்தின் சாதகபாதக அம்சங்கள் குறித்துத் தெரிந்துகொள்ள உங்கள் மருத்துவரிடமோ நீரிழிவு விளக்குநரிடமோ பேசுங்கள். அவர் உங்கள் தேவைக்கேற்ற மருந்தைப் பரிந்துரைக்கக்கூடும். ஏற்கெனவே இது பற்றி ஓர் அட்டவணை கொடுக்கப்பட்டுள்ளது. (காண்க, பக். 136-137). பல காரணிகளை அலசி ஒரு மருந்தைத் தேர்வுசெய்வர். அவை பின்வருமாறு:

- நீங்கள் உடல் எடை மிகுந்தவரா? (ஏனெனில் சில மருந்துகள் உடல் எடையை அதிகரிக்கும்)
- உங்கள் இரத்த குளுகோஸ் அளவு எப்படி மாறுபடுகிறது? (சிலருக்கு உணவுக்குப் பிறகு மட்டும் அதிகரிக்கும்)
- வேறு உடல்நலப் பிரச்சினைகள் உள்ளனவா?
- மருந்தின் வீரியம்
- ஏற்படும் பக்கவிளைவுகள்
- விலை, குறிப்பாகப் பல மருந்துகள் தேவைப்படும்போது (காண்க, 'மருந்துகளுக்கான செலவினத்தைக் குறைக்க முடியுமா', பக். 150).

## சல்பனைல் யூரியாக்கள்

இரத்த குளுகோஸ் கட்டுப்பாட்டிற்கு இவை பல ஆண்டுகளாக உபயோகப்படுத்தப்படுகின்றன. இவை கணையத்தில் உள்ள பீட்டா உயிரணுக்களைத் தூண்டி இன்சுலின் சுரக்கச் செய்கின்றன. எனவே மருந்தின் தூண்டுதல் வாயிலாக உங்கள் கணையமே அதிகம் இன்சுலினைச் சுரக்கிறது.

கிளிமிபிரைட், கிளிபிசைட், கிளிபென்கிளமைட் போன்றவை மிக அதிகம் பயன்படுத்தப்படும் இவ்வகை மருந்துகளாகும். இவை உடன் செயல்படுபவையாகவோ நீடித்துச் செயல்படும் வடிவிலோ தயாரிக்கப் படுகின்றன. சில வகை மருந்துகள், எடுத்துக்காட்டாக டால்டிடமைட், அசிடோஹைச்சமைட், குளோர் புரோபெமைட் போன்றவை, அதிகப் பக்கவிளைவுகள் கொண்டவையாகும்.

### பக்கவிளைவுகள்

தாழ்குளுகோஸ் நிலைதான் இவ்வகை மருந்துகளால் ஏற்படும் பொதுவான பக்கவிளைவாகும். குறிப்பாகக் கல்லீரல் மற்றும் சிறுநீரகச் செயல்திறன் குறையும்போது தாழ்குளுகோஸ் நிலை அதிகம் ஏற்பட வாய்ப்புள்ளது. இந்த நோய் நிலைகள் இருந்தால் உங்கள் மருத்துவர் உங்களுக்கு இம்மருந்துகளைப் பரிந்துரைப்பதில்லை.

## கவனத்தில் கொள்ள வேண்டியவை

சல்பனைல் யூரியா வகை மருந்துகளை எடுத்துக்கொண்ட பிறகு இரத்த குளுகோஸ் குறையும். அதேவேளை ஏதேனும் நடவடிக்கைகளில் குறிப்பாக உணவு உண்ணாமல் இருத்தல், அதிக உடற்பயிற்சி செய்தல் போன்றவற்றால் தாழ்குளுகோஸ் நிலை ஏற்படலாம். இத்துடன் மது அருந்துதல், சிலவகை மருந்துகளை எடுத்துக்கொள்ளும்போதும் (குறிப்பாக மூக்கு அடைப்பை நீக்கும் மருந்துகள்) இம்மருந்து குளுகோஸ் தாழ்நிலையை அதிகரிக்கும். நியாசின் மற்றும் ஸ்டீராய்டு மருந்துகள் இவற்றின் வீரியத்தைக் குறைக்கும்.

## பைகுவனைடுகள்

இன்சுலினுக்கான உடல் உணர்வை இம்மருந்துகள் அதிகரிக்கும். இன்சுலின் எதிர்ப்புணர்வைக் குறைக்கும். உணவுக்கிடையில் கல்லீரல் சேமித்துள்ள குளுகோசை இரத்த ஓட்டத்தில் வெளியிடுகிறது. வகை 2 நீரிழிவு உள்ளவர்களுக்கு அதிக குளுகோஸ் வெளியிடப்படும். பட்டினியுடன் இருக்கும்போது பைகுவனைடுகள் இந்த குளுகோஸ் வெளியிடுவதைத் தடுக்கிறது. எனவே உங்களுக்கு இன்சுலின் தேவை குறைகிறது.

மெட்ஃபார்மின் மட்டுமே இவ்வகையில் அமெரிக்காவில் பயன்படுத்தப்படும் மருந்தாகும். இது நீண்டு வெளியிடப்படும் வகையிலும் தயாரிக்கப்படுகிறது. இது உடல் எடை அதிகரிப்பைக் குறைக்கிறது. மற்ற மருந்துகளைக் காட்டிலும் வேறுபட்டு உடல் எடைக் குறைவைத் தூண்டுகிறது. எனவே இதை உடல் எடை மிகுந்த வகை 2 நீரிழிவால் பாதிக்கப்பட்டவர்களுக்குப் பரிந்துரைப்பர். மேலும் இம்மருந்து உடலில் உள்ள கொழுப்பை, குறிப்பாகக் கொலஸ்டிரால் மற்றும் டிரைகிளிசரைட் அளவைக் குறைக்கிறது. இது பொதுவாக நீரிழிவு உள்ளவர்களுக்கு அதிகரித்துக் காணப்படும்.

## பக்கவிளைவுகள்

பொதுவாக மெட்ஃபார்மின் எல்லோராலும் அதிகப் பக்கவிளைவுகளின்றி ஏற்றுக்கொள்ளப்படும். சிலருக்குப் பக்கவிளைவுகளை ஏற்படுத்தும். கீழ்க்காண்பவற்றை உணர்ந்தால் உங்கள் மருத்துவரிடம் கூறுங்கள்.

- பசியின்மை
- குமட்டல், வாந்தி
- வாயு, வயிற்றுப்போக்கு
- வயிறு பொருமல், வயிற்றுச் சங்கடம், வயிற்று வலி
- சுவையுணர்வு மாறுபடுதல், நாக்கில் உலோகச் சுவை ஏற்படல்.

பொதுவாக இந்த மருந்துகளை முதலில் எடுத்துக்கொள்ளும்போது மட்டும்தான் பக்கவிளைவுகள் ஏற்படும். நாள் செல்லச் செல்ல அவை மறைந்து விடும். உணவுடன் சேர்த்து எடுத்துக்கொள்ளும்போது இப்பக்கவிளைவுகள் அதிகம் ஏற்படுவதில்லை. மேலும் மிகக் குறைந்த அளவில் எடுக்க ஆரம்பித்து மெல்ல அதிகரித்தாலும் ஏற்படுவதில்லை. அடுத்ததாக இம்மருந்தினால் லாக்டிக் அமிலநிலை ஏற்படலாம். மருந்து உடலில் அதிகம் தங்கிப்போகும்போது லாக்டிக் அமிலமும் உடலில் அதிகமாகும். இதன் அறிகுறிகள்

- தளர்ச்சி
- களைப்பு
- தசைவலி
- மூச்சுவிடச் சிரமம்
- வயிற்று வலி
- கிறுகிறுப்பு
- அரை மயக்கம்.

### கவனத்தில் கொள்ள வேண்டியவை

உங்களுக்கு இதயம், கல்லீரல், சிறுநீரகம் மற்றும் நுரையீரல் நோய்கள் இருந்தால் லாக்டிக் அமிலநிலை ஏற்படலாம் என்பதால் இம்மருந்து பரிந்துரைக்கப்படுவதில்லை. இந்நோய்நிலைகளில் உடலில் லாக்டிக் அமிலம் அதிகம் உற்பத்தி செய்யப்படும்.

எனவே கீழ்வருவன பின்பற்றப்பட வேண்டும்:

- நீங்கள் மது அருந்துபவராக இருந்தால் (எப்போதாவது அதிகம் குடிப்பவராக இருந்தாலும்) மெட்ஃபார்மின் உங்களுக்கு லாக்டிக் அமிலநிலையை ஏற்படுத்தலாம். எனவே உங்கள் மருத்துவரைக் கலந்தாலோசியுங்கள்.
- நீங்கள் சீரணமண்டல மருந்துகளான சிமெடிடின் எடுத்துக்கொள் பவராக இருந்தால் மெட்ஃபார்மினை அளவு குறைத்து எடுத்துக் கொள்ள வேண்டும். ஏனெனில் சிமெடிடின் சிறுநீரகம் வெளியேற்றும் மெட்ஃபார்மினை இடையூறு செய்து மருந்தினை உடலில் அதிகம் தங்கச் செய்கிறது. எனவே லாக்டிக் அமிலநிலை ஏற்படலாம்.
- சிரைவழி வேறுபடுத்தும் திரவம் செலுத்தும்முன் மெட்ஃபார்மின் கொடுக்கப்படுவது நிறுத்தப்பட வேண்டும். சிலவேளை இவை கணினி வெட்டுப் பகுப்பாய்வுப் படமெடுக்க *(கம்ப்யூட்டர் டோமோகிராபி)* உபயோகப்படுத்தப்படும். இது லாக்டிக் அமில நிலை ஏற்படுத்தலாம்.

## ஆல்ஃபா–குளூகோசிடேஸ் குறைப்பான்கள்

கார்போஹைட்ரேட்டை உடைத்து சீரணமண்டலப் பாதையில் குளூகோஸாக மாற்றும் என்சைம்களைக் குறைத்து இந்த என்சைம்களின்

இயக்கத்தைத் தடுப்பதால் கார்போஹைட்ரேட் செரிமானம் தாமதப் படுத்தப்படுகிறது. எனவே குளூகோஸ் வழக்கத்தைவிட மெதுவாக இரத்த ஓட்டத்தில் நுழைகிறது. இதனால் இரத்தத்தில் குளூகோஸ் திடீரென உயர்வது – குறிப்பாக உணவுக்குப் பிறகு ஏற்படும் உயர்வு தடுக்கப்படுகிறது.

இந்த வகையில் அகர்போஸ் *(அசுக்ரோஸ், டயகார்ப்)* மற்றும் மெக்ளிடால் *(கிளைசெட்)* எனும் மருந்துகள் உள்ளன. இதனை ஒவ்வொரு வேளை உணவு டனும் எடுத்துக்கொள்ள வேண்டும். இவை சல்பனைல் யூரியாக்கள் போல அவ்வளவு தீவிரமாக இரத்த குளூகோஸைக் குறைத்துக் கட்டுப்படுத்துவ தில்லை. எனவே உணவுக்குப் பின் ஏற்படும் இரத்த குளூகோஸ் உயர்வைக் குறைக்க மற்ற மருந்துகளுடன் இணைத்து இதைப் பயன்படுத்துகின்றனர்.

## ஏற்படும் பக்கவிளைவுகள்

சீரணமண்டல (இலங். சமிபாட்டுத் தொகுதி) பக்கவிளைவுகளான வயிறு உப்புதல், வயிறு பொருமல், வயிற்றில் வாயு தேங்குதல், வயிற்றுவலி, வயிற்றுப்போக்கு போன்றவை ஏற்படும். பொதுவாக மருந்தை உபயோகிக்க ஆரம்பித்த முதல் வாரத்தில் சில விநாடிகள் ஏற்பட்டுப் பின்னர் மெல்லக் குறையும். மருந்தளவைக் குறைந்த அளவில் ஆரம்பித்துப் பின்னர் மெல்ல அதிகரித்தால் இந்த விளைவுகள் அதிகம் ஏற்படாது.

இம்மருந்தினைத் தனித்து உபயோகிக்கும்போது தாழ்குளூகோஸ் நிலை ஏதும் ஏற்படாது. ஆனால் மற்ற மருந்துகளுடன் குறிப்பாக சல்பனைல் யூரியா மற்றும் இன்சுலினுடன் இணைத்துக் கொடுக்கும்போது தாழ் குளூகோஸ் நிலை ஏற்படலாம். அப்படி ஏற்பட்டால் பால் அருந்தலாம், குளூகோஸ் மாத்திரைகள் சாப்பிடலாம். ஆனால் சர்க்கரை அல்லது பழச்சாறு உபயோகிக்க வேண்டாம். ஏனெனில் இதன் உட்கிரகிப்பை அவை தடுக்கும்.

## கவனத்தில் கொள்ள வேண்டியவை

சீரணமண்டலப் பக்கவிளைவுகளைக் கவனத்தில் கொள்ளும்போது உங்களுக்கு

- சிணுங்கும் குடல் நோய்க்குறித்தொகுதி *(இரிடபிள் பவல் சின்ட்ரோம்)*
- புண்ணாகும் பெருங்குடலழற்சி *(அல்சரேடிவ் கொலிடிஸ்)*
- கிரான்ஸ் நோய்
- சிறுகுடல் பகுதி அடைப்பு
- நாள்பட்ட உட்கிரகிப்புக் கோளாறுகள் (எ.கா: சீலியக் நோய்)
- கடும் சிறுநீரக நோய்கள் மற்றும் கல்லீரல் நோய்கள்

போன்றவை இருந்தால் இம்மருந்தை *(அகர்போஸ், மெக்ளிடால்)* எடுத்துக் கொள்ள வேண்டாம். அதிக அளவில் உட்கொள்ளும்போது அகர்போஸ்

உங்கள் கல்லீரலைப் பாதிக்கும். ஆனால் இந்தப் பாதிப்பு மருந்தின் அளவைக் குறைத்தாலோ அல்லது நிறுத்திவிட்டாலோ சரியாகிவிடும்.

## தயாசோலிடின்டயோன்கள்

வகை 2 நீரிழிவு உள்ள பலருக்கும் இன்சுலினுக்கு எதிர்ப்புணர்வு தோன்றி இன்சுலின் பணியாற்றுவதைத் தடுக்கும். இவ்வகை மருந்துகள் உடல் திசுக்களில் இன்சுலின் எதிர்ப்புணர்வைக் குறைத்து இரத்த குளுகோஸ் குறைய உதவுகின்றன. இரத்த ஓட்டத்தில் உள்ள குளுகோஸ் உயிரணுக் களுக்குள் கடத்தப்படுவதால் மிகக் குறைந்த அளவு குளுகோஸே இரத்தத்தில் தங்குகிறது. இதனால் இரத்த குளுகோஸின் அளவு குறைகிறது. இந்த வகையில் பயோகிளைடசோன் மற்றும் ரோசிகிளைடசோன் ஆகியவை புழக்கத்தில் உள்ளன.

### ஏற்படும் பக்கவிளைவுகள்

கால்களில் நீர்வீக்கம் மற்றும் திரவம் தேங்குவதால் உடல் எடை அதிகரிக்கும். சிலருக்கு மிகையாகத் திரவம் தேங்குவதால் இதயச் செயலிழப்பு ஏற்படலாம். கீழ்வரும் அறிகுறிகள், இதயச் செயலிழப்பு ஏற்பட்டால் உடன் மருத்துவரைத் தொடர்புகொள்ளுங்கள்:

- மூச்சுத்திணறல்
- திடீரென எடை அதிகரித்தல் (நீர் தேங்குவதால்)
- மூச்சுவிடும் சிரமத்தால் தூங்க இயலாமை
- கால்களில் நீர் வீக்கம்
- தளர்ச்சி அல்லது களைப்பு மிகுதல்.

அரிதான ஆனால் கடுமையான பக்கவிளைவு கல்லீரலில் ஏற்படும் காயமாகும். எனவே இவ்வகை மருந்துகளை நீங்கள் உட்கொள்ளும் முன்னர் உங்கள் கல்லீரல் நலம் பற்றி மருத்துவரிடம் கேட்டுத் தெரிந்துகொள்ளுங்கள். முதல் வருட முடிவில் கல்லீரல் செயல்திறன் பரிசோதனைகள் அவசியம். கீழ்க்காணும் கல்லீரல் பாதிப்பு அறிகுறிகள் தென்பட்டால் உடன் மருத்துவரைத் தொடர்புகொள்ளுங்கள்.

- விளக்கஇயலாக் குமட்டல்
- சிறுநீர் மஞ்சளாதல்
- வயிற்றுவலி
- பசியின்மை
- கடும் எடைக் குறைவு
- வாந்தி
- கடும் தளர்ச்சி
- கண்களில் மஞ்சள் (காமாலை).

### கவனத்தில் கொள்ள வேண்டியவை

இவற்றை மட்டும் தனியாக எடுத்துக்கொள்வதால் இரத்த குளுகோஸ் அளவு குறைவதில்லை. ஆனால் சல்பனைல் யூரியா, இன்சுலினுடன் இணைத்துக்

கொடுக்கப்படும்போது தாழ்குளூகோஸ் நிலை ஏற்படலாம். இவை கருத்தடை மாத்திரைகளை வலுவிழக்கச் செய்யும். நீங்கள் கரு முட்டை வெளிவராத நிலையில் இருந்தால் உங்களுக்குக் கரு முட்டை வெளிவரச் செய்து கர்ப்பம் தரிக்கும் நிலை ஏற்படலாம்.

## மெக்ளிடினைடுகள்

இவ்வகை மருந்துகள் வேதியல்ரீதியாகச் சல்பனைல் யூரியாக்களிடமிருந்து வேறுபடுகிறது. ஆனால் இவற்றின் பலன்கள் அதேபோல இருக்கின்றன. இது வேகமாக இயங்கிக் கணையத்திலிருந்து இன்சுலினை வெளிப்படுத்து கிறது. ஆனால் மிகக் குறைந்த காலமே இயங்குகின்றன. மிக விரைவாக இயங்கி மிக விரைவாகச் செயலிழப்பதால் இவற்றை உணவுடன் சேர்த்து உட்கொள்ள வேண்டும். நாட்டிகிளைனைட் மற்றும் ரிபாகிளைனைட் ஆகிய இரண்டு மட்டுமே எஃப்டிஏ அங்கீகாரம் பெற்றவை. உங்களுக்குச் சிறுநீரக அல்லது கல்லீரல் நோய்கள் இருந்தால் உங்கள் மருத்துவர் இவற்றை எடுத்துக்கொள்ளலாமா, வேண்டாமா எனத் தீர்மானிப்பார்.

### பக்கவிளைவுகள்

சல்பனைல் யூரியாக்கள் போன்றே இவையும் தாழ்குளூகோஸ் நிலையை ஏற்படுத்தும். ஆனாலும் மிகக் குறைந்த காலமே இயங்குவதால் தாழ்குளூகோஸ் நிலை ஏற்படுவது மிகக் குறைவே. சிலருக்கு வயிற்றில் சங்கடத்தை ஏற்படுத்தும்.

### கவனத்தில் கொள்ள வேண்டியவை

வெறும் வயிற்றில் மருந்து உட்கொள்ள வேண்டாம். மற்ற மருந்துகள் மற்றும் மதுவுடன் உட்கொள்ளும்போது இடைவினை புரியலாம்.

## வாய்வழி மருந்தின் இணைப்புகள்

நீரிழிவு மருந்துகளின் குளூகோஸ் குறைப்பு நடவடிக்கைகளைத் தீவிரப்படுத்துவதற்காகவே அவை இணைத்துக் கொடுக்கப்படுகின்றன. பல வகையான மருந்துகளை இணைக்கும்போது அவை இருவேறு வழிகளில் இயங்கி இரத்த குளூகோஸைக் கட்டுப்படுத்துகின்றன. இரு வேறு மருந்துகளை ஒரே சமயத்தில் இணைத்துக் கொடுப்பதே மிகப் பொதுவாகக் கடைப்பிடிக்கப்படுவதாகும். இரண்டு மருந்துகளை இணைத்து ஒரே மாத்திரையாகக்கூடக் கொடுக்கப்படுகிறது (காண்க, ‘கூட்டு மாத்திரைகள்’, பக். 144).

சில மருத்துவர்கள் ஒரே சமயத்தில் மூன்றுவித மருந்துகளைக்கூடப் பரிந்துரைக்கலாம். இவ்வாறு மூன்று மருந்துகளின் கூட்டு பற்றி மேலும் ஆய்வுகள் தேவைப்படுகின்றன. எனினும் இரு கூட்டு மருந்துகள் பலன் அளிக்காதபோது மூன்று மருந்துகள் கொடுக்கும் முறை பற்றி யோசிக்கலாம்.

### சல்பனைல் யூரியாவும் மெட்ஃபார்மினும்

இந்தக் கூட்டு மருந்தில் சல்பனைல் யூரியாக்கள்தான் முக்கியமானதாகும். ஏனெனில் இது இன்சுலினைத் தூண்டி நீடித்துச் சுரக்கச் செய்கிறது. மேலும் இத்துடன் மெட்ஃபார்மின் இணைந்த கூட்டு பற்றி ஏராளமான ஆய்வுகள் வெளிவந்துள்ளன. இதன் முடிவில் இம்மருந்துகள் தனித்து இயங்குவதைக் காட்டிலும் கூட்டாகச் சிறந்து இயங்குவதாகக் கண்டறியப்பட்டது. இந்தக் கூட்டில் உள்ள மெட்ஃபார்மின் உடல் எடை மிக்கவர்களுக்கு உடல் எடை மேலும் கூடாமலும் சிலருக்கு எடை குறையவும் பயன்படுகிறது. இவற்றின் பக்கவிளைவுகளாகக் குமட்டல், வயிற்றுப்போக்கு மற்றும் தாழ்குளுகோஸ் நிலை போன்றவை ஏற்படலாம்.

### சல்பனைல் யூரியாவும் ஆல்ஃபா-குளுகோசிடேஸ் குறைப்பானும்

உங்களுக்கு உணவுக்குப் பின் இரத்த குளுகோஸ் உயர்வு ஏற்பட்டால் சல்பனைல் யூரியாவுடன், அகர்போஸ் மற்றும் மெக்ளிடால் இணைத்துக் கொடுக்கலாம். இதன் பக்கவிளைவுகளாக வயிற்றுப்போக்கு, வயிற்றில் வாயு மற்றும் வயிற்று இழுப்புவலி ஏற்படலாம். சில சமயம் தாழ்குளுகோஸ் நிலை ஏற்படலாம். இவ்வாறு ஏற்படும் தாழ்குளுகோஸ் நிலைக்கு

---

**கூட்டு மாத்திரைகள்**

பல கூட்டு மருந்துகள் இரண்டு மருந்துகளின் இணைப்பாகவே இருக்கும். எனினும் எஃப்டிஏ மூன்று வகைக் கூட்டு மருந்துகளையே அங்கீகரித்துள்ளது. அவையாவன,

- கிளிபிசைட்/மெட்ஃபார்மின்
- கிளைபுரைட்/மெட்ஃபார்மின்
- ரோசிகிளைடசோன்/மெட்ஃபார்மின்

கூட்டு மருந்துகள் உட்கொள்ளும்போது மாத்திரைகளின் எண்ணிக்கை குறைகிறது. ஆனால் பக்கவிளைவுகள் ஏற்படும்போது எதனால் ஏற்பட்டது என அறிய இயலாது. தனித்தனியாக உட்கொள்ளும்போது, அவற்றினால் ஏற்படும் பக்கவிளைவுகளையும் நம்மால் பிரித்து அறிய முடியும்.

குளுகோஸ் எடுத்துக்கொள்ள வேண்டும். சர்க்கரை மற்றும் பழச்சாறு எடுத்துக்கொள்ளக் கூடாது.

**சல்பனைல் யூரியாவும் தயாசோலிடின்டயோனும்**
சல்பனைல் யூரியா மருந்தின் உச்சபட்ச அளவு உங்களுக்குப் பலன் அளிக்காதபோது தயாசோலிடின்டயோனுடன் அவற்றுடன் இணைக்கலாம். குறிப்பாக நீங்கள் உடல்பருமன் உள்ளவராக இருந்தால் உங்கள் உயிரணுக்களின் இன்சுலின் எதிர்ப்புணர்வைக் குறைக்க இக்கூட்டு உதவுகிறது. ஆனால் இதனால் தாழ்குளுகோஸ் நிலை ஏற்படும் வாய்ப்பு அதிகரிக்கிறது. ஏனெனில் சல்பனைல் யூரியாக்களால் தூண்டப்படும் இன்சுலின் மற்றதால் உபயோகப்படுத்தப்படுகிறது.

**மெட்ஃபார்மினும் ஆல்ஃபா-குளுகோசிடேஸ் குறைப்பானும்**
மெட்ஃபார்மினைத் தனித்துக் கொடுப்பதைவிட அதனை

## இன்சுலின்

வகை *1* நீரிழிவு உள்ளவர்களுக்கும், வகை *2* நீரிழிவால் பாதிக்கப்பட்ட சிலருக்கும் இன்சுலின் மருந்தாகப் பயன்படுகிறது. இன்சுலின் தனித்தோ வாய்வழிக் குளுகோஸ் குறைப்பான் மருந்துகளுடன் சேர்த்தோ உட்கொள்ளப்படுகிறது.

உங்கள் மருத்துவர் உங்களுக்குக் குளுகோஸ் கட்டுப்பாடு இல்லாத போது இன்சுலின் ஊசி போட்டுக்கொள்ள அறிவுறுத்தக்கூடும். அப்போது உங்கள் கணையம் தேவையான இன்சுலினை உற்பத்தி செய்ய இயலாது போயிருக்கலாம் அல்லது மருந்துகளின் தூண்டு தலுக்குப் பலன் இல்லாமல் இருந்திருக்கலாம். சில சமயம் மருத்துவர் நேரடியாகவே இன்சுலினை உங்களுக்குப் பரிந்துரைக்கக்கூடும். அவை:

- உங்கள் வெறும் வயிற்று இரத்த குளுகோஸ் மிக அதிகமாக 300மிகி/டெலிக்கு மேல் காணப்படுதல் மற்றும் சிறுநீரில் கீடோன் பொருட்கள் காணப்படுதல்
- உங்களுக்கு மிக அதிகமாக இரத்த குளுகோஸ் அளவு உள்ளபோது நீரிழிவின் அறிகுறிகளான கடும் தாகம், மற்றும் அடிக்கடி சிறுநீர் கழித்தல் போன்றவை ஏற்படுதல்
- உங்களுக்குக் கர்ப்பகால நீரிழிவு ஏற்பட்டால் உங்களால் உணவுக் கட்டுப்பாடு மூலம் நீரிழிவைச் சரிசெய்ய இயலாததால் குறுகிய காலம் மட்டும் உங்களுக்கு இன்சுலின் தேவைப்படுதல்.

சில சமயம் நீங்கள் நோய்வாய்ப்படும்போதும் குறுகிய கால இன்சுலின் மருத்துவம் பரிந்துரைக்கப்படும்.

ஆல்ஃபா–குளூகோசிடேஸ் குறைப்பானுடன் இணைத்துக் கொடுப்பதன்மூலம் உணவுக்குப் பின் ஏற்படும் இரத்த குளூகோஸ் உயர்வை நன்கு கட்டுப்படுத்த முடியும். மெட்ஃபார்மினுடன் அகர்போஸ் இணைப்புப் பற்றி மட்டுமே ஆய்வுகள் நடந்துள்ளன. மெக்ளிடால் கூட்டு பற்றி ஆய்வுகள் இல்லை. எனினும் இரண்டையும் ஒன்றாகக் கருதலாம்.

ஆல்ஃபா–குளூகோசிடேஸ் குறைப்பானுடன் மெட்ஃபார்மின் இணைத்துக் கொடுக்கும்போது இவற்றைத் தனித்துக் கொடுத்தால் ஏற்படும் அதே பக்கவிளைவுகள் ஏற்படலாம். சீரணமண்டலப் பக்கவிளைவுகளே அதிகம் ஏற்படும்.

### மெட்ஃபார்மினும் தயாசோலிடின்டயோனும்

பயோகிளைடசோன் மற்றும் ரோசிகிளைடசோன் ஆகிய இரண்டுமே மெட்ஃபார்மினுடன் இணைத்துக் கொடுக்க எஃப்டிஏ அங்கீகரித்துள்ளது. இரண்டு வகை மருந்துகளும் தனித்துக் கொடுக்கப்படுவதைவிட இணைத்துக் கொடுக்கப்படும்போது மிகச் சிறப்பாக இரத்த குளூகோஸ் அளவைக் கட்டுப்படுத்துகின்றன. இதன் பக்கவிளைவுகள் ஏற்கெனவே இம்மருந்துகளைத் தனித்தவையாகக் கொடுக்கும்போது ஏற்படுபவைதான்.

## வாய்வழி மருந்துகளும் இன்சுலினும்

வாய்வழி மருந்துகளுடன் இன்சுலினை இணைப்பது இரண்டு மருந்துகளுமே சிறந்து செயல்பட வழிசெய்கிறது. இந்தக் கூட்டு மூலம் உங்கள் தினசரி இன்சுலின் தேவை குறைகிறது. மேலும் இன்சுலினைத் தனித்துக் கொடுக்கும்போது ஏற்படும் உடல் எடை அதிகரிப்பும் ஏற்படாது.

### சல்பனைல் யூரியாவும் இன்சுலினும்

வழக்கமான சல்பனைல் யூரியா மருந்துகளுடன் இரவு நேரம் ஒருமுறை இன்சுலின் கொடுப்பதன் மூலம் இரத்த குளூகோஸை நன்கு கட்டுப் படுத்த முடிகிறது. முதல் பார்வையில் இவ்விரண்டின் கூட்டும் சரியானதல்ல எனத் தோன்றினாலும் இவை உடலின் வெவ்வேறு பாகங்களில் இயங்குகின்றன. சல்பனைல் யூரியா உபயோகிப்பதால் இன்சுலினின் மருந்தளவு குறையும். ஆனால் அதே அளவு குளூகோஸ் கட்டுப்பாட்டை எட்ட இயலும். இதற்குப் படுக்கை நேர இன்சுலின், காலை நேர சல்பனைல் யூரியா மருத்துவம் என்று பெயர். இந்த வகை மருத்துவம் சல்பனைல் யூரியா, மெட்ஃபார்மின் கூட்டுமருந்து பலனளிக்காதவர்களுக்கு உதவுகிறது.

### மெட்ஃபார்மினும் இன்சுலினும்

சல்பனைல் யூரியா, இன்சுலின் கூட்டு மருத்துவம்போல மெட்ஃபார்மின், இன்சுலின் கூட்டு மருத்துவமும் இன்சுலின் மருந்தளவைக் குறைக்கிறது. மெட்ஃபார்மின் கல்லீரலில் இன்சுலின் கூருணர்ச்சியை அதிகமாக்குகிறது. மேலும் இன்சுலின் உபயோகிப்பதால் உடல் எடை அதிகரிப்பதை மெட்ஃபார்மின் தடுக்கிறது. இணைத்துப் பயன்படுத்தும்போது உடல் எடைக் குறைவை ஏற்படுத்துகிறது. இன்சுலின் பயன்படுத்துவதால் ஏற்படும் உடல் எடை உயர்வையும் தடுக்கிறது. சிலர் மெட்ஃபார்மின் பசியின்மையை ஏற்படுத்துவதால் கலோரி தேவை குறைவதாகக் கூறுகின்றனர்.

### ஆல்ஃபா–குளுகோசிடேஸ் குறைப்பானும் இன்சுலினும்

இன்சுலினுடன் இணைத்து அகர்போஸைப் பயன்படுத்த எஃப்டிஏ அங்கீகாரம் அளித்துள்ளது. அகர்போஸ் கார்போஹைட்ரேட்டின் உட்கிரகிப்பைக் குறைப்பதால் இன்சுலின் தேவையும் குறைகிறது. ஆனால் இது இன்சுலின் மருத்துவத்தால் ஏற்படும் தாழ்குளுகோஸ் நிலையை அதிகப்படுத்துகிறது. இன்சுலினோடு மெக்ளிடாலை இணைத்துப் பயன்படுத்துவது பற்றிப் பெரிய ஆய்வுகள் இல்லை.

### தயாசோலிடின்டயோனும் இன்சுலினும்

இன்சுலினுடன் இணைத்துச் செய்யப்படும் மருத்துவத்தில் இந்த இணைப்பு பற்றித்தான் அதிகமான ஆய்வுகள் நடைபெற்றுள்ளன. உங்களுக்கு இன்சுலின் மருத்துவத்தில் இரத்த குளுகோஸ் நன்கு கட்டுப்பாட்டில் இருந்தது என்றால் இம்மருந்துகளை எடுத்துக்கொள்வதன்மூலம் இன்சுலின் தேவை குறையும். ஆனால் இன்சுலின் மட்டும் எடுத்து இரத்த குளுகோஸ் கட்டுப்பாட்டில் இல்லையெனில் இம்மருந்தினைச் சேர்ப்பதன் மூலம் இரத்த குளுகோஸைக் கட்டுப்படுத்த இயலும். இம்மருத்துவத்தின் பக்கவிளைவுகளாகத் தாழ்குளுகோஸ் நிலை, திரவத் தேக்கம் அதிகரிப்பு, இதயச் செயலிழப்பு போன்றவை ஏற்படலாம்.

## புதிய வகை ஊசி மருந்துகள்

2005இல் எஃப்டிஏ இரண்டு புதிய வகை மருந்துகளை அங்கீகரித்துள்ளது. அவை: எக்சினடைட் (பைட்டா) மற்றும் பிரம்லின்டைட் (சிம்லின்). இவை இரண்டும் ஊசி மூலம் செலுத்தும் மருந்துகளாகும். எக்சினடைட் மருந்து வகை 2 நீரிழிவு உள்ளவர்களுக்கு இன்சுலின் தேவையைக் குறைக்கிறது. பிரம்லின்டைட் வகை 1 மற்றும் வகை 2 நீரிழிவு உள்ளவர்களுக்கு இன்சுலின் அளவைக் குறைத்து நன்கு இரத்த குளுகோஸ் கட்டுப்பாட்டை ஏற்படுத்துகிறது.

**எக்சினடைட்**

நீங்கள் வகை 2 நீரிழிவு உள்ளவராக இருந்து உங்களால் வாய்வழி மருந்துகளால் இரத்த குளுகோஸ் அளவைக் கட்டுப்படுத்த இயலவில்லையெனில் இன்சுலின் மருத்துவத்திற்குப் போவதற்குப் பதில் உங்களுக்கு வேறு ஒரு வாய்ப்பு உள்ளது. எக்சினடைட் அவ்வகையில் உதவும் முதன்மை மருந்தாகும். இது *இன்கிரிடின் மிமெடிக்ஸ்* (இன்கிரிடினை ஒத்தவை) என அழைக்கப்படுகிறது. அதாவது மனித உடலில் சுரக்கும் நாளமில்லாச் சுரப்பான இன்கிரிடினை ஒத்துக் காணப்படுகிறது.

எக்சினடைட் பேனா வடிவ ஊசியாகக் கிடைக்கிறது. இதனை வயிறு மற்றும் தொடைப் பகுதியில் தோலுக்கடியில் காலை மற்றும் இரவு உணவுக்குமுன் ஊசியாகப் போட வேண்டும்.

எக்சினடைட் செரிமானப் பாதையில் சுரக்கும் ஒரு நாளமில்லாச் சுரப்பான ஜிஎல்பி-1இன் செயலை *(குளுகோகான் லைக் பெப்டைட் -1)* ஒத்துள்ளது. இது இரத்தத்தில் குளுகோஸ் மிகையாகும்போது மட்டும் இன்சுலினைத் தூண்டிச் சுரக்கச் செய்கிறது. மற்ற மருந்துகள் வாய்வழியாகக் கொடுக்கப்படும்போது இரத்த குளுகோஸ் அளவைக் கணக்கில்கொள்ளாமல் இன்சுலினைச் சுரக்கச் செய்கின்றன. ஆனால் இது இரத்த குளுகோஸ் உயர்ந்து காணப்படும்போது மட்டும் இன்சுலினைத் தூண்டுகிறது. எக்சினடைட் மேலும் குளுகோகான் எனும் ஹார்மோன் சுரப்பைத் தடுக்கிறது. இந்த குளுகோகான் உணவுக்குப் பிறகு இரத்த குளுகோஸ் அளவை அதிகரிக்கிறது. இது மேலும் இரைப்பையிலிருந்து உணவுக் கூழ் வெளியேறும் நேரத்தை அதிகரிக்கிறது. இந்த அனைத்துச் செயல்களும் உணவுக்குப் பிறகு குளுகோஸை நன்கு கட்டுப்படுத்துகின்றன.

எக்சினடைட் மருந்தை மெட்ஃபார்மினுடனோ அல்லது சல்பனைல் யூரியாவுடனோ அல்லது இரண்டுடனும் சேர்த்தோ உபயோகிக்கலாம். இது பசியைக் குறைப்பதால் உணவு உட்கொள்வது குறைவதுடன் உடல் எடையும் குறைகிறது.

**பக்கவிளைவுகள்.** மிகப் பொதுவாக ஏற்படும் பக்கவிளைவு குமட்டலாகும். ஆனால் நாள் செல்லச் செல்ல இது சரியாகிவிடும். மற்ற பக்கவிளைவுகள் வாந்தி, வயிற்றுப்போக்கு, கிறுகிறுப்பு, தலைவலி, வயிற்றில் அமிலம் கலப்பது போன்ற உணர்வு போன்றவை. இதைச் சல்பனைல் யூரியாவுடன் சேர்த்து எடுத்துக்கொள்ளும்போது தாழ்குளுகோஸ் நிலை ஏற்படலாம். இவை இரண்டையும் சேர்த்து எடுத்துக்கொள்ளும்போது நீங்கள் உங்கள் மருத்துவரிடம் கேட்டு சல்பனைல் யூரியாவின் அளவைக் குறைப்பதன் மூலம் தாழ்குளுகோஸ் நிலையைத் தவிர்க்கலாம்.

### பிரம்லின்டைட் (சிம்லின்)

இது *அமைலின் மிமெடிக்ஸ்* (அமைலின் ஒத்தவை) என்று அழைக்கப்படுகிறது. இது புதிய வகை மருந்தாகும். கணையத்தில் உற்பத்தியாகும் அமைலின் எனும் சுரப்பை ஒத்தது. அமைலின் மருந்து ஊசி வடிவில் கிடைக்கிறது. உணவுக்குமுன் வயிற்றில் அல்லது தொடையில் உள்ள தோலில் ஊசியாகப் போட வேண்டும். இதுவும் இரைப்பையிலிருந்து உணவு மெல்ல வெளியேறச் செய்கிறது. எனவே உணவுக்குப் பின் திடீரென இரத்த குளுகோஸ் உயராமல் தடுக்கிறது. ஓரளவு எடைக் குறைவையும் ஏற்படுத்துகிறது.

பிரம்லின்டைட் வகை 1 மற்றும் வகை 2 நீரிழிவால் பாதிக்கப்பட்டவர்களில் இன்சுலின் தேவைப்படுபவர்களுக்கு உதவுகிறது. ஆகையால் இதனை இன்சுலினுடன் ஒருபோதும் ஒரே ஊசியில் கலக்காதீர்கள்.

***பக்கவிளைவுகள்.*** மிகப் பொதுவான பக்கவிளைவு குமட்டலாகும். ஆனால் காலப்போக்கில் இது சரியாகிவிடுகிறது. மற்ற பக்கவிளைவுகளாக வாந்தி, வயிற்றுவலி, தலைவலி, களைப்பு, கிறுகிறுப்பு போன்றவை ஏற்படலாம். சிலவேளை இன்சுலினால் ஏற்படும் தாழ்குளுகோஸ் நிலையை இது தீவிரப்படுத்தும். இதனை ஊசியாகப் போட்ட சில நிமிடங்களில் குறிப்பாக வகை 1 நோயாளிகளுக்கு இவ்விளைவு ஏற்படும். இதன் காரணமாகத் தெளிவாகச் சிந்திக்க இயலாமை, வாகனம் ஓட்ட இயலாமை, மற்ற பணிகள் செய்ய இயலாமை ஏற்படும். எனவே உங்கள் மருத்துவரின் ஆலோசனையைப் பின்பற்றுங்கள். முதன்முதலாக இதனை உபயோகப்படுத்தும் முன்னர் உங்கள் இன்சுலின் மருந்தளவைப் பாதியாகக் குறைக்கலாம்.

## கேள்விகளும் பதில்களும்

***நான் மருந்துகளை எடுத்துக்கொள்ள மறந்துவிட்டால் என்ன செய்வது?***
இது நீங்கள் என்ன மருந்தை உபயோகிக்கிறீர்கள் என்பதைப் பொறுத்தது. எடுத்துக்காட்டாக ஆல்ஃபா–குளுகோசிடேஸ் குறைப்பான்களைக் கட்டாயம் உணவுடன்தான் உட்கொள்ள வேண்டும். நீங்கள் உட்கொள்ள மறந்துவிட்டால் உண்டு முடித்த பிறகாவது உடன் எடுத்துக்கொள்ளவும். இல்லையெனில் அடுத்த உணவு வரை காத்திருங்கள். மெட்ஃபார்மின் போன்ற மருந்துகளை 6 மணி நேரம் தாமதமாகிவிட்டால் உட்கொள்ள வேண்டாம். அடுத்த வேளை மருந்துகளையே உட்கொள்ளுங்கள். குறிப்பான மாற்றங்களுக்கு உங்கள் மருந்தாளுனர்களையோ மருத்துவர்களையோ கேளுங்கள்.

**வகை 2 நீரிழிவு மற்றும் கொலஸ்டிரால் ஆகிய இரண்டையும் கட்டுப்படுத்தும் ஒரே புது மருந்து இருக்கிறதா?**

2005ஆம் ஆண்டில் எஃப்டிஏயின் ஆலோசனைக் குழு முராக்லிட்ஜார் எனும் புது வாய்வழி மருந்தை அங்கீகரித்துள்ளது. இம்மருந்தில் இரண்டு செயல்கள் உள்ளன. ஒன்று, இரத்த குளுகோஸ் அளவைக் குறைப்பது. மற்றொன்று, கொழுப்பு அளவில் மாற்றம் செய்வது. அதாவது டிரைகிளிசரைட் அளவைக் குறைத்து எச்டிஎல் அளவை அதிகரிக்கும். இது வகை 2 நீரிழிவிற்கு நல்லது. ஏனெனில் இந்நோயாளிகளில் பலர் கொழுப்பு மிகுதியாலும் அவதிப்படுவர். எனினும் ஆலோசனைக் குழுவின் பரிந்துரைக்கு எஃப்டிஏ இசைவளிக்கவில்லை. ஏனெனில் பல இதய மருத்துவர்கள் மாரடைப்பு, மூளைத்தாக்கு, இதயச் செயலிழப்பு மற்றும் மரணத்தைக்கூட ஏற்படுத்தலாம் என ஐயம் தெரிவிக்கிறார்கள். இவர்கள் இந்த மருந்தைப் பற்றி மேலும் பல ஆய்வுகள் நடத்தி வருகின்றனர்.

**வகை 2 நீரிழிவு உள்ளவர்களுக்கு மூலிகை மருந்துகள் பயனளிக்குமா?**

சிலர் நீரிழிவிற்கு மூலிகை மருந்துகள் எடுத்துக்கொள்வதையே விரும்புகின்றனர். எனினும் இதன் பலன் மற்றும் பக்கவிளைவுகள் பற்றி அறிவதில்லை. மூலிகை மருந்து தயாரிப்பவர்கள் அவை பற்றி விற்பனைக்கு முன் எஃப்டிஏவில் தெரிவிப்பதில்லை. எனவே மூலிகை மருந்துகள் பற்றிக் கவனமாக இருங்கள். அமெரிக்க நீரிழிவுக் கழகம் மூலிகை மருந்துகள் பற்றி எச்சரிக்கையுடன் இருக்குமாறு அறிக்கை வெளியிட்டுள்ளது.

**எனது மருந்துகளுக்கான செலவினத்தைக் குறைக்க முடியுமா?**

பெரிய நிறுவனத்தின் புகழ்பெற்ற பெயர் உள்ள தயாரிப்புகளைவிடப் 'பெயர்' இல்லாத, புழக்கத்தில் உள்ள எளிய தயாரிப்புகளை வாங்கிப் பயன்படுத்தலாம். உங்கள் மருத்துவரிடம் பேசி இது போன்ற மருந்துகளின் பட்டியலைக் கேட்டுப் பெறுங்கள். இந்தப் பட்டியலில் இல்லாத மருந்துகள் வாங்கினால் அதிகம் செலவழிக்க வேண்டியதிருக்கும். செலவினத்தைக் குறைக்கக் கீழ்க்காணும் வழிகளைப் பின்பற்றுங்கள்:

**காப்பீட்டுக் கழகம்.** மேலைநாடுகளில் உள்ளதுபோல மெடிகோர் பாலிசி போன்ற பல மருந்துகள் வாங்கும் லாபம் மிக்க திட்டத்தைக் காப்பீட்டு நிறுவனங்கள் வழங்கலாம். கேட்டுப்பாருங்கள்.

**உறுப்பினர் கழகங்கள்.** பணி ஓய்வு பெற்றோர் உறுப்பினர் கழகங்கள் மருந்துகளைக் குறைந்த விலையில் வாங்கிக் கொடுக்கின்றன.

**நோயாளிகளுக்கு உதவும் திட்டங்கள்.** குறிப்பிட்ட வருமானம் உள்ளவர்களுக்கு அவர்கள் தேவைகளை நிறைவுசெய்யப் பல

நிறுவனங்கள், தன்னார்வக் குழுக்கள், அரசு நிறுவனங்கள் பல திட்டங்களைக் கொண்டுள்ளன.

**அரசுத் திட்டங்கள்.** குறைந்த வருவாய் உள்ளவர்களுக்கு அரசு மருத்துவமனைகள் மற்றும் ஆரம்ப சுகாதார நிலையம் மூலம் வாழ்நாள் முழுவதும் இலவசமாக இன்சுலின் மருந்து வழங்கப்படுகிறது.

**இராணுவ மற்றும் முன்னாள் இராணுவத்தினருக்கான நலத் திட்டங்கள்.** இதற்கெனத் தனித் திட்டங்கள் உள்ளன. இதைப் பாதுகாப்பு அமைச்சகம் நடத்துகிறது.

# இயல் 9

## சிறுநீரகச் செயற்கைச் சுத்திகரிப்பும் உறுப்புமாற்றுச் சிகிச்சையும்

இரத்த குளுகோஸ் அளவை நன்கு கட்டுப்பாட்டில் வைப்பதும் இரத்த அழுத்தத்தைக் கட்டுக்குள் வைப்பதும் உங்கள் சிறுநீரகம் பாதிப்படைவதைத் தடுக்கும் இரு முக்கியக் காரணிகள் ஆகும். ஏனெனில் நாள்பட்ட சிறுநீரகப் பாதிப்பின் காரணமாகப் பின்னர் சிறுநீரகச் செயலிழப்பு ஏற்படும். இது இறுதிக்கட்டச் சிறுநீரகச் செயலிழப்பு (கிட்னி ஃபைலியர்) என அழைக்கப்படும். இது உயிருக்கு ஆபத்தான நிலையாகும். இந்நிலையில் உங்கள் சிறுநீரகங்களால் உடலுக்குத் தீங்கு விளைவிக்கும் பொருட்களை வெளியேற்ற இயலாது போய்விடும். மேலும் கூடுதல் திரவம் உடலில் தேங்கிப்போகும் (காண்க, 'சிறுநீரக நோய்', பக். 37)?

உங்களுக்கு வகை 1 அல்லது வகை 2 நீரிழிவால் சிறுநீரகம் பாதிக்கப் பட்டிருந்தாலும் அதற்கு இரண்டு வகை மருத்துவங்கள் உள்ளன. ஒன்று, சிறுநீரகச் செயற்கைச் சுத்திகரிப்பு. மற்றொன்று, சிறுநீரக மாற்று அறுவைச் சிகிச்சை. ஆனால் தற்போது வேறு வகை மருத்துவங்களும் உள்ளன. கணைய மாற்று அறுவைச் சிகிச்சை, ஐலெட் உயிரணுக்கள் (இலஞ்சகன் தீவுச் சிறுகலங்கள்) மாற்றுச் சிகிச்சை போன்றவை கணையம் மீண்டும் இயங்கி இன்சுலினை உற்பத்தி செய்ய உதவுகின்றன.

இந்த வகைச் சிகிச்சை முறைகள் யாருக்கு எவ்விதம் பலனளிக்கிறது என இங்குப் பார்ப்போம். எந்த வகையான உறுப்புமாற்று (அங்கமாற்று) அறுவைச் சிகிச்சைக்கு முன்னரும் உங்களுக்குக் கீழ்க்காணும் தகுதிகள் உள்ளனவா என ஆராயப்படும்:

- உங்களால் அறுவைச் சிகிச்சையைத் தாங்க முடியுமா? அறுவை மருத்துவத்திற்குப் பிறகு தரப்படும் மருந்துகளின் வீரியத்தைத் தாங ்கிக்கொள்ள இயலுமா?
- உங்கள் உடலிலுள்ள வேறு சில பிரச்சினைகள் ஒட்டுறுப்பு அறுவை நிகழ்வைத் தோல்விக்குள்ளாக்கிவிடுமா?
- மருந்துகளை மருத்துவர் சொல்வதுபோல எடுத்துக்கொள்ளுவீர்களா?

- உங்களுக்குத் தானம் தரப்படும்வரை பாதிப்புகளை மன உறுதியுடன் தாங்கும் தன்மை மற்றும் உங்கள் நண்பர்கள் மற்றும் குடும்பத்தினரின் ஆதரவு உள்ளதா?

## சிறுநீரகச் செயற்கைச் சுத்திகரிப்பு

உங்கள் சிறுநீரகங்கள் செயல்பட இயலாதபோது உடலில் தேங்கியுள்ள கழிவுப் பொருட்களையும் தேவையற்ற திரவத்தையும் செயற்கையாக வெளியேற்றுவது சிறுநீரகச் செயற்கைச் சுத்திகரிப்பு எனப்படுகிறது. இவற்றிலும் இரண்டு வகைகள் உள்ளன - இரத்தச் சுத்திகரிப்பு, குடல் வெளிச்சவ்வுச் சுத்திகரிப்பு.

### இரத்தச் சுத்திகரிப்பு

பொதுவாகச் செய்யப்படும் மருத்துவம் இவ்வகையானதே. செயற்கை இயந்திரச் சிறுநீரகம் வழியாக இரத்தம் பாய்ச்சப்படும்போது உடலின் தேவையற்ற கழிவுகள் நீக்கப்படுகின்றன. உடலில் உள்ள இரத்தம் இயந்திரத்திற்குள் பாய்ச்சப்பட உடலின் ஒரு பகுதியில் இரத்தக் குழாயில் சிறிய அறுவை மூலம் ஒரு பிளாஸ்டிக் சிறுகுழல் செருகி ஓர் அமைப்பு ஏற்படுத்தப்படும். இந்த அறுவைச் சிகிச்சை செயற்கைச் சுத்திகரிப்பு ஆரம்பிக்கப்படுவதற்கு முன்னரே (சில மாதங்களுக்கு முன்) செய்யப்படும்.

பலருக்கும் மூன்று வாரங்களுக்கு ஒருமுறை இச்சிகிச்சை தேவைப்படும். ஒவ்வொருமுறையும் மூன்று முதல் ஐந்து மணி நேரம் சிகிச்சை செய்யப்படும். இது பொதுவாக செயற்கைச் சுத்திகரிப்பு நிலையங்களிலேயே செய்யப்படும். சில சமயம் வீடுகளிலும்கூடச் செய்யலாம். இச்சிகிச்சையின்போது சில பக்கவிளைவுகள் ஏற்படலாம். குறிப்பாக, திடீரென இரத்த அழுத்தம் குறைதல், இரத்த அழுத்தம் தாறுமாறாக மாறுபடுதல், வயிற்றுப் பிரச்சினைகள், கால் தசைகளில் இழுப்பு போன்றவை ஏற்படலாம். செயற்கைச் சுத்திகரிப்புடன் சேர்த்து இரத்தம் உறையா மருந்துகளும் இரத்த அழுத்தக் குறைப்பு மருந்துகளும் இரும்புச்சத்து மாத்திரைகளும் சிறப்பு உணவும் அளிக்கப்படும்.

### குடல் வெளிச்சவ்வுச் சுத்திகரிப்பு

உங்கள் வயிற்றுக்குழியைச் சுற்றியுள்ள மெல்லிய இரத்தக் குழாய்களின் உதவியால் இந்த வகைச் சுத்திகரிப்புச் செயல்படுகிறது. முதலில் உங்கள் வயிற்றினுள் ஒரு சிறிய வளையக்கூடிய பிளாஸ்டிக் குழல் செருகப்படும். இக்காயம் ஆறியதும் நீங்கள் கீழ்க்காணும் ஏதாவது ஒன்றினைச் செய்ய இயலும். இரண்டிலும் செயற்கைச் சுத்திகரிப்புத் திரவம் வயிற்றினுள் செலுத்தப்பட்டுக் குறிப்பிட்ட நேரத்திற்குப் பின் வடிகட்டி எடுக்கப்படும்.

இவ்வாறு வடிகட்டி வெளியேற்றப்படும்போது தேவையற்ற பொருட்களும் வெளியேற்றப்படுகின்றன. ஒவ்வொரு சுழற்சியும் ஒரு வெளியேற்றமாகக் கருதப்படும். நீங்கள் செயற்கைச் சுத்திகரிப்பு நிலையத்திற்குச் செல்ல விரும்பாதவர் என்றால் இதனைத் தேர்ந்தெடுக்கலாம்.

**நடமாட்டத்துடன் தொடர்ந்து செய்யப்படும் குடல் வெளிச்சவ்வுச் சுத்திகரிப்பு.** இது சிஏபிடி என அழைக்கப்படும். இதை உங்கள் வீட்டிலோ பணியிடத்திலோ சுத்தமான எந்த இடத்திலோ செய்யலாம். சுத்திகரிப்புத் திரவ வெளியேற்றத்திற்கு இயந்திரத்திற்குப் பதிலாக உங்கள் கைகளைப் பயன்படுத்த வேண்டும். ஒரு வெளியேற்றம் 30 முதல் 40 நிமிடங்களில் நடைபெறும். ஒரு நாளைக்கு 4 முதல் 5 வெளியேற்றங்கள் செய்யப்படும். இதற்கு இடைப்பட்ட நேரத்தில் நீங்கள் வழக்கமான பணிகளை மேற்கொள்ளலாம்.

**தொடர்ந்து சுழற்சி முறையில் செய்யப்படும் குடல் வெளிச்சவ்வுச் சுத்திகரிப்பு.** இதில் சுத்திகரிப்புத் திரவம் ஓர் இயந்திரத்தின் உதவியுடன் உங்கள் வயிற்றுக் குழிக்குள் (இலங். வயிற்றறைக் குழி) செலுத்தப்பட்டுப் பின்னர் வடிகட்டப்பட்ட திரவம் நீங்கள் உறக்கத்தில் இருக்கும்போதே தானாக இயந்திரத்தின் உதவியால் வெளியேற்றப்படும். இதனால் பகல்பொழுதில் சுதந்திரமாகச் செயல்படலாம். இரவில் சுமார் 10 முதல் 12 மணிநேரம் இயந்திரத்தில் இணைக்கப்பட வேண்டும்.

**இரண்டையும் இணைத்துச் செய்வது.** நீங்கள் 80 கி.கி. எடைக்கு மேல் உள்ளவரானால் சுத்திகரிப்பு மிக மெதுவாக நடைபெறும். எனவே உங்களுக்கு மேலே கூறிய இரண்டு முறைகளையும் இணைத்து மருத்துவம் செய்யப்படும்.

## குறைபாடுகள்

இது உங்கள் வாழ்க்கைமுறையில் பெரும் மாற்றத்தைக் கொண்டுவரும். ஏனெனில் அடிக்கடி நீங்கள் செயற்கைச் சுத்திகரிப்பு செய்துகொள்ள வேண்டியதிருக்கும். இதற்கெனச் சிறப்பு உணவுத் திட்டத்தைப் பின்பற்ற நேரிடும். உங்கள் உணவில் புரதம், திரவம், உப்பு, சோடியம், பொட்டாசியம் மற்றும் பாஸ்பரஸ் திட்டமிட்ட அளவுகளில் எடுத்துக் கொள்ளப்பட வேண்டும். நீங்கள் குடல் வெளிச்சவ்வுச் (சுற்றுவிரி) சுத்திகரிப்பு செய்துகொள்பவரானால் கடும் தொற்று ஏற்படாவண்ணம் மிகவும் முன்னெச்சரிக்கையுடன் நடந்துகொள்ள வேண்டும். மேலும் பலருக்குச் செயற்கைச் சுத்திகரிப்பால் உறக்க மாறுபாடுகள், எலும்புப் பிரச்சினைகள், உடலில் தேவையற்ற திரவத் தேக்கம் முதலியன ஏற்படும்.

எனவே உங்கள் வழமையான வாழ்க்கைமுறைகளைப் பெற சிறந்த வழி சிறுநீரக மாற்று அறுவைச் சிகிச்சையே ஆகும். இது நீங்கள் நீண்ட காலம் வாழ வழிசெய்கிறது. ஆனால் அதிலும் சிக்கல்கள் இல்லாமலில்லை.

## சிறுநீரக மாற்று அறுவைச் சிகிச்சை

ஒட்டுறுப்பு செய்யப்படும் எந்த உறுப்பும் உங்கள் உடலுக்கு வேற்றுத் திசுவாகக் கருதப்படும். எனவே நல்ல ஒட்டுறுப்புக்கு ஓரளவு சரியாகப் பொருந்தக்கூடிய உடல் பாகம் கிடைக்கப்பெற வேண்டும். நல்ல மாற்றுச் சிறுநீரக அறுவைச் சிகிச்சை மூலம் உங்கள் சிறுநீரகக் கோளாறுகளிலிருந்து வேண்டுமானால் நீங்கள் விடுபடலாம். ஆனால் நீரிழிவு போன்ற அடிப்படைப் பிரச்சினைகள் அப்படியே நீடிக்கும். எனினும் சிறுநீரகச் செயல்பாடு மேம்படுவதால் நீங்கள் ஓரளவு நன்கு இயங்குவதுடன் கூடுமானவரை நல்லபடியாக வாழவும் உதவும். மேலும் செயற்கைச் சுத்திகரிப்பிலிருந்து விடுபடவும் வழி செய்கிறது.

### சிறுநீரக மாற்று அறுவைச் சிகிச்சையின் வகைகள்

அமெரிக்காவில் எந்த வகை உறுப்பு மாற்றுச் சிகிச்சை என்றாலும் தேவைப்படுவோரின் பெயர் ஒட்டுமொத்தக் காத்திருப்போர் பட்டியலில் வைக்கப்படுகிறது. இதன் மூலம் உங்களுக்கு இறந்தவர் அல்லது உயிருடன் இருப்பவர் தானமாகத் தரும் ஒட்டுறுப்பு பெற இயலும். உயிருள்ளவர்களில் ஒரு சிலரே தானம் தர முன்வருவதால் இறந்தவர்களின் உறுப்புகளுக்காக நீங்கள் காத்திருக்க வேண்டும்.

தானம் தருபவர் மற்றும் பெறுபவர்களுக்கு இடையே இரத்த வகை, திசு வகை மற்றும் உயிரெதிர்ப்பொருள் (பிறபொருளெதிரி) பரிசோதனை ஆகியவை செய்யப்பட வேண்டும். உயிரெதிர்ப்பொருள் பரிசோதனை மிக முக்கியமானதாகும்.

உயிருள்ளவர்களிடமிருந்து பெறப்படும் உறுப்புத் தானம் சில வகைகளில் மேம்பட்டதாகும்:

- தானம் செய்பவர் உங்கள் உடன்பிறப்பு என்றால் நன்கு பொருந்த வாய்ப்புள்ளது.
- மேலும் இருவர் உடல் பொருத்தத்தினையும் எளிதில் பரிசோதிக்க இயலும்.

உங்கள் குடும்ப உறவுகள் உங்களுக்குத் தானம் செய்ய முன்வந்தால் நீங்கள் காத்திருப்போர் பட்டியலில் இடம் பெற வேண்டியதில்லை. இறந்தவர் உடல் தானம் செய்த உறுப்பு வரும்வரை காத்திருக்காமல் உடனடியாக ஒட்டுறுப்பு அறுவைச் சிகிச்சையினை மேற்கொள்ளலாம்.

### அறுவைச் சிகிச்சையும் தொடர் கவனிப்பும்

பாதிக்கப்பட்ட சிறுநீரகம் பெரும்பாலும் நீக்கப்பட்டுப் புதிய சிறுநீரகம் உங்கள் அடி வயிற்றில் பொருத்தப்படும். புதிய சிறுநீரகத்திற்கு இரத்த

156 மருத்துவச் சிகிச்சைகள்

ஓட்டம் அடிவயிற்று இரத்தக் குழாய்களிலிருந்து பெறப்படும். புதிய சிறுநீரகத்தின் வடிகுழாய் (சிறுநீரகக்கான்) உங்கள் சிறுநீர்ப்பையுடன் இணைக்கப்படும்.

மிகச் சிறப்பான பொருத்தமுள்ள உறுப்புகளைக்கூட உங்களது உடலின் நோயெதிர்ப்பு முறைமை வெளித்தள்ளவே முயலும். எனவே உங்களுக்கு நோயெதிர்ப்புத் திறன் குறைப்பு மருந்துகள் கொடுக்கப்படும். இந்த மருந்துகளை நீங்கள் வாழ்நாள் முழுவதும் எடுத்துக்கொள்ள வேண்டிய திருக்கும். இம்மருந்துகளின் பக்கவிளைவுகளாக உங்களுக்கு வட்ட முகம், உடல் எடை அதிகரிப்பு, முகப்பரு, முகத்தில் முடி வளர்தல், வயிற்றுப் பிரச்சினைகள் ஏற்படலாம். ஆனால் நாள் செல்லச் செல்ல இவை மறையும்.

சில நோயெதிர்ப்புத் திறன் குறைப்பு மருந்துகள் மிகை இரத்த அழுத்தத்தையும் கொலஸ்டிரால் அதிகரிப்பையும் ஏன் புற்றுநோயையும் உண்டாக்கக்கூடும். மேலும் நோயெதிர்ப்புத் திறன் குறைக்கும் மருந்துகள் உங்கள் உடலில் தொற்று ஏற்படும் வாய்ப்பை அதிகரிப்பதால், உயிரெதிர் மருந்துகள் (இலங். நுண்ணுயிர்க் கொல்லிகள்), வைரஸ் எதிர்ப்பு மருந்துகள் மற்றும் காளான் எதிர்ப்பு மருந்துகளை நீங்கள் மருத்துவர் பரிந்துரையின் பேரில் எடுத்துக்கொள்ள வேண்டியதிருக்கும்.

ஒட்டுறுப்பு அறுவைச் சிகிச்சைக்குப் பிறகு ஒட்டுறுப்பு வெளியேற்றப் படாமலும் உங்களுக்குப் பக்கவிளைவுகள் ஏற்படாமலும் இருக்குமாறு செய்வது மெல்லிய கயிற்றில் நடக்கும் வித்தை போன்றதாகும். இதற்குத் தொடர் கண்காணிப்பும் மருத்துவர் உதவியும் தேவைப்படும்.

## முடிவுகள்

ஒட்டுறுப்பின் முடிவுகள் நோயாளியின் உடல் நிலை, வயது, பெறப்பட்ட உறுப்பு போன்றவற்றைக் கொண்டு ஆராயப்பட்டு ஒட்டுறுப்பு மையங்களால் பல ஆய்வுகளுக்குப் பின் வெளியிடப்படுகிறது.

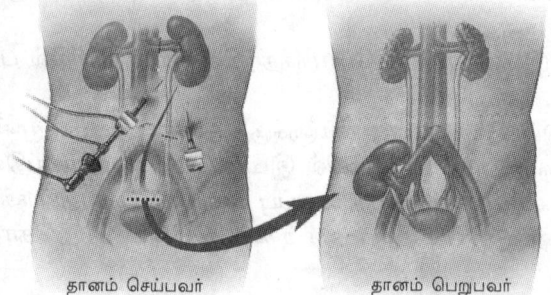

தானம் செய்பவர்
தானம் பெறுபவர்

உயிருடன் இருப்பவர் தானம் செய்யும் சிறுநீரக மாற்று அறுவைச் சிகிச்சையில், மருத்துவர்கள் தானம் கொடுப்பவரின் தொப்புளுக்குக் கீழே அவரது சிறுநீரகத்தை அகற்றக் கருவிகளைச் செருகுவதற்குச் சிறிய துளைகளைப் பயன்படுத்துகின்றனர்.

1988 ஜனவரி முதல் ஜூலை 2005 வரை 2,10,000 பேர் அமெரிக்காவில் சிறுநீரக மாற்று அறுவைச் சிகிச்சை செய்துகொண்டுள்ளனர். (இவர்களில் பலர் நீரிழிவால் பாதிக்கப்பட்டவர்கள் அல்லர்.) இவர்களில் 71,400 பேர் உறுப்புகளை உயிரோடு இருப்பவர்களிடமிருந்து பெற்றுள்ளனர்.

அமெரிக்க ஒட்டுறுப்பு அறுவைக் கழகம் நீரிழிவு சம்பந்தப்பட்ட சிறுநீரக ஒட்டுறுப்பைப் பற்றி (1997 முதல் 2002 வரை) கூறியவை:

- **உயிருள்ளவர்கள் செய்த தானம்.** 97 சதம் பேர் ஒரு வருடமும் 87 சதம் பேர் 5 வருடங்களும் வாழ்கிறார்கள். 94 சதமானவர்களுக்கு ஒரு வருடத்திற்கு மேலும் சிறுநீரகம் நன்கு இயங்குகிறது. 76 சதம் பேர்களுக்கு 5 வருடங்களுக்கு மேலும் நன்கு இயங்குகிறது.
- **இறந்தவர்களிடமிருந்து பெறப்பட்ட தானம்:** நன்கு பொருத்தம் பார்க்கப்பட்ட ஒட்டறுவைகளில் 96 சதம் பேர் ஓராண்டுக்கு மேலும் 80 சதம் பேர் 5 ஆண்டுகளுக்கு மேலும் உயிர் வாழ்கிறார்கள். 90 சதமானவர்களுக்கு 5 வருடங்களுக்குப் பிறகும் நன்கு இயங்குகிறது. இந்தப் புள்ளிவிவரங்கள் நன்கு பொருந்தாத ஒட்டுறுப்பு அறுவைச் சிகிச்சைகளுக்குப் பொருந்த மாட்டா.

உயிருள்ளவர்களிடமிருந்து பெறப்பட்ட தானம் சிறப்பாகச் செயல்பட அவர்களிடம் பொருத்தம் பார்க்கும் பரிசோதனைகளை நன்கு செய்ய இயலுவதே ஆகும். மேலும் மருத்துவ ஆராய்ச்சியின் முன்னேற்றம் காரணமாகச் சிறுநீரக மாற்று அறுவைச் சிகிச்சையின் வெற்றி விழுக்காடு மேலும் உயரும் என நம்பலாம். (காண்க 'முடிவுகள்', பக். 159)

## கணைய ஒட்டறுவை

உங்களுக்கு நீரிழிவுடன், சிறுநீரகச் செயலிழப்பு ஏற்பட்டு, சிறுநீரக ஒட்டுறுப்பு மாற்றம் தேவைப்பட்டாலும் இன்சுலின் மருத்துவம் தோல்வியுற்றாலும் உங்களுக்குக் கணைய ஒட்டுறுப்பு மருத்துவம் தேவைப்படலாம். நல்ல கணைய ஒட்டுறுப்பு அறுவைக்குப் பிறகு உங்களுக்கு இரத்த குளுகோஸைக் கட்டுப்படுத்த இன்சுலின் தேவைப்படாது. ஆனாலும் முற்றிலும் நோய் தீராது. இந்த மருத்துவம் காரணமாக உங்களுக்கு இதயம் மற்றும் நாள நோய்கள் ஏற்படலாம். எனவே அறுவைச் சிகிச்சைக்கு முன்னர் ஒட்டுறுப்பு செய்யும் மையம் உங்களை நன்கு பரிசோதிக்கும். பரிசோதனைகள் கிட்டத்தட்டச் சிறுநீரக மாற்று அறுவைச் சிகிச்சைக்கு முன் செய்யப்பட்டதுபோலவே இருக்கும்.

### கணைய மாற்று அறுவை மருத்துவ வகைகள்

பல வகையான கணைய மாற்று அறுவைச் சிகிச்சைகள் உள்ளன. எல்லா அறுவைச் சிகிச்சைகளின் வெற்றிக்குப் பின்னாலும் இரத்த வகை,

திசு வகை மற்றும் உயிரெதிர்ப்பொருள் பரிசோதனைகள் அவசியமாகும். பொதுவாக இறந்தவர்களிடமிருந்து பெறப்பட்ட முழுக் கணையமும் மாற்றி ஒட்டறுவை செய்யப்படும். உயிருள்ளவர்களிடமிருந்து ஒரு பகுதி எடுத்துச் செய்யும் முறை இன்னமும் ஆய்வில் உள்ளது.

**சிறுநீரக மற்றும் கணைய மாற்று ஒட்டறுவைகள்.** கணைய ஒட்டறுவை செய்துகொள்பவர்களில் பாதிப் பேருக்கு அப்போதே உடன் சிறுநீரக ஒட்டறுவையும் சேர்த்துச் செய்யப்படுகிறது. நல்ல ஆரோக்கியமான சிறுநீரகத்துடன் கணைய ஒட்டறுவையும் இணைத்துச் செய்யப்படும்போது தானம் பெறுபவரின் எதிர்காலம், சிக்கலற்று நன்கு இருக்க வாய்ப்புள்ளது. மேலும் தானம் பெறப்பட்ட சிறுநீரகம் பாதிக்கப்படும் வாய்ப்பும் குறைகிறது. ஒரே நபரிடமிருந்து இரண்டு உறுப்புகளும் தானம் பெறப்படுவது தான் வழக்கமாகும். இந்த இரு உறுப்பு ஒட்டறுவைகளும் இணைத்துச் செய்யப்படும்போது இரண்டு உறுப்புகளும் நன்கு இயங்க வாய்ப்புள்ளது.

**சிறுநீரக ஒட்டறுவைக்குப் பிறகு செய்யப்படும் கணைய ஒட்டறுவை.** வெற்றிகரமாகச் சிறுநீரக அறுவை மேற்கொள்ளப்பட்ட சில காலம் கழித்துக் கணைய அறுவைச் சிகிச்சை செய்யப்படும். இதன் நோக்கம் மேற்கூறிய இணை ஒட்டறுவை போன்றதேயாகும். கணைய ஒட்டறுவை மூலம் இன்சுலின் சுரப்பு இயல்பாவதால் தானம் பெறப்பட்ட சிறுநீரகம் பாதிக்கப்படுவது குறைகிறது.

**கணையம் மட்டும் ஒட்டறுவை செய்யப்படுவது.** சிறுநீரகம் இயல்பாகவோ மிகவும் இயல்பான நிலையை ஒட்டியோ இயங்கிவரும் போதோ இவ்வறுவைச் சிகிச்சை செய்யப்படுகிறது. உங்களுக்கு இன்சுலின் மருந்து காரணமாக எதிர்விளைவுகளும் இரத்த குளுகோஸ் கட்டுப்பாடின்றிக் காணப்படும்போதும் மருத்துவர் உங்களுக்கு இம்மருத்துவ முறைகளைப் பரிந்துரைக்கக்கூடும்.

உங்களுக்கு இன்சுலின் மருத்துவமும் மற்ற வகை மருத்துவமும் நன்கு செயல்படும்போது கணையம் மட்டும் மாற்று ஒட்டறுவை செய்யப் படுவது நன்மை பயக்காது. ஏனெனில் 2003இல் செய்யப்பட்ட ஆய்வு ஒன்றின்படி சிறுநீரகத்தோடு இணைத்துச் செய்யப்படும் கணைய ஒட்டறுவையைக் காட்டிலும் கணைய ஒட்டறுவை மட்டும் தனித்துச் செய்யப்படும்போது வெற்றி விழுக்காடு குறைகிறது. தனித்துச் செய்யப் படும் கணைய ஒட்டறுவையின் வெற்றி இன்சுலின் மருத்துவம் மற்றும் வழமையான மருத்துவத்தைவிடக் குறைவு என்பதே உண்மை.

**கணைய ஐலெட் உயிரணு மாற்று ஒட்டறுவை.** கணையத்தில் இன்சுலின் சுரக்கும் ஐலெட் உயிரணுக்களை மட்டும் ஒட்டறுவை செய்யும் முறை இன்னமும் பரிசோதனை நிலையிலேயே உள்ளது. முழுக் கணையத்திற்குப் பதில் ஒரு சில உயிரணுக்களை மட்டும் செய்யும் இம்முறை புழக்கத்தில் வரும்போது வகை 1 நீரிழிவு உள்ளவர்களுக்கு

நல்ல மாற்று மருத்துவ முறையாகத் திகழும் (காண்க, 'ஐலெட் உயிரணு மாற்று ஒட்டறுவை', பக். 160).

## அறுவைச் சிகிச்சைகளும் தொடர் கவனிப்பும்

அறுவைச் சிகிச்சையின்போது உங்கள் கணையம் நீக்கப்படமாட்டாது. புதிய கணையத்தை உங்கள் குடலின் ஒரு பகுதியில் அடிவயிற்றில் மருத்துவர் பதியன் வைப்பார். உங்கள் புதிய கணையம் இயங்கும் போது வழக்கம்போல உங்கள் பழைய கணையமும் வேலை செய்யும்.

உங்கள் புதிய கணையத்தை உடலில் நோயெதிர்ப்பு முறைமை வெளித்தள்ள இயலும் என்பதால் உங்களுக்கு நோயெதிர்ப்புக் குறைப்பு மருந்துகள் கொடுக்கப்படும். இவற்றை நீங்கள் வாழ்நாள் முழுவதும் உட்கொள்ள நேரிடும். ஏற்கெனவே கூறியதுபோல (காண்க 'அறுவைச் சிகிச்சையும் தொடர் கவனிப்பும்', பக். 155) இவை பல கடும் பக்கவிளைவுகளைக் கொண்டுள்ளவை. எனவே குறைநிறைகளை அறிந்து சிகிச்சை மேற்கொள்ளுங்கள்.

சிறுநீரக மாற்று அறுவைச் சிகிச்சைகளுக்குப் பிறகு எப்படி, உறுப்பு வெளியேற்றம் மற்றும் மருந்துகளின் பக்கவிளைவுகளுக்கு ஏற்றவாறு நடந்துகொள்ள வேண்டுமோ அதுபோல மருத்துவரின் அறிவுரைகளைக் கடைப்பிடிப்பதும் அவசியமாகும்.

## முடிவுகள்

சிறுநீரக மாற்று அறுவைச் சிகிச்சை போலவே இந்தச் சிகிச்சைக்குப் பிறகும் இவற்றின் முடிவுகள் பல காரணிகளால் (வயது, உடல்நிலை) பாதிக்கப் படுகின்றன. 1988 ஜனவரி முதல் 2005 ஜூலை வரை அமெரிக்காவில் 12,800 பேருக்குச் சிறுநீரகம் மற்றும் கணையம் இரண்டு ஒட்டறுவைகளும் 4500 பேருக்குக் கணையம் ஒட்டறுவை மட்டும் செய்யப்பட்டுள்ளது. பொதுவாக எல்லோருக்குமே ஒட்டுறுப்புகள் இறந்தவர்களிடமிருந்து பெறப்பட்டவையே ஆகும். அரிதாக உயிருள்ளவர்களிடமிருந்து ஒரு பகுதி கணையம் மட்டும் தானமாகப் பெறப்பட்டது.

1995 முதல் 2002 வரையிலான புள்ளிவிவரங்களை ஆராய்ந்து உறுப்பு ஒட்டறுவைக் கழகம் வெளியிட்டுள்ள அறிவிப்பில்,

- சிறுநீரகம் மற்றும் கணையம் இரண்டு ஒட்டறுவைகளில் 95 சதம் பேர் ஓராண்டிற்கு மேலாகவும் 85 சதம் பேர் 5 ஆண்டுகளுக்கு மேலாக வாழ்வதாகவும் ஒரு வருடத்திற்குமேல் 92 சத உறுப்புகள் நன்கு செயலாற்றுவதாகவும் 75 சதம் பேர்களுக்கு 5 ஆண்டுகளுக்கு மேலாக நன்கு செயல்படுவதாகவும் கூறப்படுகிறது.
- கணையம் மட்டும் ஒட்டறுவை செய்தவர்களில் 96 சதம் பேர் ஓராண்டுக்கு மேலாகவும் 80 சதம்பேர் 5 ஆண்டுகளுக்கு மேலும்

உயிர் வாழ்கின்றனர். 78 சத மாற்றுக் கணையம் ஓராண்டுக்கு மேல் நன்கு செயல்படுவதாகவும் 47 சத கணையம் 5 ஆண்டுகளுக்கு மேல் செயல்படுவதாகவும் கூறுகிறது.

மேலும் மேலும் செய்யப்படும் ஆய்வு முடிவுகள் நோயாளிகளுக்குப் பல நல்ல செய்திகளைக் கொண்டுள்ளன.

## ஐலெட் உயிரணு மாற்று ஒட்டறுவை

இது வகை 1 நீரிழிவு உள்ளவர்களுக்கு நல்ல மருத்துவ முறையாகக் காணப்படுகிறது. இதில் இன்சுலின் சுரக்கும் உயிரணுக்கள் மட்டும் எடுக்கப்பட்டு உங்கள் உடலுக்குள் பதியன் வைக்கப்படும். முழுக் கணையத்தையும் மாற்றத் தேவையில்லை.

கணையமெங்கும் லாங்கர்கேன்ஸ் திசுத் திட்டுகள் பரவிக் காணப்படுகின்றன. இவற்றில்தான் இன்சுலின் உற்பத்தியாகிறது. வகை 1 நீரிழிவு உள்ளவர்களுக்கு உடலின் நோயெதிர்ப்பு முறைமை பாக்டீரியா, வைரஸ் ஆகியவற்றைத் தாக்கி அழிப்பதுபோல இந்த லாங்கர்கேன்ஸ் உயிரணுக்களையும் தாக்கி அழிக்கிறது.

ஐலெட் உயிரணு ஒட்டுமாற்றம் கணைய ஒட்டுமாற்றம்போலவே பலனளிக்கிறது. ஆனால் இதில் சிக்கல் உள்ளதுடன், இன்னமும் பரிசோதனை நிலையிலேயே உள்ளது. பலர் இந்த ஆய்வில் ஈடுபடும் போதும், பங்கேற்கும்போதும் இதன் பக்கவிளைவுகள் மற்றும் நல்ல விளைவுகள் பற்றித் தெரியவரும்.

### இந்த ஒட்டுறுப்பு மாற்றச் சிகிச்சை எவ்வாறு பணியாற்றுகிறது?

இது இன்னமும் பரிசோதனை நிலையில் இருந்தாலும் இப்போது செய்யப்படும் சிகிச்சை எட்மான்ட்டன் முறைப்படி செய்யப்படுவதாகும். இது கனடாவில் எட்மான்ட்டனில் உள்ள அல்பர்டா பல்கலைக்கழகத்தில் உருவாக்கப்பட்டது.

தானமாகப் பெறப்பட்ட கணையம் ஒட்டுறுப்பு மையத்தை அடைந்த வுடன் அதிலிருந்து ஐலெட் உயிரணுக்கள் பிரிக்கப்படுகின்றன. பின்னர் அவை தேவைப்பட்டவர்கள் உடலில் பதியன் வைக்கப்படுகின்றன. தேவையான கருவிகளின் உதவியால் மருத்துவர் ஒரு சிறு குழாயை வயிற்றின் வழியாகக் கல்லீரலுக்குச் செல்லும் ஈரல்வாயி நாளத்திற்குள் செலுத்துவார். பின்னர் ஐலெட் அணுக்கள் கல்லீரலுக்குள் பதியன் செய்யப்படும். இந்த உயிரணுக்கள் சிறு இரத்தக் குழாய்கள் மூலமாகக் கல்லீரல் முழுவதும் பரவுகின்றன. ஐலெட் உயிரணுக்களைக் கணையத்திற்குள் செலுத்துவதை விடக் கல்லீரலுக்குள் செலுத்திப் பதியன்வைப்பது எளிய முறையாகும்.

நல்ல வெற்றிக்கு ஒரு மில்லியன் ஐலெட் உயிரணுக்கள் பதியன் வைக்கப்பட வேண்டும். தேவையான அளவு இன்சுலின் சுரக்கும்வரை

இரண்டு அல்லது அதற்கும் மேற்பட்ட கணையங்களிலிருந்து ஐலெட் அணுக்கள் பிரிக்கப்பட்டு அனுப்பப்படும்.

புதிய உயிரணுக்களை உங்கள் உடல் வேற்று திசுக்களாக அறிந்து செயல்படுவதைத் தடுக்க நோயெதிர்ப்புத் தடுப்பு மருந்துகள் அவசியம். இவற்றின் பக்கவிளைவுகளை நாம் அறிவோம். மேலும் கணைய தானம் செய்பவர்கள் மிகவும் குறைவு என்பதால் மிகக் குறைந்த அளவில்தான் ஐலெட் உயிர் அணுக்கள் சிகிச்சைக்குக் கிடைக்கின்றன.

### இந்தச் சிகிச்சை முறை எந்த அளவு பலனளிக்கும்?

**1990** முதல் **1999**ஆம் ஆண்டு வரை உலக அளவில் **267** ஒட்டறுவைகள் செய்யப்பட்டதில் **8** சதம் பேர் சிகிச்சைக்குப் பின் ஓராண்டுக்கு இன்சுலின் தேவையற்று இருந்தனர். இந்த முடிவுகளை அலசிய எட்மான்டன் ஆய்வாளர்கள் பதியன் வைக்கும் உயிரணுக்களின் அளவை அதிகரித்தும் உடல் நோயெதிர்ப்புத் திறன் குறைக்கும் மருந்துகளின் அளவை மாற்றியும் சோதனை நடத்தி வருகின்றனர். நல்ல முடிவுகளுக்காகக் காத்திருப்போம்.

**2001**ஆம் ஆண்டில் அமெரிக்காவும் கனடாவும் கூட்டாக ஐலெட் பதியன் வைப்பது பற்றி ஆய்வு நடத்தி முடிவுகளை வெளியிட்டன. **2005**ஆம் ஆண்டு **138** பேரிடம் இந்த ஆய்வு மேற்கொள்ளப்பட்டது. இவர்களில் **58** சதம் பேருக்கு ஓராண்டுக்குப் பிறகு இன்சுலின் தேவையற்ற நிலை ஏற்பட்டது. மற்றவர்களுக்கும் **69** சதவீதம் இன்சுலின் தேவை குறைந்தது கண்டறியப்பட்டது.

## உறுப்புமாற்று மையத்தைத் தேர்ந்தெடுப்பது எப்படி?

உறுப்புமாற்று மையத்திற்கு உங்களை ஒரு மருத்துவர் முதலில் பரிந்துரைத்து அனுப்பி வைக்க வேண்டும். அங்கு நீங்கள் உறுப்புமாற்றுக்குத் தகுதியானவரா எனப் பரிசோதிப்பார்கள். இதற்குப் பன்னாட்டு நிறுவனம் வழங்கிய அறிவுரைகள் பயன்படும். சில இணையதளங்களில் இதற்கான உதவியும் பொருளாதார உதவி பற்றியும்கூட செய்திகள் உள்ளன. எதற்கும் கீழ்க்காணும் விஷயங்களை மனத்தில் கொள்ளுங்கள்:

- எந்த உறுப்புமாற்று மையம் காப்பீட்டுக் கழக அங்கீகாரம் பெற்றது?
- எந்த அளவு நீங்கள் பணம் செலுத்த வேண்டும்?
- உதவிக்கு ஏதேனும் தொண்டு நிறுவனங்கள் உள்ளனவா?
- நீங்கள் தேர்ந்தெடுத்த மையம் ஆண்டொன்றிற்கு எத்தனை உறுப்புமாற்று அறுவைச் சிகிச்சைகளை மேற்கொள்கிறது?
- எந்த உறுப்பு மாற்றப்படுகிறது?
- அதன் வெற்றி வீதம் என்ன? இதனை அரசு நிறுவனப் புள்ளிவிவரங்களுடன் ஒப்புநோக்குங்கள்.

- உறுப்புமாற்று மையம் வேறு என்ன சேவைகளை வழங்குகிறது? பயணச் சலுகை, தங்குமிடம் பற்றித் தெரிந்துகொள்ளுங்கள்.

உறுப்புமாற்றம் செய்யும் குழு உங்களைத் தேர்ந்தெடுத்தால், உங்கள் உறவினர் உங்களுக்குத் தானம் செய்ய முன்வந்தால் உங்களுக்கு உடனடியாகப் பொருத்தம் பார்க்கப்படும். இல்லையெனில் உங்களைக் காத்திருப்போர் பட்டியலில் வைப்பர்.

நீங்கள் வெகுகாலம் காத்திருக்க நேரலாம். இதற்குப் பல காரணங்கள் உள்ளன. அவைக் கிடைக்கப்பெறும் உறுப்பு, உங்கள் உடல்நலன், நீங்கள் எவ்வளவு காலம் காத்திருக்கிறீர்கள், பொருத்தமான உறுப்பு போன்றவையாகும். பொருத்தமான சூழல் அமைந்ததும் சேவை மையம் உடன் உங்களைத் தொடர்புகொள்ளும்.

## கேள்விகளும் பதில்களும்

**உறுப்புமாற்றுச் சிகிச்சைக்குப் பிறகு வாழ்நாள் முழுவதும் தொடர்ந்து நோயெதிர்ப்புத் திறன் குறைப்பு மருந்துகள் சாப்பிடுவதைக் குறைக்கும் வகையில் ஏதேனும் புதிய கண்டுபிடிப்புகள் உள்ளனவா?**

ஆம். புதிய கண்டுபிடிப்புகள் உலகெங்கும் நிகழ்ந்தவண்ணம் உள்ளன. பக்கவிளைவுகள் இல்லாத புதிய மருந்துகளைப் பற்றிய தகவல்கள் வந்தவண்ணம் உள்ளன. இவை உங்கள் நோயெதிர்ப்பு முறைமையில் குறிப்பிட்ட பகுதியை மட்டும் அடைத்துவிடுகிறது. இவை புழக்கத்திற்கு வந்தால் நீங்கள் நீண்ட காலம் நோயெதிர்ப்புத் திறன் குறைப்பு மருந்துகளை எடுத்துக்கொள்ள வேண்டியிருக்காது.

**வகை 1 நீரிழிவு எனக் கண்டறியப்பட்ட ஒரு குழந்தைக்கு ஐலெட் உயிரணு ஒட்டறுவை செய்யலாமா?**

இதுவே ஆய்வாளர்களின் முக்கிய நோக்கமாகும். நோய் பாதித்து அதன் பின்விளைவுகள் ஏற்படும் முன்னரே அதனைத் தடுப்பதே நல்லது. ஆனால் இதுவரை இது போன்ற முயற்சிகள் மேற்கொள்ளப்படவில்லை. வயதுவந்த வகை 1 நீரிழிவால் பாதிக்கப்பட்டவர்களுக்கும் இது செய்யப் படுகிறது. ஆனால் நிலைமை மாறலாம். ஆய்வுகள் வெற்றிபெறக்கூடும்.

**ஐலெட் உயிரணு ஒட்டறுவை பற்றிய ஆய்வில் நானும் பங்கேற்க என்ன செய்ய வேண்டும்?**

உங்கள் மருத்துவரைக் கேட்டு நீங்கள் அதற்குத் தகுதியானவரா எனத் தெரிந்துகொள்ளுங்கள். வயது, எடை, வகை 1 நீரிழிவின் காலம், நோயின் தீவிரம், உடல்நிலை போன்றவை கணக்கில் கொள்ளப்படும். தேசிய சுகாதாரக் கழகத்தினையோ நீரிழிவுக் கூட்டமைப்பையோ தொடர்புகொள்ளுங்கள்.

# பகுதி 4

## வெற்றிகரமான செயல்பாடு

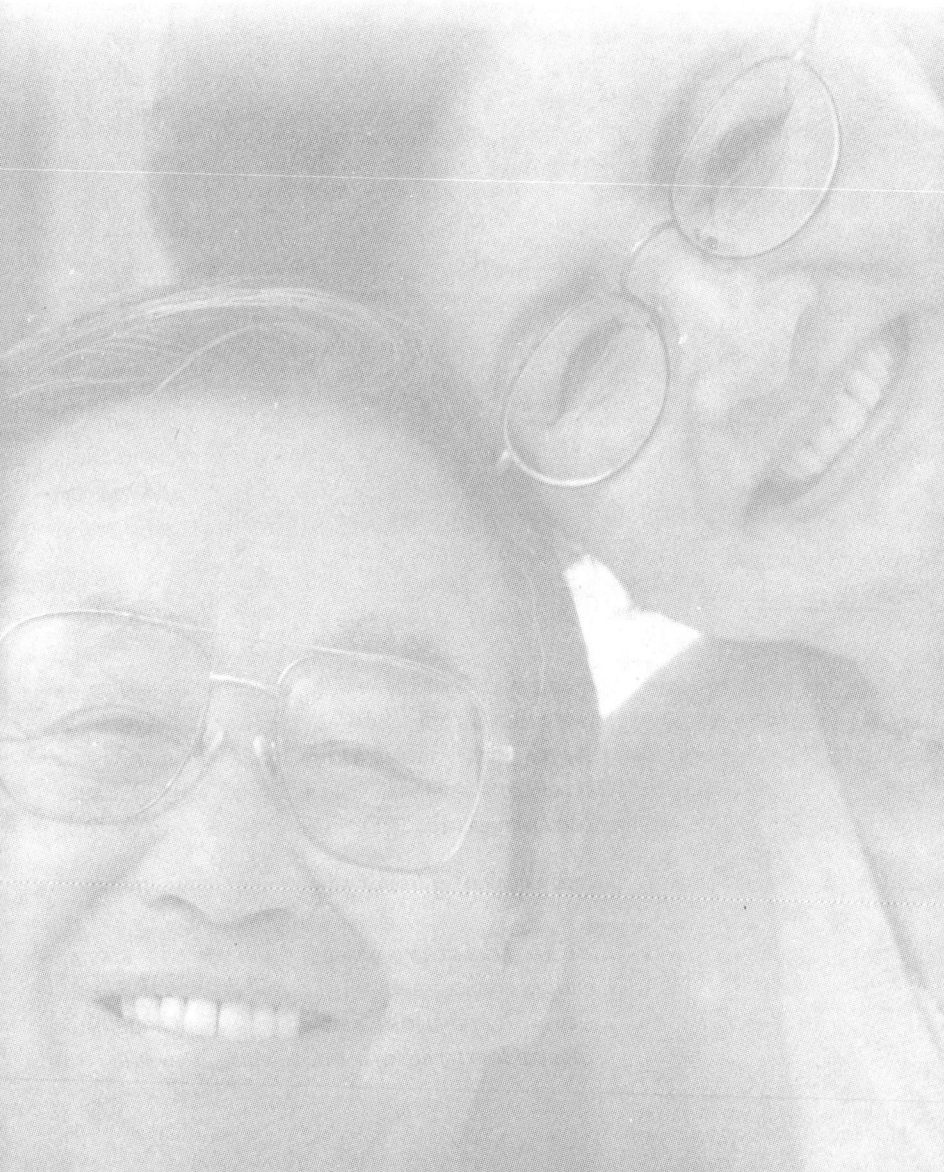

## இயல் 10

## முக்கியப் பரிசோதனைகளை நீங்கள் செய்துகொள்கிறீர்களா?

உங்களுக்கு நீரிழிவு இருப்பது கண்டுபிடிக்கப்பட்ட சில வாரங்கள் முதல் சில மாதங்களுக்குள் நீங்கள் அதனைச் சமாளிக்கும் விதத்தைக் கற்றுக்கொண்டு வாழ்வில் முன்னேறுவது முக்கியம். இரத்தப் பரிசோதனை செய்வது, உடற்பயிற்சி செய்வது மற்றும் உணவுப் பழக்கவழக்க மாற்றங்கள் என மெல்ல மாற வேண்டியது அவசியம். மேலும் இந்த மாற்றங்கள் உங்கள் இரத்த குளுகோஸ் அளவைக் கட்டுப்படுத்தி உடல்நலனைப் பாதுகாப்பதை நீங்கள் அறிய வேண்டியது அவசியம்.

மேலும் உங்கள் மருத்துவக் குழு கேட்கும் கேள்விகளுக்குச் சரியான பதிலைத் தர வேண்டும். அப்போதுதான் கண்காணிப்பும் மருத்துவமும் பலனளிக்கும். கீழ்க்காணும் பரிசோதனைகள் உங்கள் இரத்த குளுகோஸ் எப்படிக் கட்டுக்குள் உள்ளது என்பதையும் சில பிரச்சினைகளையும் அறிய உதவும்.

முறையான பரிசோதனைகள் அவசியம். ஏனென்றால்,

- அது உங்கள் மருத்துவருக்கு நீரிழிவுச் சிக்கல்களை ஆரம்பகட்டத்தில் அறிய உதவுகிறது. சில கடும் நோய்ச்சிக்கல்களைக்கூடச் சில எளிய இரத்த மற்றும் சிறுநீர் பரிசோதனைகள் மூலம் அறியலாம். இவற்றை உங்கள் மருத்துவரின் அலுவலகத்திலேயே செய்து கொள்ளலாம்
- முறையான பரிசோதனைகள் உங்கள் வெற்றியையும் அதனை அடையத் தடுக்கும் தடைக்கற்களையும் உங்களுக்கும் உங்கள் மருத்துவருக்கும் உணர்த்த உதவும்
- உங்கள் மருத்துவக் குழு கூறும் அறிவுரைகளைக் கேட்டு உங்கள் இலக்கை அடைய இயலும்.

## உங்கள் மருத்துவ நலக் குழு

நீரிழிவை வெற்றிகரமாகச் சமாளிக்க வல்லுநர்கள் அடங்கிய ஒரு குழுவுடன் இணைந்து நீங்கள் செயல்பட வேண்டும். உங்கள் குழுவில் கீழ்க்காண்பவர்கள் அடங்குவர்:

**முதன்மை மருத்துவர்.** நீரிழிவில் சிறப்புப் பயிற்சி பெற்ற மருத்துவர். குறிப்பாக நாளமில்லாச் சுரப்பு (அகச்சுரப்பியலாளர்) நிபுணர்.

**செவிலியர்.** நீரிழிவு விளக்குநரானால் நல்லது. உங்களுக்கு நீரிழிவு பற்றி விளக்கமளிக்க இயலும்.

**உணவியலாளர்.** இவர் உங்களுக்கு ஆரோக்கியமான உணவு முறைகள் பற்றிப் போதிப்பதுடன் உணவுக் கட்டுப்பாடு மூலம் இரத்த குளுகோஸைக் கட்டுப்படுத்த உதவுவார்.

**கண் மருத்துவர்.** நீரிழிவு சம்பந்தப்பட்ட கண் மருத்துவத்தில் நிபுணத்துவம் உள்ளவராக இருப்பது நல்லது.

**கால் மருத்துவர்.** நீரிழிவு சம்பந்தப்பட்ட கால் பிரச்சினைகளைத் தீர்க்க உதவுவார். கால்களில் புண்கள், காயம் ஏற்படாமல் தடுக்கும் வழிகளைப் போதிப்பார்.

**மற்றவர்கள்.** உங்களின் தேவையைப் பொறுத்து நீங்கள் நரம்பியலாளர், சிறுநீரக மருத்துவ நிபுணர், மனநல மருத்துவர் போன்றோரைப் பார்க்கலாம். குறிப்பாக நீரிழிவு சம்பந்தப்பட்ட இவ்வகை நோய்களில் தேர்ச்சிபெற்றவராக இருப்பது நல்லது.

**சான்றிதழ் பெற்ற நீரிழிவு விளக்குநர் என்பவர் யார்?**
நீரிழிவு பற்றி விளக்குநர் அது குறித்தான தேசியத் தேர்வாணையத்தின் தேர்வு எழுதிச் சான்றிதழ் பெற்றவராக இருக்க வேண்டும். இவர்கள் நீரிழிவைச் சமாளிக்கும் விதம் பற்றி உங்களுக்கு எடுத்துக் கூறுவர். இவர் சிலவேளை செவிலியராகவோ உணவியலாளராகவோ வேறு வேலையில் உள்ளவராகவோ மருத்துவராகவோ மருத்துவ உதவியாளராகவோகூட இருக்கலாம்.

நீங்கள் மருத்துவக் குழுவை எப்போது பார்க்க வேண்டும் என்பது உங்கள் உடல்நலனைப் பொறுத்ததாகும். உங்கள் இரத்த குளுகோஸ் அளவைக் கட்டுக்குள் வைக்க இயலாவிடிலோ மருந்துகளை மாற்றும்போதோ வாரம் ஒருமுறை மருத்துவக் குழுவைச் சந்திக்க வேண்டும். மருத்துவர் உங்கள் இரத்த குளுகோஸ் அளவு கட்டுக்குள் வரும் வரை அடிக்கடி பரிசோதிக்கச் சொல்லுவார்.

பொதுவாக நீங்கள் நலமாக உணர்ந்தாலும் மருத்துவர் பரிந்துரைக்கும் அளவுகளில் இரத்த குளுகோஸ் அளவைக் கட்டுக்குள் வைப்பதே

சிறந்ததாகும். இவ்வாறு கட்டுக்குள் வைத்தால் வருடத்திற்கு நான்குமுறை மட்டும் மருத்துவரைச் சந்தித்தால் போதுமானது. அதாவது 3 மாதத்திற்கு ஒருமுறை பார்த்தால் போதும். நீங்கள் நன்கு கட்டுக்குள் வைக்கும்போது இது மேலும் குறையும்.

## ஒரு மருத்துவக் கவனிப்பில் என்ன செய்ய வேண்டும்?

மருத்துவர் உங்களைப் பரிசோதிக்கும் முன்னர் உங்கள் இரத்த குளுகோஸ் அளவுகள் பற்றியும் ஒட்டுமொத்த உடல்நலன் பற்றியும் விசாரிப்பார். இப்போது எப்படி உணர்கிறீர்கள்? இப்போது புதிய அறிகுறிகள் அல்லது பிரச்சினைகள் ஏதும் உள்ளனவா? உங்கள் இரத்த குளுகோஸ் கட்டுப்பாட்டு இலக்கில் உள்ளதா எனக் கேட்டதும் நீங்கள் தினசரி இரத்த குளுகோஸ் அளவைக் குறித்த நாட்குறிப்பை அவரிடம் காட்டுங்கள். அவற்றில் உள்ள இரத்த குளுகோஸ் ஏற்ற இறக்கங்களின் காரணம் குறித்து அவர் ஆராயக்கூடும். மருத்துவர் ஆராய விரும்பும் மற்ற பிரச்சினைகள்:

- தற்காலிக மருத்துவ மாற்றங்கள், மருந்தளவுகளில் மாற்றம் (உங்கள் இரத்த குளுகோஸ் அளவைப் பொறுத்து)
- மருத்துவத்தின் மூலம் உங்களுக்கு ஏற்படும் பிரச்சினைகள்.
- உங்களுக்கு ஏற்படும் மனநலப் பிரச்சினைகள்
- புகைப்பழக்கம், மது அருந்துவதில் ஏற்பட்டுள்ள மாற்றங்கள்.

இவை தவிர மருத்துவக் குழுவில் உள்ளவர்கள் கீழ்வருவனவற்றைப் பரிசோதிப்பர்:

**இரத்த அழுத்தம்.** உங்களுக்கு நீரிழிவால் இரத்த நாளங்கள் பாதிக்கப்படும் வாய்ப்புள்ள நிலையில் உடன் ஏற்படும் இரத்த மிகை அழுத்தத்தால் அவை மேலும் பாதிக்கப்படலாம். நீரிழிவு, இரத்த மிகையழுத்தம் ஆகிய இரண்டும் இணைந்து காணப்படும்போது உங்களுக்கு மாரடைப்பு மற்றும் மூளைத்தாக்கு நோய்கள் ஏற்படும் வாய்ப்பு அதிகரிக்கிறது. எனவே உங்களுக்கு இரத்த அழுத்தம் அதிகரித்துக் காணப்படும்போது அவற்றைக் குறைக்க மருந்துகள் தேவைப்படும். இரத்த அழுத்த உயர்வைக் கட்டுப்படுத்துவதன் மூலம் நீரிழிவுச் சிக்கல்களையும் தடுக்கலாம் (காண்க, 'இரத்த அழுத்தத்தைக் கண்காணியுங்கள்', பக். 187).

**எடை.** நீங்கள் நீரிழிவு உள்ளவரானால் அதிக உடல் எடையும் உடல் பருமனும் உங்கள் இரத்த குளுகோஸ் கட்டுப்பாட்டிற்கு ஊறு செய்யும். எனவே எடையைக் குறைப்பதன் மூலம் இரத்த குளுகோஸை எளிதில் கட்டுப்படுத்துவதுடன், நீரிழிவுக்கான மருந்தளவுகளையும் குறைக்கலாம்.

**கால்கள்.** ஒவ்வொருமுறை மருத்துவரைப் பார்க்கும்போதும் கால்கள் நன்கு பரிசோதிக்கப்பட வேண்டும். வருடத்திற்கு ஒருமுறை கால்கள் முற்றிலும் பரிசோதிக்கப்பட வேண்டும். ஒவ்வொருமுறை கால்களைப் பரிசோதிக்கும்போதும்,

- கால்களில் வெடிப்புகள், காயங்கள் உள்ளனவா எனப் பார்ப்பார். இவை தொற்றுக்கு வழிசெய்யும்
- கால்களின் நாடித்துடிப்புகள், தொடு உணர்வுகள் போன்றவை நரம்புகளின் பணியை அறிய உதவும்
- கால்களின் இயக்க அசைவுகள் இயல்பாக உள்ளனவா? அப்படி எனில் தசைகள், எலும்புகள் பாதிப்பில்லை என உணரலாம்
- எலும்புகளில் மாற்றங்கள், தோலில் தடிப்புகள் ஏற்பட்டால் உங்கள் காலணிகளில் மாற்றம் செய்ய வேண்டும்.

கால்களில் பிரச்சினைகள் இருப்பது கண்டறியப்பட்டால் அவை பின்னர் மோசமாகின்றனவா என அறிய அடிக்கடி பரிசோதிக்கப்பட வேண்டும். உங்களால் கால்களைப் பரிசோதிக்க இயலாதபோது உங்கள் குடும்ப உறவினர் அல்லது நண்பரின் உதவியை நாடுங்கள்.

**இரத்த, சிறுநீர்ப் பரிசோதனைக்கான பரிந்துரைச் சீட்டுகள் பெறுதல்.** எளிய இரத்த மற்றும் சிறுநீர்ப் பரிசோதனைகள் நீரிழிவுச் சிக்கல்களை ஆரம்ப நிலையிலேயே கண்டறிய உதவும். எவ்வளவு ஆரம்பத்தில் கண்டறியப்படுகிறதோ அவ்வளவு விரைவில் அவற்றைச் சரிசெய்ய இயலும்.

இதற்குக் கீழ்க்காணும் நான்கு வகைப் பரிசோதனைகளையும் நீங்கள் செய்துகொள்வது அவசியமாகும். அவற்றில் மூன்று பரிசோதனைகள் இரத்தத்திலும் ஒன்று சிறுநீரிலும் செய்யப்பட வேண்டியவை.

## ஏ1சி பரிசோதனை

இதனை *கிளைகேடட் ஹீமோகுளோபின்* பரிசோதனை என அழைப்பர். இது நீங்கள் உங்கள் இரத்த குளுகோஸ் அளவை எப்படிக் கட்டுக்குள் வைத்திருக்கிறீர்கள் என அறிய உதவும். இது உங்கள் வழமையான இரத்த குளுகோஸ் பரிசோதனையிலிருந்து மாறுபட்டதாகும். அப்பரிசோதனை அக்கணத்தில் உங்கள் இரத்தத்தில் உள்ள குளுகோஸ் அளவை மட்டுமே காட்டும். ஆனால் இப்பரிசோதனை கடந்த 2 முதல் 3 மாதங்களில் உங்கள் இரத்த குளுகோஸ் கட்டுப்பாட்டை அறிய உதவும்.

இப்பரிசோதனை எப்படிச் செயல்படுகிறது? உங்கள் இரத்தத்தில் உள்ள குளுகோஸ், இரத்த சிவப்பணுக்களில் உள்ள ஹீமோகுளோபின் எனும் புரதத்தில் இணைகிறது. இதனை *கிளைகேடட் ஹீமோகுளோபின்* என அழைப்பர்.

இப்பரிசோதனை செய்ய உங்கள் சிரை (இலங். நாளம்)யிலிருந்து இரத்தம் பெறப்பட்டுச் சோதனைச்சாலைக்கு அனுப்பப்படும். இப்போது வீடுகளிலும் இந்தப் பரிசோதனையைச் செய்யும் சிறிய கருவிகள் வந்துள்ளன. இந்தப் பரிசோதனையில் எந்த சதவீதத்தில் குளுகோஸ் உங்கள் ஹீமோகுளோபினோடு இணைந்துள்ளது எனக் காட்டும்:

- நீரிழிவு இல்லாதவர்களுக்கு **4** முதல் **6** சதம்
- நீரிழிவு உள்ளவர்களுக்கு **7** சதத்திற்குள் இருப்பது நல்லது
- **7** சதத்திற்கு மேற்பட்டால் நீங்கள் உங்கள் மருத்துவ முறைகளை மாற்றி அமைக்க வேண்டியதிருக்கும்.

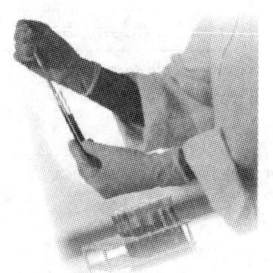

உங்கள் மருத்துவரிடம் பேசி உங்கள் இலக்கை எட்டும் முறைகள் பற்றி முடிவுக்கு வாருங்கள். ஏ1சி முடிவு 7க்குள் இருக்குமாறு உங்கள் மருத்துவர் பரிந்துரைக்கலாம். நீங்கள் கர்ப்பிணியானால் இது 6க்குள் இருப்பது நல்லது.

ஏ1சி பரிசோதனையின் இயல்பு முடிவுகள் ஒரு சோதனைச்சாலைக்கும் மற்றொன்றிற்கும் சற்று மாறுபடலாம். நீங்கள் வேறு சோதனைச் சாலையில் பரிசோதித்து வேறு மருத்துவரிடம் காட்டும்போது இந்த வேறுபாடுகளை உங்கள் மருத்துவர் மனத்தில் கொள்வது நல்லது.

### இப்பரிசோதனையை எவ்வளவு நாட்களுக்கு ஒருமுறை செய்வது?

மூன்று மாதங்களுக்கு ஒருமுறை பரிசோதிப்பது நல்லது. உங்கள் மருத்துவ முறையை மாற்றினாலும் இரத்த குளுகோஸ் அளவின் இலக்கை எட்ட இயலாதபோதும் மருத்துவர் பரிந்துரைக்கும்போதும் இப்பரிசோதனை செய்வது நல்லது. உங்கள் இரத்த குளுகோஸ் அளவு நன்கு கட்டுக்குள் இருந்தால் ஓராண்டுக்கு இருமுறை மட்டும் செய்யலாம்.

### எவ்வாறு உதவுகிறது?

இது பல வழிகளில் நமக்கு உதவுகிறது. உங்கள் இரத்த குளுகோஸைக் கட்டுப்பாட்டில் வைக்கச் சிரமத்தில் உள்ளீர்களா எனவும் உங்கள் மருத்துவர் மருத்துவ முறைகளை மாற்றி அமைக்கவும் உங்கள் உணவு மற்றும் உடற்பயிற்சித் திறன் பற்றி அறியவும் உதவுகிறது. உங்கள் மருத்துவர் நீங்கள் உடற்பயிற்சி செய்யும் நேரத்தை இரண்டு அல்லது மூன்று மாதங்களுக்கு அதிகரிக்கக்கூடும். மற்றொரு பரிசோதனை செய்யும்வரை இதனைத் தொடர வேண்டும். இப்போது இயல்பு முடிவுகள் வந்தால் உங்கள் உடற்பயிற்சி நேர அதிகரிப்பே இரத்த குளுகோஸ் கட்டுப்பாட்டிற்குப் போதுமானது எனும் முடிவிற்கு அவர்

## பரிசோதனைகள், சோதனைகள், சிறு சோதனைகள்

உங்களுக்கு நீரிழிவு இருந்தால் நீங்கள் முறையாகப் பரிசோதனை செய்துகொள்ள வேண்டும். மேலும் தற்போதைய உடல் நிலை பற்றி அறியவும் கண்காணிப்பு அவசியம். சோதனை முடிவுகள் உங்கள் மருத்துவ முறைகளில் மாற்றம் செய்ய வேண்டிய அவசியத்தைக் காட்டலாம்.

| எதனைச் செய்வது | எப்போதெல்லாம் செய்வது |
|---|---|
| இரத்த அழுத்தப் பரிசோதனை* | நீங்கள் மருத்துவரைச் சந்திக்கும்போதெல்லாம் |
| எடை பரிசோதனை | நீங்கள் மருத்துவரைச் சந்திக்கும்போதெல்லாம் |
| கால் பரிசோதனை | மருத்துவரைச் சந்திக்கும் போதெல்லாம் லேசான கண்காணிப்பு, வருடம் ஒருமுறை முழுமையான பரிசோதனை |
| கண் பரிசோதனை | வருடம் ஒருமுறை. ஆனால் உங்களுக்கு கண் தொந்தரவுகள் இருந்தாலும் இரத்த அழுத்தமும் நீரிழிவும் கட்டுக்குள் இல்லாவிடினும் கர்ப்பமானாலும் சிறுநீரகப் பாதிப்பு இருந்தாலும் அடிக்கடி கண் பரிசோதனை அவசியம் |
| ஏ1சி பரிசோதனை | இரத்த குளுகோஸ் நன்கு கட்டுக்குள் இருந்தால் வருடத்திற்கு இரு முறை. இல்லையெனில் 3 மாதங்களுக்கு ஒருமுறை அல்லது உங்கள் மருத்துவ முறை மாறும்போதெல்லாம். |
| கொழுப்புப் பரிசோதனை (கொலஸ்டிரால் மற்றும் ட்ரைகிளிசரைட்) | வருடம் ஒருமுறை, உங்கள் இலக்கை அடையும்வரை பல முறை செய்யலாம். கொழுப்பு அளவுகள் சிக்கல் இல்லாத நிலையில் இரண்டு வருடத்திற்கு ஒருமுறை மட்டும் (எல்டிஎல் 100 மிகி/டெலி கீழ், எச்டிஎல் 50 மிகி அதிகம், டிரைகிளிசரைட் 150 மிகி/டெலி கீழ்) |
| சீரம் கிரியேட்டினின் | வருடம் ஒருமுறை. ஆனால் உங்களுக்குச் சிறுநீரக நோய் இருந்தாலும் சிறுநீரகத்தைப் பாதிக்கும் மருந்துகள் எடுத்துக்கொண்டாலும் பலமுறை செய்யலாம். |
| சிறுநீரில் புரதப் பரிசோதனை (மைக்ரோ அல்புமின்) | வருடம் ஒருமுறை. வகை 1 நீரிழிவு கண்டுபிடிக்கப்பட்ட 5 வருடங்களுக்குப் பிறகு, வகை 2 நீரிழிவு கண்டு பிடிக்கப்பட்டவுடன், பெண்கள் கர்ப்பம் தரித்தவுடன் செய்யப்பட வேண்டும். |

★ மேலும் விவரங்களுக்கு இயல் 11ஐப் பாருங்கள்.

வரக்கூடும். உங்கள் மருத்துவர் உங்களுக்கு மருந்துகளைப் பரிந்துரைக்க மாட்டார்.

மேலும் இப்பரிசோதனை மூலம் நீங்களும் உங்கள் மருத்துவரும் முன் எச்சரிக்கையாக இருக்க இயலும். நீங்கள் பல மாதங்கள் அல்லது பல ஆண்டுகளாக இயல்பான முடிவுகளுடன் இருந்து திடீரென முடிவு மாறினால் உடன் உங்கள் மருத்துவ முறையை மாற்றி அமைக்கும் நேரம் வந்ததை உணர வேண்டும். நீங்கள் கூடுதல் இரத்த குளுகோஸ் பரிசோதனைகள் செய்வது அவசியம். இந்தப் பரிசோதனையின் முடிவுகள் அதிகம் ஆகும்போது நீரிழிவுச் சிக்கல்களும் அதிகரிக்கும் வாய்ப்புள்ளது என்பதை மறவாதீர்கள்.

## கொழுப்புப் பரிசோதனைகள்

உங்கள் இரத்தத்தில் உள்ள பல வகையான கொழுப்புகளை அளந்தறிவதே இப்பரிசோதனையாகும். உங்கள் சிரையிலிருந்து இரத்தம் எடுக்கப் பட்டு பரிசோதனைச்சாலைக்கு அனுப்பப்படும். நல்ல முடிவுக்கு *9* முதல் *12* மணிநேரம் உண்ணாமலிருந்து இரத்தம் எடுப்பது நல்லது.

இந்த முடிவுகள் இதய நோய்கள் மற்றும் மாரடைப்பு வரும் வாய்ப்பைச் சுட்டிக்காட்டும்.

**எல்டிஎல் கொலஸ்டிரால்.** இது 'கெட்ட' வகைக் கொழுப்பாகக் கருதப் படுகிறது. இது இரத்த நாளங்களின் உட்சுவர்களில் படிந்து தடிப்பை ஏற்படுத்தி இரத்த ஓட்டத்தைத் தடுத்து முக்கியப் பாகங்களைப் பாதிக்கும்.

**எச்டிஎல் கொலஸ்டிரால்.** இது நல்ல வகைக் கொலஸ்டிராலாகக் கருதப்படுகிறது. இது உடலில் உள்ள கொலஸ்டிராலை வெளியேற்றி இதய நோய்கள் ஏற்படாமல் தடுக்கிறது. இதனால் நாளங்கள் திறந்து இரத்த ஓட்டம் தடைப்படாமல் நடைபெறுகிறது.

**டிரைகிளிசரைட்.** இது இரத்தத்தில் ஓரளவு தேவைப்படுகிறது. ஏனெனில் இது சக்திச் சேமிப்புக் கிடங்காகப் பயன்படுகிறது. ஆனால் அதிக அளவில் இதய நோய்கள் மற்றும் நாள நோய்கள் ஏற்படும் வாய்ப்பை அதிகரிக்கிறது.

**மொத்த கொலஸ்டிரால்.** ஏற்கெனவே கூறிய எல்டிஎல், எச்டிஎல் மற்றும் டிரைகிளிசரைட் ஆகியவற்றின் மொத்தத் தொகுப்பாகும். அளவு கூடக் கூட இதய நோய்கள் ஏற்படும் வாய்ப்பு அதிகரிக்கிறது.

### எப்போதெல்லாம் இப்பரிசோதனையைச் செய்துகொள்வது?

நீரிழிவு இல்லாதவர்களுக்கு 5 ஆண்டுகளுக்கு ஒருமுறை இந்தப் பரிசோதனை அவசியமாகும். உங்கள் உடலில் கொழுப்பு மிகையாக

இருப்பது தெரியவந்தாலும் உங்கள் குடும்பத்தில் பரம்பரையாக மிகைக் கொழுப்பு நிலை காணப்பட்டாலும் இப்பரிசோதனையை அடிக்கடி செய்வது நல்லது. உங்களுக்கு நீரிழிவு இருந்தால் வருடம் ஒருமுறை இதனைச் செய்வது நல்லது. ஆனால் இரத்தக் கொழுப்பு கட்டுக்குள் இல்லாதபோது அடிக்கடி செய்யலாம். உங்கள் இரத்தக் கொழுப்பளவுகள் எல்டிஎல் 100 மிகி/டெலிக்குக் குறைவு, எச்டிஎல் 50 மிகி/டெலிக்கு அதிகம், டிரைகிளிசரைட் 150 மிகி/டெலிக்குக் குறைவாக இருந்தால் 2 வருடத்திற்கு ஒருமுறை செய்தால் போதும். ஆனால் உங்களுக்கு இதய நோய் இருந்தால் எல்டிஎல் கொலஸ்டிராலை 70 மிகி/டெலி அளவுக்குக் கீழ் குறைக்க ஸ்டாடின் வகை மருந்துகளை உங்கள் மருத்துவர் உங்களுக்குப் பரிந்துரைப்பார்.

**எப்படி உதவுகிறது?**

இரத்தத்தில் அதிகரிக்கும் கொழுப்பின் அளவு உங்கள் நாளங்களைப் பாதிக்கும் முன் உங்கள் மருத்துவர் எச்சரிக்கையுடன் செயல்படுவார். நீரிழிவுடன் இது இணையும்போது நாளக் கடினமாதலுடன், நாள அடைப்பும் விரைவுபடுகிறது. எனவே இரத்த ஓட்டத் தடை காரணமாக மூளைத்தாக்கு, மாரடைப்பு, கால்களுக்கு இரத்த ஓட்டக்குறைவு ஏற்படலாம். மேலும் உங்கள் கொலஸ்டிரால் மற்றும் டிரைகிளிசரைட் குறைக்கும் மருந்துகள் எவ்விதம் வேலை செய்கிறது எனவும் இதன் மூலம் அறிய முடியும். நல்ல கொழுப்புக் கட்டுப்பாட்டிற்கு உணவும் உடற்பயிற்சியுமே பிரதானமாகும். நீரிழிவு போன்றே இவ்விரண்டும் முக்கியமானவை. இந்த நடவடிக்கைகள் பலனளிக்காவிடில் மருத்துவர் உங்களுக்கு இவற்றைக் குறைக்கும் மருந்துகளைப் பரிந்துரைக்கக்கூடும்.

## சீரம் (நீர்ப்பாயம்) கிரியேட்டினின் பரிசோதனை

உங்கள் இரத்தத்தில் உள்ள கிரியேட்டினின் அளவை அளந்தறிவதன் மூலம் சிறுநீரக நோய்களை அறிய முடியும். கிரியேட்டினின் என்பது கிரியேட்டின் என்பதன் கழிவுப் பொருளாகும். இந்த கிரியேட்டின் என்பது தசைகளுக்குச் சக்தியளிக்கும் ஒரு புரதமாகும்.

உங்கள் இரத்தத்தில் ஒரு சிறிய அளவு, ஆனால் ஒரே சீரான அளவில், இது காணப்படும். இவை உயரும்போது உங்கள் சிறுநீரகங்கள் சரியாகச் செயல்படவில்லை என உணர்த்தும். இதன் அளவு உயர உயரச் சிறுநீரகச் செயல்திறன் குறைவு அதிகரிக்கும்.

கிரியேட்டினின் இயல்பளவு பால், தசை திண்மம் போன்றவற்றைப் பொறுத்து மாறுபடும். எனவே உங்களுக்கான இயல்பளவு எது என

முக்கியப் பரிசோதனைகளை நீங்கள் செய்துகொள்கிறீர்களா?

மருத்துவரிடம் கேட்டுத் தெரிந்துகொள்ளுங்கள். ஒவ்வொரு பரிசோதனைச்சாலைக்கும் ஒன்று என லேசான மாறுபாட்டுடன் முடிவுகள் காணப்படும்.

மேயோ கிளினிக் முடிவுகள்:
- 0.9இலிருந்து 1.4 மிகி/டெலி ஆண்களுக்கு
- 0.7இலிருந்து 1.2 மிகி/டெலி பெண்களுக்கு.

### எவ்வளவு நாட்களுக்கு ஒருமுறை பரிசோதிக்க வேண்டும்?

வருடத்திற்கு ஒருமுறை இப்பரிசோதனையைச் செய்வது நல்லது. உங்களுக்குச் சிறுநீரகப் பாதிப்பு இருந்தாலும் அல்லது சிறுநீரகத்தைப் பாதிக்கும் மருந்துகள் எடுத்துக்கொண்டாலும் உங்கள் மருத்துவரின் பரிந்துரையின் பேரில் அடிக்கடி செய்ய வேண்டியதிருக்கும்.

### எப்படி உதவுகிறது?

இது உங்கள் சிறுநீரகச் செயல்பாட்டைப் பற்றித் தெரிவிக்கிறது. ஏனெனில் உங்கள் உடல்நலம் பற்றிய பல விஷயங்களுக்கு, குறிப்பாக எந்தவொரு மருந்தையும் எடுத்துக்கொள்ளும்போதும் உங்கள் சிறுநீரகங்கள் இயங்கும் விதம் பற்றியும் இரத்த அழுத்தத்தைக் கட்டுக்குள் வைப்பது பற்றியும் அறிய மிக அவசியம்.

## சிறுநீரில் புரதப் பரிசோதனை

அல்புமின் வகைப் புரதம் சார்ந்த மெல்லிய நுண் புரதமான மைக்ரோ அல்புமின் சிறுநீரில் இருப்பதை அறியும் பரிசோதனை உங்கள் சிறுநீரகங்கள் எப்படி இயங்குகின்றன என அறிய உதவுகிறது. உங்கள் சிறுநீரகங்கள் நன்கு இயங்கும்போது இரத்தத்திலுள்ள கழிவுகளை வடிகட்டிச் சிறுநீர் வழியாக வெளியேற்றும். புரதம் போன்ற உபயோகரமான பொருட்கள் இரத்தத்திலேயே தங்கிப்போகும். மாறாக சிறுநீரகங்கள் பாதிக்கப்படும்போது சில கழிவுப் பொருட்கள் வெளியேற்றப்படாமல் தங்குவதுடன், புரதம் போன்றவை சிறுநீர் வழியாக வெளியேற்றப்படுகின்றன.

இவ்வாறு சிறுநீரில் புரத வெளிப்பாட்டை அறியச் சாதாரண சிறுநீர்ப் பரிசோதனை போதுமானது. வழக்கமான சிறுநீர்ப் பரிசோதனைக்குத் தேவைப்படும் அளவு சிறுநீரே இதற்குப் போதுமானது. நீங்கள் மருத்துவரைச் சந்திக்கும்போது இதனைச் செய்துகொள்ளலாம். இதற்கு மாற்று முறை 24 மணிநேரச் சிறுநீரைச் சேமித்து உங்கள் மருத்துவரிடம் காட்டி அதனைப் பரிசோதனைச்சாலைக்கு அனுப்பிச் செய்வதாகும்.

உங்கள் சிறுநீரகங்களிலிருந்து முதலில் புரதம் வெளியாகும்போது மிக நுண்ணிய அளவுகளில்தான் வெளியேறும். இந்த நுண்ணிய புரத வெளியேற்றம் 'நுண் அல்புமின்' எனப்படும். சிறுநீரகப் பாதிப்பு அதிகமாகும்போது அளவு அதிகரித்துப் பெரிய அளவு அல்புமின் வெளியேற்றமாக மாறும். இது நீரிழிவு வந்து பல ஆண்டுகளுக்குப் பின் ஏற்படுகிறது.

சிறுநீரில் புரதம் வெளிப்பாடு பற்றிய முடிவுகள் தெரிவிப்பவை:

- *30* மில்லி கிராமுக்கும் கீழ் இருப்பது இயல்பானது
- *30* முதல் *299* மிகி வரை ஆரம்பகாலச் சிறுநீரக நோயினைக் குறிக்கும் *(மைக்ரோஅல்புமினூரியா)*
- *300* மில்லி கிராமுக்குமேல் இருந்தால் நாள்பட்ட சிறுநீரக நோயினைக் குறிக்கும் *(மேக்ரோஅல்புமினூரியா).*

நீரிழிவு தவிர வேறு பல காரணங்களாலும் சிறுநீரில் புரதம் வெளிப்படும். எனவே ஒருமுறைக்கு இருமுறை பரிசோதனை செய்து உங்கள் சிறுநீரகச் செயல்திறனை அறிவது அவசியம்.

### எப்போதெல்லாம் பரிசோதிக்க வேண்டும்?

வகை *1* நீரிழிவு கண்டுபிடிக்கப்பட்ட பின்னர் ஐந்து ஆண்டுகளுக்குப் பிறகு வருடம் ஒருமுறை செய்வது நல்லது. வகை *2* நீரிழிவு கண்டுபிடிக்கப்பட்டவுடன் செய்வது நல்லது. நீரிழிவுள்ள பெண்கள் கர்ப்பம் தரித்தாலும் இப்பரிசோதனையைச் செய்ய வேண்டும்.

### சிறுநீரை வீட்டிலேயே பரிசோதிக்கும் விதம்

வீட்டில் பரிசோதனை செய்வதற்குப் பல வகையான கருவிகள் கிடைக்கின்றன. ஆனால் அவற்றில் பலவற்றின் முடிவுகளை நம்ப இயலாது. எனவே அதன் முடிவுகளை நீங்கள் கீழ்க்கண்ட பரிசோதனை முடிவுகளைச் செய்து ஆராய வேண்டும்.

- குளூகோஸ்
- குளூகோஸ் மற்றும் கீடோன்கள்
- கீடோன்
- நுண்புரதம் *(மைக்ரோஅல்புமினூரியா).*

குளூகோஸ் பரிசோதிக்கும் பரிசோதனை அட்டை உள்ள கருவிகள் நம்பத் தகுந்தவையல்ல. எனவே அவை பரிந்துரைக்கப்படுவதில்லை. கீடோன் பரிசோதித்தாலும் மிகச் சரியான முடிவுகளைக் காட்டுவதில்லை. எனவே ஒரு சில மருத்துவர்களே வீட்டில் பரிசோதிக்கும் கீடோன் பரிசோதனையைப் பரிந்துரைக்கின்றனர்.

நீங்கள் வீட்டிலேயே நுண்புரதம் பரிசோதிக்கும்போது ஒரு சிறு அளவு சிறுநீரைப் பரிசோதனைச்சாலைக்கு அனுப்பி இரண்டு முடிவுகளையும் உங்கள் மருத்துவரிடம் காட்டிக் கலந்தாலோசியுங்கள்.

## எப்படி உதவுகிறது?

இப்பரிசோதனை உங்களுக்கு ஏற்பட்டுள்ள சிறுநீரகப் பாதிப்பை அறிய மருத்துவருக்கு உதவுகிறது. ஆனால் ஆரம்ப நிலையிலேயே பாதிப்பு அறியப்பட்டால்தான் நல்லது.

இரத்த குளுகோஸை ஓரளவு இயல்பு நிலையிலோ மிக இயல்பு நிலையிலோ வைத்திருப்பதன் மூலம் சிறுநீரகப் பாதிப்பு அதிகரிப்பதைத் தடுக்கலாம். இதுமட்டுமன்றி இரத்த மிகையழுத்தத்தையும் கட்டுப் படுத்துவது அவசியம். இரத்த அழுத்தக் குறைப்பு மருந்துகளில் ஒரு வகையான ஏசிஈ (ஆன்ஜியோடென்சன்-கன்வர்டிங் என்சைம்) குறைப்பான்கள் சிறுநீரகப் பாதிப்பைத் தடுக்கின்றன. ஆகவே சிறுநீரகப் பாதிப்பு உள்ள நோயாளிக்கு இவ்வகை மருந்துகள் பரிந்துரைக்கப்படுகின்றன. மற்ற வகை இரத்த அழுத்தக் குறைப்பு மருந்துகளும் நல்லது. சிலருக்கு ஒன்றுக்கும் மேற்பட்ட மருந்துகள் தேவைப்படலாம்.

புரதம் குறைந்த உணவை உண்ணுதல், சிறுநீரகத்தின் செயல்பளுவைக் குறைத்து புரத இழப்பைத் தடுக்கும். அமெரிக்க உணவு வகைகளில் புரதம் அதிகம் உள்ளது என்பதால் உங்கள் நீரிழிவு விளக்குநர் குறைந்த புரதம் உள்ள உணவு வகைகள் பற்றி உங்களுக்கு எடுத்துரைப்பார்.

## கேள்விகளும் பதில்களும்

**மிக அதிகமாக உடற்பயிற்சி செய்தபோதும் உணவு முறையைச் சில நாட்களுக்கு மாற்றியபோதும் ஏ1சி பரிசோதனை செய்தால் முடிவுகள் மாறுபடுமா?**

பரிசோதனைக்கு ஒரு சில நாட்களுக்கு முன்னர் உங்கள் உணவு முறை மற்றும் உடற்பயிற்சி நேரத்தை மாற்றுவதன் மூலம் நீங்கள் பரிசோதனை முடிவை மாற்ற இயலாது. சமீபத்தில் உங்களுக்கு இரத்தம் செலுத்தி இருந்தாலும் சில வகை இரத்தசோகைகளால் பாதிக்கப்பட்டிருந்தாலும் முடிவுகளில் மாற்றம் ஏற்படலாம்.

**ஏ1சி பரிசோதனை இலக்கை மீறிக் காணப்பட்டால் எனது மருத்துவ முறைகள் மாற்றப்பட வேண்டுமா? அல்லது எதிர்காலத்தில் செய்யப்படும் முடிவுகள் இயல்பாக இருக்கும் என எதிர்பார்த்துக் காத்திருக்கலாமா?** ஒரு முடிவு இயல்பைவிட அதிகரித்துக் காணப்படும்போது அது உங்கள் இரண்டு அல்லது மூன்று மாத இரத்த குளுகோஸ் கட்டுப்பாடின்மையைக் காட்டுவதால் நீங்கள் தாராளமாக உங்கள் மருத்துவமுறையை மாற்றி அமைக்கலாம். அதற்காக உங்கள் திட்டம் அனைத்தும் மாற்றப்பட வேண்டிய அவசியமில்லை. உங்கள் மருத்துவர் அடிக்கடி இரத்த

குளுகோஸ் அளவைப் பரிசோதித்துக் கண்காணித்து உடற்பயிற்சி மற்றும் மருந்தளவை மாற்றிக்கூடச் சரிசெய்யலாம்.

**எனது கொழுப்பு அளவைக் குறைக்க எந்த அளவு உடல் எடை குறைய வேண்டும்?**

5 முதல் 10 சதம் எனச் சிறிய அளவில் எடை குறைவதுகூட டிரைகிளிசரைட் அளவைக் குறைப்பதுடன், எச்டிஎல் அளவை அதிகரிக்கிறது. கெட்ட கொலஸ்டிராலையும் (எல்டிஎல்) குறைக்கிறது. எவ்வளவு எடை குறைகிறதோ அவ்வளவு நன்மை.

**எனது மருத்துவரிடமிருந்து சரியான தொடர் கண்காணிப்பு கிடைக்க வில்லை எனக் கருதினால் என்ன செய்வது?**

உங்கள் மருத்துவரிடம் உங்கள் மருத்துவம் பற்றித் தெளிவாகப் பேசுங்கள். எந்த இடத்தில் பிரச்சினை உள்ளது எனக் கூறி அவரது ஆலோசனைகளைக் கேட்டுப் பெறுங்கள். உங்கள் முதல்நிலை மருத்துவரால் நீங்கள் கேட்கும் கேள்விகளுக்கு விளக்கம் அளிக்க முடியவில்லையெனில் நீரிழிவு மருத்துவரைப் பாருங்கள். இல்லையெனில் நீரிழிவில் சிறப்புப் பட்டம் பெற்ற செவிலியர் (தாதியர்), விளக்குநர், உணவியலாளர் போன்ற எவரையேனும் தொடர்புகொள்ளலாம். உங்கள் மருத்துவத் திட்டம் குறித்தும் மருத்துவக் குழு குறித்தும் நீங்கள் மனநிறைவு கொண்டிருப்பது அவசியமாகும்.

## இயல் 11

# தன்கவனிப்பு: நீரிழிவால் ஏற்படும் சிக்கல்களைக் குறைத்தல்

உங்களுக்கு ஏற்பட்டுள்ள நீரிழிவைச் சரிசெய்யும் கடமை முழுவதும் உங்கள் மருத்துவரைச் சார்ந்தது அல்ல. அது ஒரு கூட்டு முயற்சியாகும். உங்கள் மருத்துவக் குழு உங்களுக்கு யோசனைகள், உதவிகள், ஆலோசனைகள் சொல்லக்கூடும். அதனால் அவற்றைச் செயல்படுத்த வேண்டியது நீங்கள்தான். எனவே இந்தக் கூட்டணியில் நீங்களே முக்கியமானவர்.

மேலும் இந்த நோயை நீங்கள் எப்படி அணுகுகிறீர்கள் என்பதும் முக்கியமாகும். இதனைச் சாதகமாகவோ பாதகமாகவோ எடுத்துக் கொள்ளப் போகிறீர்களா? நீங்கள் நீரிழிவினால் ஏற்பட வாய்ப்புள்ள நோய்ச் சிக்கல்களைத் தடுக்கத் தயாராகிறீர்களா அல்லது அவை வரும்போது பார்த்துக்கொள்ளலாம் என எண்ணுகிறீர்களா? உங்கள் வாழ்க்கைப் பயணம் எளிதாக இதோ சில வழிமுறைகள்.

### வருடத்திற்கு ஒருமுறை முழு உடல் பரிசோதனை

உங்கள் வழக்கமான நீரிழிவுப் பரிசோதனைகள் தவிர வருடம் ஒருமுறை முழுமையான உடற்பரிசோதனை செய்துகொள்ளுங்கள். இதனால் இதய நோய்கள், சிறுநீரக நோய்கள் பற்றி முன்கூட்டியே அறிய முடிவதுடன், சிலவேளை நீரிழிவு பற்றிய அதீத கவனிப்பில் மற்ற நோய்களின் அறிகுறிகளை நீங்கள் தவறவிடவும் வாய்ப்புண்டு. அதனைத் தவிர்க்க இது உதவுகிறது.

உங்களுக்கு ஒரு குடும்ப மருத்துவர் இருந்தால் அவரிடமே நீங்கள் இவ்வகைப் பரிசோதனையைச் செய்துகொள்ளலாம். குறிப்பாக, உங்களுக்கு வகை 1 நீரிழிவு இருந்தால் இதுவே போதுமானது.

## வருடத்திற்கு ஒருமுறை கண் பரிசோதனை

20 முதல் 74 வயதுள்ளவர்களின் பார்வையிழப்பிற்கு நீரிழிவு நோயே பிரதான காரணமாகி வருகிறது. அமெரிக்க நீரிழிவு மருத்துவக்கழகம் நீரிழிவு இருப்பதை அறிந்தவுடன் கண் மருத்துவர் ஒருவரிடம் ஆலோசனை பெற அறிவுறுத்துகிறது. வகை 1 நீரிழிவானால் பாதிப்பு கண்டுபிடிக்கப்பட்டு 5 ஆண்டுகளுக்குள் இப்பரிசோதனையைச் செய்யலாம். அதன் பிறகு வருடம் ஒருமுறையோ நீரிழிவால் விழித்திரைப் பாதிப்பு ஏற்பட்டிருந்தால் அடிக்கடியோ கண் பரிசோதனை செய்துகொள்ளலாம்.

நீரிழிவு கட்டுக்குள் இல்லாமல் இருந்தாலோ இரத்த மிகையழுத்தம் காணப்பட்டாலோ சிறுநீரக நோய் ஏற்பட்டாலோ அல்லது கர்ப்ப மானாலோ உங்களுக்கு அடிக்கடி கண் பரிசோதனை தேவைப்படும். உங்கள் இரத்த குளுகோஸ் கட்டுக்குள் இருந்தாலும், முதல் பரிசோதனையில் உங்கள் கண்கள் இயல்பாகக் காணப்பட்டாலும் பின்னர் நீங்கள் வருடம் ஒருமுறையோ இரண்டு வருடத்திற்கு ஒருமுறையோ கண் பரிசோதனை செய்துகொள்வது நல்லது. ஆனால் பார்வைக் கோளாறுகள் வரும்வரை காத்திருக்க வேண்டாம். ஏனெனில் சில அறிகுறிகள் தெரியும்போது உங்களுக்கு நிரந்தரப் பாதிப்புகள் ஏற்பட்டிருக்கலாம்.

கண் மருத்துவரைத் தேர்ந்தெடுக்கும்போது நீரிழிவில் தேர்ந்தவராகத் தேர்ந்தெடுப்பது நல்லதாகும். மருத்துவர் உங்கள் கண் பாவைகளை மருந்துகள் மூலம் விரிவடையச் செய்து பரிசோதிப்பது நல்லது. இந்தக் கண் பரிசோதனையில் கீழ்க்கண்டவை செய்யப்பட வேண்டும்.

**பார்வைக் கூர்மைப் பரிசோதனை.** உங்கள் பார்வையின் கூர்மையைப் பரிசோதித்து அதனைச் சரிசெய்யக் கண்ணாடிகள் பரிந்துரைக்கக்கூடும். இது வருங்காலப் பரிசோதனைகளுக்கு ஒரு அடித்தளமாகும்.

**புறக்கண் பரிசோதனை.** இதனால் உங்கள் கண் அசைவுகள், கண் பார்வையின் அளவுகள் மற்றும் ஒளிக்கு அதன் விளைவுகள் பற்றி பரிசோதிக்கப்படும்.

**விழித்திரைப் பரிசோதனை.** கண்களில் கண் மருத்துவர் மூலம் மருந்துகளைவிட்டுக் கண் பாவைகளை விரிவடையச் செய்து விழித்திரையில் உள்ள மிகச் சிறிய இரத்தக் குழாய்களைத் தனிக் கருவி கொண்டு ஆராயுங்கள். இதன் மூலம் நீரிழிவில் ஏற்படும் விழித்திரைப் பாதிப்புகளை அறிய இயலும்.

**கிளாகோமா பரிசோதனை.** டோனோமீட்டர் எனும் கருவி கொண்டு கண்களில் உள்ள திரவங்களின் அழுத்தம் அளக்கப்படும். இதன் மூலம் கண் அழுத்த அதிகரிப்பு நோயான கிளாகோமாவை அறிய முடியும்.

இந்நோயில் பார்வைப் பரப்பு சுருங்கி, குகைப் பார்வை நிலை (டன்னல் விஷன்) ஏற்படலாம். நீரிழிவு உள்ளவர்களுக்கு இந்நோய் ஏற்படும் வாய்ப்பு அதிகம்.

**பிளவு-விளக்குப் பரிசோதனை.** இதன் மூலம் கண்களின் கருவிழி, விழித்திரை ஆகியவற்றை மருத்துவர் பரிசோதிப்பார். மேலும் இதன் மூலம் விழி ஆடியைப் பாதிக்கும் கண்புரை நோயினை அறிய இயலும். இந்நோய் ஏற்பட்டால் புகைபடிந்த கண்ணாடி மூலம் பார்ப்பது போன்ற உணர்வு நமக்கு ஏற்படும். கண்புரை நோய் ஏற்படும் வாய்ப்பை நீரிழிவு அதிகரிக்கிறது.

**கண் படம் பிடித்தல்.** உங்களுக்குக் கண் பாதிப்பு உள்ளதா என்பதனைத் தனிப்பட்ட புகைப்படக் குழு மூலம் படம் பிடித்து உணரலாம். மேலும் பின்னாளில் செய்யப்படும் பரிசோதனைகளுக்கு உதவ அடித்தளமாகக் கூட இப்பரிசோதனை அமையும்.

## பல் மருத்துவரை முறையாகச் சந்தியுங்கள்

உங்கள் இரத்த குளுகோஸ் அளவு மிகையாகும்போது உங்கள் நோய் எதிர்ப்புத் திறனும் குறைகிறது. இதனால் பாக்டீரியா, வைரஸ் போன்ற நோய்த் தொற்றுகளை எதிர்த்து உங்களால் செயல்பட முடிவதில்லை.

பொதுவாகத் தொற்று ஏற்படும் உடல் பாகங்களில் ஒன்று ஈறுகள் ஆகும். ஏனெனில் உங்கள் வாயில் இயல்பாகவே ஏராளமான கிருமிகள் காணப்படுகின்றன. இவை ஈறுகளில் தங்கித் தொற்றை ஏற்படுத்தி ஈறு நோய்களுக்குக் காரணமாகின்றன. இதன் விளைவாகப் பற்கள் ஆடி விழுந்து இழப்பு ஏற்படலாம்.

மேலும் சமீபத்திய ஆய்வுகள் ஈறு நோய்கள் மூலம் இதய நாள நோய்கள் ஏற்படலாம் எனக் கூறுகின்றன. வாயில் உள்ள கிருமிகள் இரத்தம் வழியாகப் பரவி இரத்த நாளங்களைத் தாக்கி அழற்சியை ஏற்படுத்தலாம். இதனால் நாளங்களில் அடைப்பு ஏற்பட்டு மாரடைப்பு மற்றும் மூளைத்தாக்கு ஏற்படலாம்.

உங்கள் பற்களும் ஈறுகளும் (முரசுகளும்) பாதிக்கப்படாமல் தடுக்க,
- பல் மருத்துவரை வருடத்திற்கு இருமுறை சந்தியுங்கள். பல் மருத்துவரிடம் உங்களுக்கு நீரிழிவு உள்ள விஷயத்தைச் சொல்லுங்கள்
- மென்மையான குச்சங்கள் கொண்ட பிரஷ் மூலம் தினமும் இருமுறை பற்களையும் ஈறுகளையும் துலக்குங்கள். உங்கள் நாக்கின் மேற்பகுதியைச் சுத்தம் செய்யுங்கள்
- தினமும் வாய் கொப்பளியுங்கள்

- ஈறு நோய்களை ஆரம்ப அறிகுறிகளைக் கொண்டு (ஈறுகளில் இரத்தம் கசிதல், வீக்கம், ஈறு சிவத்தல்) அறிந்து உடன் மருத்துவரை அணுகுங்கள்.

## தடுப்பூசி அட்டவணையைப் புதுப்பியுங்கள்

ஏற்கெனவே கூறியதுபோல நீரிழிவு ஏற்படும்போது நோயெதிர்ப்புத் திறன் குறைவதால் மற்றவர்களைக் காட்டிலும் உங்களுக்கு இன்ஃப்புளூவன்ஸா மற்றும் நிமோனியா ஏற்படும் வாய்ப்பு அதிகம். அதிலும் குறிப்பாகச் சிறுநீரக மற்றும் இதய நோய் இணைந்து காணப்படும்போது இச்சிக்கல் மேலும் அதிகரிக்கிறது.

### வருடம் ஒருமுறை ஃபுளூ காய்ச்சல் தடுப்பூசி

ஃபுளூ (இன்ஃப்புளூவன்சா) ஏற்படாமல் தடுக்கவும் ஏற்பட்டாலும் அதன் அறிகுறிகள் மிகையாகாதிருக்கவும் வருடாந்திரத் தடுப்பூசி உதவுகிறது. அமெரிக்காவில் வாழ்பவர்கள் இதனை அக்டோபர் அல்லது நவம்பர் மாதங்களில் போட்டுக்கொள்வதன் மூலம் ஃபுளூ ஏற்படும் உச்சபட்சக் காலகட்டத்தில் (டிசம்பர் முதல் மார்ச் வரை) அந்நோய் ஏற்படாமல் தடுக்க வழிசெய்கிறது. ஆனால் உலகின் மற்ற பகுதிகளில் வேறு காலங்களில் இந்நோய் ஏற்படுகிறது. உலகின் தெற்குப் பகுதிகளில் ஏப்ரல் முதல் செப்டம்பர் வரையும் உலகின் வெப்பமண்டலப் பகுதிகளில் வருடம் முழுவதும் ஃபுளூ ஏற்படும் வாய்ப்புள்ளது. எனவே இங்கெல்லாம் பயணம் செய்ய உத்தேசித்தால் இதனை அறிந்து தடுப்பூசி போட்டுக்கொள்வது நல்லது.

ஃபுளூ காய்ச்சல் கிருமிகள் அடிக்கடி மாறுபடுவதால் அதற்கேற்ப அமெரிக்காவில் வருடந்தோறும் வெவ்வேறு வகைத் தடுப்பூசிகள் தயாரிக்கப்பட்டு வழங்கப்படுகின்றன. இந்தத் தடுப்பூசியில் நோய்த் தொற்று ஏற்படுத்தாத கிருமிகளே காணப்படும். இந்தத் தடுப்பூசி காரணமாக ஊசி போட்ட இடத்தில் லேசான சிவந்த புண் ஏற்படலாம். மற்ற சிக்கல்களுக்கு உங்கள் மருத்துவரைக் கேளுங்கள்.

### நிமோனியா தடுப்பூசி

பல மருத்துவர்கள் நீரிழிவால் பாதிக்கப்பட்டவர்களுக்கு நிமோனியா தடுப்பூசி அவசியம் என்று எண்ணுகிறார்கள். 65 வயது அல்லது அதற்கும் மேற்பட்ட நல்ல ஆரோக்கியமான நிலையில் உள்ளவர்களுக்கு வாழ்நாளில் ஒருமுறை மட்டும் தடுப்பூசி போதுமானது. ஆனால் நீரிழிவு, சிறுநீரகச் செயலிழப்பு, சிறுநீரக மாற்று அறுவைச் சிகிச்சை மேற்கொண்டவர்களுக்கு ஐந்து ஆண்டுகளுக்குப் பிறகு ஊக்கத் தடுப்பூசி

ஒன்று அவசியமாகும். எதற்கும் உங்கள் மருத்துவரின் அறிவுரையைக் கேளுங்கள்.

இந்தத் தடுப்பூசியில் உயிரெதிர்ப்பொருட்களைத் தூண்டும் தூண்டிகள் உள்ளதால் 85 முதல் 95 சதம் பேர்களுக்கு நல்ல நோயெதிர்ப்புத் திறன் ஏற்படுகிறது. ஊசிபோட்ட இடத்தில் வலி, தடிப்பு போன்ற சிறிய பக்க விளைவுகள் இதனால் ஏற்படுகின்றன.

## மற்றவை

மற்ற தடுப்பூசிகள் எப்போது போட வேண்டும் என அறிந்து வைத்துக் கொள்ளுங்கள். ஜன்னி (ஏற்பு, டெட்டனஸ்) தடுப்பூசியை ஒவ்வொரு பத்தாண்டுகளுக்கு ஒருமுறை போட்டுக்கொள்ள வேண்டும். நீங்கள் சிறுநீரகச் செயற்கை சுத்திகரிப்பு செய்ய வேண்டியவராயின் கல்லீரல் அழற்சி 'பி' (செங்கமாரி, ஹெப்படைட்டிஸ்) வகைத் தடுப்பூசி உங்களுக்கு அவசியமாகும்.

## கால்களைக் கவனமாகப் பாதுகாத்துக்கொள்ளுங்கள்

நீரிழிவு உங்கள் கால்களுக்கு இரண்டு வகையான பாதிப்புகளை ஏற்படுத்தும் கால் நரம்புகளைப் பாதிப்பதுடன் கால்களின் இரத்த ஓட்டத்தையும் குறைக்கிறது. கால்களின் நரம்புப் பின்னல்கள் பாதிக்கப்படும்போது கால்களில் உணர்ச்சிக் குறைகள் ஏற்படுகிறது. இதனால் காயங்கள் ஏற்படும்போது அதனை அறிய முடிவதில்லை. நீரிழிவு இரத்தக் குழாய்களைச் சுருக்கி இரத்த ஓட்டத்தையும் தடுக்கிறது. எனவே கால்களின் திசுக்களுக்கு இரத்த ஓட்டம் குறைந்து புண்கள் ஏற்பட்டால் ஆற இயலா நிலை ஏற்படுகிறது. உங்கள் காலுறைகளுக்குள் ஒளிந்திருக்கும் காயங்கள் மிக அபாயமான நிலைக்குக்கூட உங்களை இட்டுச்செல்லக்கூடும்.

### உங்களுக்குப் புறத்தமனி நோய்கள் உள்ளனவா?

*கால்களில் எரிவது போன்றோ குத்துவது போன்றோ உணர்வு மாறுபாடுகள் ஏற்பட்டாலும் புண்கள் ஏற்பட்டு ஆறாவிடினும் உங்களுக்குப் புறத்தமனி நோய்கள் உள்ளன என அறியலாம். இதன் முதல் அறிகுறிகளாக நடக்கும்போது கால்களில் வலியும் இழுப்பு போன்ற உணர்வும் ஏற்படும். ஓய்வெடுக்கும்போது இவை மறைந்து விடும். உங்களுக்கு இது போன்ற அறிகுறிகள் காணப்படும்போது இது பற்றி உங்கள் மருத்துவரிடம் பேசுங்கள். இவ்வறிகுறிகள் உள்ளவர்களுக்குக் கால்களை இழக்கும் அபாயம் உள்ளது. மேலும் இவர்களுக்கு மாரடைப்பு, மூளைத்தாக்கு ஏற்படும் வாய்ப்பும் மிக அதிகம் (காண்க, 'புறத்தமனி நோய்கள்', பக்.35).*

## கால்களைத் தினமும் பரிசோதியுங்கள்

உங்கள் கால்களைப் பரிசோதிக்கக் கண்களையும் கைகளையும் உபயோகியுங்கள். உங்கள் கால்களில் சில பகுதிகளைப் பார்க்க இயலாவிடில் முகம் பார்க்கும் கண்ணாடியை உபயோகியுங்கள். அல்லது நண்பரின் உதவியை நாடுங்கள். கீழ்க்கண்டவற்றில் ஏதேனும் உள்ளதா என ஆராயுங்கள்.

- கொப்புளங்கள், வெட்டுக் காயங்கள், சிராய்ப்புகள்
- வெடிப்புகள், தோல் உரிதல், தோல் சுருங்குதல்
- தோல் சிவத்தல், தோலில் சிவப்புக் கீறல் கோடுகள், வீக்கம்
- தோல் இளஞ்சிவப்பு நிறமாதல், தோல் வெளுத்தல், தோல் நிறமிடுதல், தோல் சிவத்தல்.

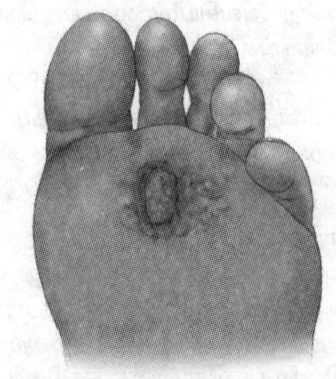

நீரிழிவு உங்கள் பாதங்களுக்கு இரத்த ஓட்டம் செல்வதைத் தடுத்து நரம்புப் பாதிப்பை ஏற்படுத்தும். தகுந்த கவனிப்பும் பராமரிப்பும் அளிக்கப்படாவிட்டால் ஒரு சிறு காயம் ஒரு திறந்த புண்ணாக (அல்சர்) மாறி, குணப்படுத்துவதற்குக் கடினமானதாகிவிடும்.

## கால்களைச் சுத்தமாகவும் உலர்ந்த நிலையிலும் வைத்திருங்கள்

தினமும் வெதுவெதுப்பான நீரில் கால்களைக் கழுவுங்கள். கால்களில் சூட்டுக் கொப்புளங்கள் ஏற்படாமல் தடுக்க நீரின் வெப்ப நிலையை வெப்பமானி கொண்டு அளந்து $90^0$ ஃபாரன்ஹீட்டுக்கு மிகாமல் பார்த்துக் கொள்ளுங்கள். இது இயலாவிடில் துணியால் நீரைத் தொட்டு உணர்வுள்ள முகம், கழுத்து போன்ற பகுதியில் தடவிச் சூட்டை உணரலாம்.

கால்களை நன்கு தேய்ந்து, சோப்பு, பஞ்சு கொண்டு கழுவுங்கள். கால்களை நன்கு ஒற்றித் துடையுங்கள். விரல் இடுக்குகளில் காளான் தொற்று ஏற்படாமல் பாதுகாத்துக்கொள்ளுங்கள்.

## தோலை ஈரப்பதப்படுத்துங்கள்

நீரிழிவால் நரம்புகள் பாதிக்கப்பட்டு வியர்ப்பது குறைந்து தோல் வறண்டுவிடும். வறண்ட தோலில் அரிப்பு, வெடிப்பு ஏற்பட்டுத் தொற்று ஏற்படலாம். எனவே தோல் வறண்ட நிலை ஏற்பட்டால் அதனை ஈரப்பதப்படுத்துங்கள்.

## இரத்த ஓட்டத்தை ஊக்குவியுங்கள்

இரத்த ஓட்டம் ஒழுங்காக நடைபெற உட்காரும்போது கால்களைத்

தூக்கி வையுங்கள் மேலும் கணுக்கால்களையும் விரல்களையும் அசைத்துக்கொண்டே இருங்கள். இறுக்கமான காலுறைகளை அணிய வேண்டாம். கால்மேல் கால் போட்டு அமர வேண்டாம்.

**சுத்தமான, ஈரமற்ற காலுறைகளை அணியுங்கள்**

வியர்வையை உறிஞ்சும் பருத்தியினாலான காலுறைகளையே தேர்தெடுத்து அணியுங்கள். நைலான் வகைகளைத் தவிர்த்துவிடுங்கள். ரப்பர் மற்றும் எலாஸ்டிக் வளையங்கள் உள்ளவற்றைத் தவிர்க்க வேண்டும். அவை இரத்த ஓட்டத்தைத் தடுக்கக்கூடும். சரியாகப் பொருந்தாத காலுறைகள் தோலுக்குப் பிரச்சினைகளை ஏற்படுத்தும். தடித்த காலுறைகள் தோலில் உரசிக் காயங்கள் ஏற்படுத்துமாதலால் அவற்றையும் தவிர்த்து விடுங்கள். மேலும், சில காலுறைகள் உரசுவதால் கால்களில் தோல் தடிப்பு ஏற்பட வாய்ப்புள்ளது. இவற்றில் அழுத்தப் புண்கள் ஏற்படலாம்.

**கால் நகங்களைக் கவனத்துடன் வெட்டுங்கள்**

உங்கள் விரல் நுனிவரை உள்ளவாறு பார்த்து நகங்களை வெட்டுங்கள். ஓரங்களில் உள்ள கூர்மையான பகுதியைத் தேய்த்து மழுங்கச் செய்யுங்கள். இல்லையெனில் அது குத்தி மற்ற விரல்களைப் புண்ணாக்கலாம். உங்கள் விரல் நகங்களைச் சுற்றித் தோல் சிவந்து காணப்பட்டால் உடன் உங்கள் மருத்துவரிடம் காட்டுங்கள்.

**தோலில் பயன்படுத்தும் கருவிகளைக் கவனத்துடன் தேர்ந்தெடுங்கள்**

கால்களில் உள்ள ஆணி, தோல் தடிப்புகள் போன்றவற்றைக் கத்தரிக்கோல் கொண்டு நீக்க முயலாதீர்கள். மேலும் மரு போன்றவற்றை நீக்கும் வேதியியல் பொருட்களையும் கால்களில் இட வேண்டாம். இவற்றிற்கு உங்கள் மருத்துவரையோ கால்களைக் கவனிக்கும் தனிப் பயிற்சி பெற்றவரையோ அணுகுங்கள்.

**கால்களைக் காயங்களிலிருந்து பாதுகாக்கக் காலணிகள் அணியுங்கள்**

உங்கள் கால்களையும் விரல்களையும் காயங்களிலிருந்து தவிர்க்கக் கீழ்க்காண்பவற்றை நடைமுறைப்படுத்துங்கள்.

**வெப்பம் மற்றும் குளிர்ச்சியிலிருந்து பாதுகாத்தல்.** காலைச் சூடாக்கும் கருவியில் காட்டாதீர்கள். வெயில் காலங்களில் சூட்டுக் கொப்புளங்கள் ஏற்படாத வகையில் காலணிகளைத் தேர்ந்தெடுங்கள். மேலும் பனிக்கடிக் காயத்திலிருந்தும் காக்கும் பாதுகாப்பு நடவடிக்கைகளில் ஈடுபடுங்கள்.

**எப்போதும் காலணிகளுடன் இருங்கள்.** வீட்டிலும்கூடச் சாதாரணக் காலணிகளுடன் இருப்பதே நல்லது.

**உங்கள் மூடுகாலணிகளை நன்கு பரிசோதியுங்கள்.** மூடுகாலணிகளுக்குள் காயம் ஏற்படுத்தும் வகையில் கிழிசல்கள் உள்ளனவா எனக் கவனியுங்கள். காலணிகளை அணியும் முன் குலுக்கிப் பாருங்கள். உள்ளே ஏதேனும் இருந்தால் அவற்றால் காயம் ஏற்படாமல் தவிர்க்கலாம்.

**வசதியான, அழகான, பாதுகாப்பான காலணிகளைத் தேர்ந்தெடுங்கள்.** ஒரு நல்ல காலணி கீழ்வருவனவற்றைக் கொண்டிருக்கும்:

- *மென்மையான தோலினால் மேற்பகுதியைக் கொண்டிருப்பவை.* இவை உங்கள் காலுக்குப் பொருந்துவதுடன் காற்றுச் சுழற்சியையும் தடுக்கமாட்டாது. நல்ல காற்றோட்டம் வியர்வையைக் குறைத்து தோல் பிரச்சினைகள் ஏற்படாது தடுக்கும்.
- *விரல் நுனி மூடும்படி உள்ளவை.* விரல் நுனிகளை மூடும் வடிவத்தில் உள்ள இவ்வகை காலணிகள் பாதுகாப்பானவையாகும்.
- *குதிகால் உயரமற்றவை.* இவை பாதுகாப்பதுடன், தொந்தரவு செய்யாதவை. உங்கள் கால்களுக்குக் குறைந்த பாதிப்பை ஏற்படுத்துபவை.
- *வளையும் தன்மை கொண்ட அடிப்பகுதி உள்ளவை.* இவ்வகைக் காலணிகள்தான் அன்றாட உபயோகத்திற்கு ஏற்றவையாகும். இவை அதிர்வை எளிதில் உள்வாங்கும் தன்மை உள்ளவை. ஆனால் இவை வழுக்கும் தன்மை கொண்டவையாக இருக்கக் கூடாது.

எப்போதும் குறைந்தபட்சம் 2 ஜோடி காலணிகளை வைத்திருங்கள். ஒவ்வொன்றையும் மாற்றி மாற்றி அணியுங்கள். இதனால் காலணிகள் உலர்ந்து அதன் வடிவமும் நன்றாக நீடிக்கும். ஈரமான காலணிகளை அணியாதீர்கள். ஏனெனில் இவை தோலைச் சுருக்கி எளிதில் காயம் ஏற்பட வழிசெய்யும்.

### *மருத்துவரை எப்போது சந்திப்பது?*

மருத்துவரை நீங்கள் சந்திக்கச் செல்லும்போதெல்லாம் காலணிகளையும் காலுறைகளையும் கழற்றிவிட்டே செல்லுங்கள். அப்போதுதான் மருத்துவரால் உங்கள் கால்களை நன்கு பரிசோதிக்க முடியும். ஒன்றை ஞாபகத்தில் வைத்துக்கொள்ளுங்கள். தன் கால்களை நன்றாகப் பராமரிப்பவருக்குக்கூடக் கால்களில் ஏதேனும் பிரச்சினைகள் ஏற்படலாம். ஆனால் இவ்வாறு ஏற்படும் காயங்கள் சில நாட்கள் முதல் சில வாரங்களுக்குள் ஆற ஆரம்பிக்கும். அதுவன்றி ஆறாது நீடித்தாலும் பெரிதானாலும் தொற்று ஏற்பட்டாலும் உடன் சிறப்பு மருத்துவரையோ வழக்கமான மருத்துவரையோ அணுகுங்கள். கால்களில் உணர்ச்சிக் குறைவு, மதமதப்பு, வலி ஏற்பட்டாலும் மருத்துவரைப் பாருங்கள். இவை உங்கள் நரம்புகளில் பாதிப்பை உணர்த்தும் அறிகுறிகளாகும் *(காண்க, 'நரம்புப் பாதிப்புகள்', பக். 36).*

## சிறப்பு கால் மருத்துவரைச் சந்தித்தல்

நீரிழிவால் பாதிக்கப்பட்டவர்களுக்குக் கால் கவனிப்பு என்பது மிக முக்கியமானது என்பதால் உங்கள் முதல்நிலை மருத்துவரோ நீரிழிவு மருத்துவரோ கால்களைக் கவனிப்பதில் சிறப்பு நிபுணத்துவம் பெற்றவரைப் பார்க்குமாறு பரிந்துரைப்பார். அவர் உங்களுக்கு நகங்களை எவ்வாறு வெட்டுவது எனக் கற்பிப்பார். உங்களுக்குப் பார்வைக் கோளாறோ பார்வைக் குறைவோ இருந்தால் அவரே நகம் வெட்டிவிடுவார்.

மேலும் அவர் சரியான காலணிகளைத் தேர்ந்தெடுப்பது எப்படி, கால்களில் ஏற்படும் ஆணிகள், தோல் தடிப்புகளைத் தடுப்பது எப்படி என்பது பற்றியும் அவ்வாறு ஏற்பட்ட பின் அவற்றால் மோசமான பாதிப்பு ஏற்படாமல் இருக்க மருத்துவமும் செய்வார். ஏனெனில் முறையாக மருத்துவம் செய்யாவிடில் மிகச் சிறிய காயம்கூட மிகப் பெரிய பாதிப்புகளை ஏற்படுத்தும்.

## காலணி உங்களுக்குப் பொருந்துகிறதா?

புதிய காலணிகள் வாங்கும்போது கீழ்க்காண்பவற்றைக் கவனியுங்கள்:

- காலணியின் நுனிப்பகுதி உங்கள் விரல்களைவிடக் கால் அங்குலம் நீளமாக இருக்க வேண்டும். காலணியின் நுனிப் பகுதி நன்கு விரிந்து விரல்களை அழுத்தாவண்ணம் இருக்க வேண்டும். காலணிகளை வாங்கும்முன் கடையிலேயே இரண்டு காலணிகளையும் அணிந்து நடந்து பார்த்து வாங்குங்கள்.
- முடிந்தவரை மாலை நேரத்திலேயே காலணிகள் வாங்குங்கள். மாலை நேரத்தில் கால்கள் சற்று வீங்கிப் பெரிதாக இருப்பதால் காலையில் வாங்கும் காலணிகள் பொருந்தாமல் போகும். எனவே மாலையிலேயே காலணிகளைத் தேர்ந்தெடுப்பது நல்லது.
- ஒரு காலைவிட மற்றொரு கால் பெரிதாக இருந்தால் பெரிய காலுக்கு ஏற்ற காலணிகளையே வாங்குங்கள்.
- கால்களில் உணர்வுக் குறைவு காணப்பட்டால் வீட்டிற்குச் சென்றதும் 30 நிமிடம் காலணிகளை அணியுங்கள். பின்னர் அவற்றைக் கழற்றிக் கால்களைச் சோதியுங்கள். கால்கள் சிவந்து காணப்பட்டால் காலணி பொருந்தவில்லை என்று அர்த்தம். அப்படியாயின் காலணியைக் கொடுத்து மாற்றி விடுங்கள். புதிய காலணிகளை ஒரு நாளுக்கு 1 மணி நேரம் என மெல்ல நேரத்தை அதிகரித்து அணிந்து வருவது நல்லது.

## புகைபிடிக்காதீர்கள்

நீரிழிவு இருந்து நீங்கள் புகைபிடிக்கும்போது புகைபிடிக்காதவர்களைப் போல இரண்டு மடங்கு அதிக அளவில் இதய நாள நோய்கள் உங்களுக்கு ஏற்பட வாய்ப்புள்ளது. மேலும் புகைபிடிப்பதால் உங்கள் கால்களின் இரத்த ஓட்டம் தடைப்படும். கீழ்க்காணும் சிக்கல்களும் ஏற்படலாம்:

- நாளச் சுவர்கள் கடினமாகிக் குறுகிப்போவதால் இரத்த ஓட்டம் தடைப்பட்டு மாரடைப்பு, மூளைத்தாக்கு, கால்களுக்கு இரத்த ஓட்ட இழப்பு, காயம் ஏற்பட்டு ஆறுவதில் சிக்கல் போன்றவை ஏற்படலாம்
- நரம்புகளும் சிறுநீரகங்களும் பாதிக்கப்படலாம்
- நோயெதிர்ப்புத் திறன் பாதிக்கப்பட்டு ஜலதோஷமும் சுவாசத் தொற்றுகளும் அடிக்கடி ஏற்படும்.

நீங்கள் நீரிழிவுடன் புகைப்பழக்கம் உள்ளவராக இருந்தால் புகைப்பதை நிறுத்துவது பற்றி உங்கள் மருத்துவரிடம் ஆலோசனை பெறுங்கள். புகைப்பதை நிறுத்தும் முதல் நடவடிக்கை தோல்வியுற்றாலும் தொடர்ந்து முயலுங்கள்.

## தினசரி ஒன்று ஆஸ்பிரின் மாத்திரை

40 வயதிற்கு மேற்பட்டவர்களில் நீரிழிவு வகை 1 மற்றும் வகை 2ஆல் பாதிக்கப்பட்டவர்களுக்குத் தினமும் ஒன்று ஆஸ்பிரின் மாத்திரை கொடுப்பது அவர்களுக்கு ஏற்பட இருக்கும் மாரடைப்பு மற்றும் இதய நாள நோய்களைத் தடுப்பதாக ஆய்வுகள் கூறுகின்றன. மிகக் குறைந்த மருந்தளவில் இது கொடுக்கப்பட வேண்டும். அமெரிக்காவில் 81 மிகி தினமும் என்ற அளவில் இது கிடைக்கிறது.

நீரிழிவு உள்ளவர்களுக்கு உறையணுத் தட்டுகள் ஒட்டும் தன்மை (ஸ்டிக்கி பிளேட்லட்ஸ்) மிகுந்து காணப்படுவதால் அவை இரத்த நாளங்களில் ஒட்டி, அடைப்பை ஏற்படுத்தும் வாய்ப்புள்ளது. இவ்வாறு நாளங்கள் அடைபடும்போது மாரடைப்பு மற்றும் மூளைத்தாக்கு ஏற்படலாம். ஆஸ்பிரின் உறையணுத் தட்டுகளின் ஒட்டும் தன்மையைக் குறைத்து இரத்த உறைவைத் தடுக்கிறது. எனவே நாளங்கள் அடைபடுவதும் தடுக்கப்படுகிறது.

ஆஸ்பிரின் மாத்திரையை உணவுடன் எடுத்துக்கொள்வது நல்லது. தொடர்ந்து இதனை எடுத்துக்கொள்வதால் இரைப்பை பாதிக்கப்பட்டு குடல்புண் மற்றும் அவற்றில் இரத்தக் கசிவு ஏற்படலாம். இரைப்பையில்

கரையாத உறை பூசப்பட்ட (என்டரிக் கோடட்) ஆஸ்பிரின் இது போன்ற பக்கவிளைவுகளை குறைக்கும். ஆஸ்பிரின் எடுத்துக்கொள்ளும்போது எளிதில் இரத்தக்கட்டு ஏற்படுவதுடன், அவை நீண்ட நேரம் நீடிக்கலாம். ஆஸ்பிரின் இரத்த உறைவைத் தடுப்பதால் இது ஏற்படுகிறது. எனவே நிலைமைக்குத் தக்கவாறு உங்கள் மருத்துவரின் அறிவுரையை நாடுங்கள்.

### ஆஸ்பிரின் எல்லோருக்கும் ஏற்றதன்று

ஆஸ்பிரின் மருத்துவம் எல்லோருக்கும் ஏற்றதன்று. 21 வயதுக்கு உட்பட்டவர்களுக்கு ரைஸ் நோய்க்குறித் தொகுதி எனும் ஆபத்தான பக்கவிளைவுகளை ஏற்படுத்தும் என்பதால் இதனை அவர்களுக்குப் பரிந்துரைப்பதில்லை. மேலும் கீழ்வரும் நிலைகளிலும் ஆஸ்பிரின் எடுத்துக்கொள்ளக் கூடாது:

- கடந்த காலங்களில் ஆஸ்பிரினுக்கு ஒவ்வாமை ஏற்பட்டிருந்தால்
- உங்களுக்குக் குடற்புண் இருந்தால்
- உங்களுக்குக் கல்லீரல் நோய்கள் இருந்தால்
- வார்பரின் போன்ற இரத்த உறையணு தடுக்கும் மற்ற மருந்துகள் எடுத்துக்கொள்ளும்போது.

உங்களுக்கு இதய நாள நோய்கள் மற்றும் மூளை நாளப் பாதிப்புகள் ஏற்படும் வாய்ப்பு இருந்தால் மட்டுமே உங்கள் மருத்துவர் இது போன்ற மருந்துகளைப் பரிந்துரைப்பார்.

## இரத்த அழுத்தத்தைக் கண்காணியுங்கள்

நீரிழிவு இல்லாதவர்களைக் காட்டிலும் நீரிழிவு உள்ளவர்களுக்கு இரத்த மிகையழுத்தம் இரண்டு மடங்கு அதிக அளவில் ஏற்படும் வாய்ப்பு உள்ளது. நீரிழிவைப் போன்றே இதுவும் இரத்த நாளங்களைப் பாதிக்கும் தன்மை கொண்டதாகும். உங்களுக்கு இந்த இரண்டும் இணைந்து காணப்படும்போதும் மேலும் இந்த இரண்டும் கட்டுப்படாமல் இருக்கும்போதும் மாரடைப்பு, மூளைத் தாக்குதல் போன்றவை ஏற்படும் வாய்ப்பு மிக அதிகம்.

இரத்த அழுத்தம் என்பது இரத்தம் நாளங்களுக்குள் பாயும் வேகத்தால் நாளச் சுவர்களில் ஏற்படுத்தும் விசையாகும். இந்த அழுத்தம் அதிகரிக்க அதிகரிக்க இதயம் மிகக் கடினமாகச் செயல்பட வேண்டியதிருக்கும். இரத்த அழுத்தத்தைப் பொதுவாக இரண்டுவித எண்களுடன் குறிப்பார்கள். எ.கா: 120/70 மிமீ/பாதரசம். இதில் முதல் எண் இதயம் சுருங்கும்போது ஏற்படும் உச்சபட்ச அளவாகும். இரண்டாவது எண் இதயம் விரிவடையும் நிலையில் ஏற்படும் குறைந்தபட்ச அளவாகும்.

## இரத்த அழுத்த அளவுகளும் இலக்கும் மருத்துவமும்

நீரிழிவுள்ள வயதுவந்தவர்கள் இரத்த அழுத்தத்தினை 130/80 மிமீ/பாதரசம் என்ற அளவில் இருக்குமாறு பார்த்துக்கொள்ள வேண்டும். உங்களுக்குச் சிறுநீரக நோய்கள் காணப்பட்டால் உங்கள் மருத்துவர் இதனை மேலும் குறைக்கப் பரிந்துரைக்கக்கூடும்.

உங்கள் இரத்த குளுகோஸைக் கட்டுக்குள்வைக்க உதவும் அதே நல்ல வாழ்க்கைமுறை மாற்றங்கள் அதாவது உணவு மாற்றம், உடற்பயிற்சி போன்றவை இந்நோயிலும் நன்மை பயக்கும். மேலும் சோடியம் (உப்பு) எடுத்துக்கொள்ளும் அளவும் குறைக்கப்பட வேண்டும். உங்களால் உணவு, உடற்பயிற்சி போன்றவற்றால் இரத்த அழுத்தத்தைக் கட்டுப்படுத்த முடியாவிடில் மருத்துவர் உங்களுக்கு இரத்த அழுத்தம் குறைக்கும் மருந்துகளைப் பரிந்துரைப்பார். அமெரிக்க நீரிழிவுக் கழகம் இதய சுருங்கு நிலை இரத்த அழுத்தம் 140 மிமீ/பாதரசம் என்ற அளவிற்கு மேல் காணப்படும்போதும் மருந்துகளை எடுத்துக்கொள்ளப் பரிந்துரைக்கிறது. இதய சுருங்கு நிலை இரத்த அழுத்தம் 130 முதல் 139 மிமீ/பாதரசம் எனவும் இதய விரிவு நிலை இரத்த அழுத்தம் 80 முதல் 89 மிமீ/பாதரசம் எனவும் காணப்படும்போது உங்களுக்கு வாழ்க்கை முறை மாற்றங்கள் மட்டும் மருத்துவரால் பரிந்துரைக்கப்படும். மூன்று மாதங்களுக்குப் பிறகு மீண்டும் மருத்துவர் பரிசோதித்து முடிவெடுப்பார்.

நீரிழிவுடன் இரத்த மிகையழுத்தம் உள்ளவர்களுக்குப் பொதுவாகப் பரிந்துரைக்கப்படும் இரத்த அழுத்தக் குறைப்பு மருந்துகளில் சில: ஏசிஈ குறைப்பான்கள், ஆன்ஜியோடென்சன் II ஏற்பித் தடுப்பான்கள் மற்றும் தியசைட் நீர்ப்போக்கிகள் ஆகியவை ஆகும். இவை குறைந்த பக்கவிளைவுகளைக் கொண்டுள்ளதுடன் சிறுநீரகம் மற்றும் இதயத்தில் ஏற்படும் பாதிப்புகளையும் குறைக்கின்றன. பொதுவாக நீரிழிவுடன் இரத்த மிகை அழுத்தம் உள்ளவர்களுக்கு இரத்த அழுத்தத்தைக் குறைக்க இரண்டிற்கு மேற்பட்ட மருந்துகள் தேவைப்படலாம்.

ஒவ்வொருமுறை மருத்துவரைச் சந்திக்கும்போதும் இரத்த அழுத்தத்தைக் கண்காணியுங்கள். இரத்த மிகையழுத்தம் மிக உயர்ந்து காணப்பட்டாலும் கட்டுப்பாடில்லாமல் காணப்பட்டாலும் வீட்டிலேயே இரத்த அழுத்தத்தை அளந்து கண்காணிப்பது நல்லது.

## கொலஸ்டிராலைக் கண்காணிப்பது எப்படி?

அதிக அளவு இரத்த கொலஸ்டிரால் மற்றும் டிரைகிளிசரைட் உங்களுக்கு மாரடைப்பு மற்றும் மூளைத்தாக்கு ஏற்படும் வாய்ப்பை அதிகரிக்கிறது. எனவே ஆரோக்கியமான வாழ்க்கைமுறை மாற்றங்கள் முக்கியமானவை.

## உங்கள் ஏபிசியை அறிந்துகொள்ளுங்கள்

உங்களுக்கு நீரிழிவு இருந்தால் உங்கள் மருத்துவக் குழுவுடன் இணைந்து பணியாற்றி ஏபிசியை அறிந்து, இதய நாள நோய்கள் ஏற்படும் வாய்ப்பைக் குறையுங்கள்.

'ஏ' என்பது ஏ1சி வகை இரத்தப் பரிசோதனையைக் குறிக்கும். இது கடந்த 3 மாதங்களில் உள்ள இரத்த குளுகோஸ் கட்டுப்பாட்டைக் காட்டும். 7 சதத்திற்குக் கீழ் இப்பரிசோதனை முடிவு இருக்குமாறு பார்த்துக்கொள்ளுங்கள் (காண்க, 'ஏ1சி பரிசோதனை', பக். 168).

'பி' இரத்த அழுத்தம் 130/80 மிமீ/பாதரசத்திற்குக் கீழ் இருக்குமாறு பார்த்துக்கொள்ள வேண்டும்.

'சி' கொலஸ்டிரால்.

- எல்டிஎல் கெட்ட கொலஸ்டிரால் 100 மிகி/டெலிக்குக் கீழ்*
- ஆணாக இருந்தால் எச்டிஎல் நல்ல கொலஸ்டிரால் 40மிகி/டெலிக்கு மேலாகவும் பெண்ணாக இருந்தால் 50மிகி/டெலிக்கு மேலாகவும் இருக்குமாறு பார்த்துக்கொள்ளுங்கள்.
- டிரைகிளிசரைட் 150 மிகி/டெலிக்குக் கீழ் இருக்க வேண்டும்.

உங்கள் ஏபிசியை வாழ்க்கைமுறை மாற்றங்கள் மூலம் சரிசெய்யுங்கள்.

★ உங்களுக்கு இதய மற்றும் இரத்த நாள நோய் இருந்தால், எல்டிஎல் கொலஸ்டிராலுக்கான உங்கள் இலக்கு 70 மிகி/டெலிக்கு (ஒரு டெசிலிட்டர் இரத்தத்திற்கு மில்லிகிராம் கொலஸ்டிரால்) குறைவாக இருக்கலாம்.

அமெரிக்க நீரிழிவுக் கழகம் மற்றும் அமெரிக்க இதய நோயியல் கல்லூரியின் 'தொடர்பை ஏற்படுத்துங்கள்! நீரிழிவு, இதய நோய் மற்றும் மூளைத்தாக்கு' என்னும் அறிக்கையை (2005) அடிப்படையாகக் கொண்டது.

பூரிதக் கொழுப்பு குறைத்தல், டிரான்ஸ் கொழுப்பு குறைத்தல், கொலஸ்டிரால் குறைத்தல் போன்ற உணவுக் கட்டுப்பாடுகளுடன் முறையான எடைப் பராமரிப்பு, முறையான உடற்பயிற்சி மற்றும் சோம்பல் இல்லாதிருத்தல் போன்றவை முக்கியமாகும்.

நீங்கள் நீரிழிவால் பாதிக்கப்பட்டவராக இருந்து கொலஸ்டிரால் அளவில் உங்கள் இலக்கை எட்ட இயலாவிடில் (காண்க, மேலே உள்ள பெட்டிச் செய்தி) மருத்துவர் கொலஸ்டிரால் குறைக்கும் ஸ்டாடின் வகை மருந்துகளை உங்களுக்குப் பரிந்துரைக்கலாம். குறிப்பாக,

- உங்களுக்கு 40 வயதிற்கு மேல் இருந்தால்
- 40 வயதிற்குள் இருந்து இதய நாள நோய்கள் ஏற்படும் வாய்ப்பு இருந்தால்
- உங்களுக்கு இதய நாள நோய்கள் இருந்தால்.

சமீபத்திய ஆய்வுகள் ஸ்டாடின் வகை மருந்தை எடுத்துக்கொள்வதால் இதய நாள நோய்கள் ஏற்படும் வாய்ப்பு குறைவதாகக் கூறுகின்றன.

கொலஸ்டிரால் அளவு இயல்பாக உள்ளவர்களுக்கும் பலனளிக்கின்றன. கர்ப்பகாலத்தில் மட்டும் பெண்களுக்கு இதைப் பரிந்துரைப்பதில்லை.

## மனஅழுத்தத்தைச் சரிசெய்யும் விதம்

நீங்கள் கடும் மனஅழுத்தத்தில் இருக்கும்போது உங்களால் உங்களையும் உங்கள் நீரிழிவையும் கட்டுக்குள் வைத்துக்கொள்ளுதல் சிரமமான காரியமாக இருக்கும். ஒழுங்காகச் சாப்பிட இயலாது. முறையாக உடற்பயிற்சி செய்ய இயலாது. மருந்துகளையும் முறையாக எடுத்துக்

### மனச்சோர்வை அறிவதெப்படி?

நீண்ட நாட்கள் மனஅழுத்தத்துடன் இருக்கும்போது உங்களுக்கு மனச்சோர்வு ஏற்படலாம். உங்களுக்கு மனச்சோர்வு ஏற்பட்டால் உங்களையும் உங்கள் நீரிழிவையும் சரியாகக் கவனிக்க இயலாது. மனச்சோர்வுக்கு நல்ல மருத்துவம் ஆரம்பத்திலேயே செய்ய வேண்டும்.

மனச் சோர்வின் அறிகுறிகள் பின்வருமாறு:
- தொடர்ந்து மனஅழுத்தம் நீடித்தல்
- அடிக்கடி மனப் படபடப்புடன் இருத்தல்
- மனப்பதற்றம் நீடித்தல்
- வாழ்க்கையில் மகிழ்ச்சி கொள்ளாதிருத்தல்
- தன்னையே சரியாகக் கவனித்துக்கொள்ளாதிருத்தல்
- உணவு முறை மாறுதல்
- உறங்குவதில் மாறுதல்கள்
- தொடர்ந்து களைப்பு நீடித்தல், சக்தி குறைதல்
- கவனம் செலுத்த இயலாமை, நினைவாற்றல் குறைதல்
- மனநிலை கடுமையாக மாறுபடுதல்
- இயலாமையை உணர்தல். எதற்கும் லாயக்கில்லை என்னும் உணர்வு
- காரணமற்ற சிந்தனை மிகுதல்
- தலைவலி, உடல்வலி போன்றவை மருத்துவத்திற்குக் கட்டுப் படாமல் நீடித்தல்
- மிகையாக மது அருந்துதல், போதை மருந்து எடுத்துக்கொள்ளல்
- தற்கொலை எண்ணங்கள், மரண பயம்.

உங்களுக்கு மேற்கூறிய அறிகுறிகள் ஏதேனும் தென்பட்டால் உடன் உங்கள் மருத்துவக் குழுவினரிடம் பேசுங்கள். உங்களுக்கு அடிக்கடி தற்கொலை எண்ணம் தோன்றினால் உடன் மருத்துவரை அணுகுங்கள்.

கொள்ள முடியாது. நீண்ட காலம் மனஅழுத்தத்துடன் இருக்கும்போது இன்சுலின் பணியைப் பாதிக்கும் சில ஹார்மோன்கள் சுரப்பதால் இரத்த குளுகோஸ் அளவு அதிகரிக்கக்கூடும்.

உங்கள் மனஅழுத்தத்திற்குக் காரணம் என்ன என ஒரு நிமிடம் நிதானமாக யோசியுங்கள். பின்னர் உங்களால் நிலைமையை மாற்ற இயலுமா என சிந்தியுங்கள். ஒரே நாளில் பல வேலைகளை இழுத்துப் போட்டுக்கொண்டு செய்வதால் மனஅழுத்தம் அதிகரிக்கிறது. எனவே அன்றாட வேலைகளைப் பிரித்து, குறைத்துக்கொள்ளுங்கள். நண்பர்களாலும் குடும்ப உறவினர்களாலும் மனஅழுத்தம் ஏற்படுமானால் அவர்களைச் சந்திக்கும் நேரத்தைக் குறைத்துக்கொள்ளுங்கள். வேலை, மிகுந்த பளு அளிப்பதாக இருந்தால், மற்றவர்களுடன் வேலையைப் பகிர்ந்துகொள்ளுங்கள். உங்கள் மருத்துவக் குழுவிடமும் ஆலோசனை கேளுங்கள். கீழே மனஅழுத்தம் குறைக்கும் சில வழிமுறைகள் கொடுக்கப்பட்டுள்ளன:

**நல்ல ஆரோக்கியமான உணவைத் தேர்ந்தெடுங்கள்.** நல்ல ஆரோக்கியமான எல்லாச் சத்துகளும் உள்ள உணவுகளைத் தேர்ந்தெடுங்கள். குறிப்பாகப் பழங்கள், காய்கறிகள், முழுத் தானியங்கள் சேர்த்துக் கொண்டு, அளவைக் குறைத்து, உடல் எடையைச் சீராக வைத்துக் கொள்ளுங்கள்.

### சுவாசத் தளர்வுப் பயிற்சி செய்யும் விதம்

மனஅழுத்தம் காரணமாக சுவாசம் மிகையாகவும் விரைவாகவும் ஏற்படுகிறது. உங்கள் சுவாசத்தைக் கட்டுப்படுத்துவதன் மூலம் நீங்கள் மனத்தைத் தளர்வாக வைத்துக்கொள்ள இயலும். எனவே சுவாசத் தளர்வுப் பயிற்சியைத் தினமும் இருவேளை செய்யுங்கள். அல்லது நீங்கள் இறுக்கமாக உணரும்போது செய்யுங்கள்.

- வசதியாகத் தரையில் உட்கார்ந்துகொள்ளுங்கள்.
- உங்கள் வயிறு மற்றும் இடுப்புப் பகுதி உடைகளைத் தளர்த்திக் கொள்ளுங்கள்.
- உங்கள் கைகளை இடுப்பில் வைத்துக்கொள்ளுங்கள்.
- தோள்பட்டையைத் தளர்த்துங்கள், கண்களை மெதுவாக மூடுங்கள்.
- வாயை மூடிக்கொண்டு மெதுவாக மூக்கு வழியாகக் காற்றை உள்ளிழுங்கள். அப்போது 6 வரை எண்ணுங்கள். வயிற்றைத் தளர்வாக இருக்கச் செய்யுங்கள். ஒரு சில விநாடிகள் பொறுத்திருங்கள்.
- பின்னர் மெதுவாக சுவாசத்தை வாய் வழியாக வெளிவிடுங்கள். மீண்டும் 6 வரை எண்ணுங்கள். பிறகு சற்றுப் பொறுத்திருங்கள்.
- இதுபோல் பலமுறை திரும்பச் செய்யுங்கள்.

முறையாக உடற்பயிற்சி செய்யுங்கள். முறையான உடற்பயிற்சி மூலம் மனஅழுத்தத்தைக் குறைக்க முடிவதுடன், பதற்றம், மனச்சோர்வு போன்றவற்றையும் தவிர்க்கலாம்.

நல்ல உறக்கம் தேவை. நல்ல இரவுத் தூக்கம் உங்களுக்குப் புத்துணர்ச்சி அளிப்பதுடன் அடுத்த நாளின் பிரச்சினைகளைக் கையாளவும் ஆயத்தமாக்குகிறது.

### மனத்தையும் உடலையும் தளர்த்துங்கள்

இன்றைய காலகட்டத்தில் மனஅழுத்தம் ஏற்படுத்தும் எல்லாக் காரணிகளையும் தவிர்க்க இயலாது. ஆனால் அவற்றை ஓரளவு குறைக்க இயலும். இசை கேட்பதன் மூலமும் இசைப்பதன் மூலமும் சிலர் இதை அடைவதுண்டு. சிலர் யோகாசனம், தியானம் போன்றவற்றைச் செய்வதுண்டு.

இதைச் செய்ய ஆரம்பிப்பது சிரமம்தான் (காண்க, முன் பக்கத்திலுள்ள பெட்டிச் செய்தி). எனவே எளிய மூச்சுப் பயிற்சியுடன் ஆரம்பியுங்கள். தசைத் தளர்வுப் பயிற்சிகளையும் செய்யலாம். ஒவ்வொரு வகைத் தசைகளையும் மெதுவாகத் தளர்த்துங்கள். முதலில் தசைத் தொகுதியின் இறுக்கத்தை அதிகப்படுத்திப் பின்னர் தளர்த்தும் பயிற்சிகளைச் செய்யுங்கள். பின்னர் அடுத்த தசைத் தொகுதிக்குச் செல்லுங்கள்.

## கேள்விகளும் பதில்களும்

**நான் பயணம் செய்ய விரும்புகிறேன். நீரிழிவுடன் பாதுகாப்பாகப் பயணம் செய்யலாமா?**

நீங்கள் பயணம் செய்வதால் ஆபத்து ஒன்றுமில்லை. ஆனால் பயணத்திற்கு மிக நன்றாகத் தயார் செய்துகொள்ள வேண்டும். உங்கள் மருத்துவ அடையாள அட்டையை உடன் எடுத்துச் செல்லுங்கள். மருந்துகள் போன்றவற்றைச் சற்றுக் கூடுதலாக, தனியாக ஒரு பையில் எடுத்துச் செல்லுங்கள். பெயருடன் இருக்கும் வில்லை ஒட்டிய மருந்துகளை பல விமான நிறுவனங்கள் தடுப்பதில்லை. எனினும் மருந்துகள், தயாரிக்கும் நிறுவனங்களின் பெயர்களைத் தனியாகக் குறித்துவையுங்கள். உங்கள் மருத்துவரின் குறிப்பையும் உடன் கொண்டு செல்வது நல்லது.

செல்லுமிடங்களில் நீரிழிவு உணவுக்கு ஏற்பாடு செய்துகொள்ளுங்கள். உணவுடன் காய்ந்த பழங்கள், இனிப்புகள் போன்றவற்றைத் தாழ்குளுகோஸ் நிலை ஏற்படும்போது பயன்படுத்த வைத்திருங்கள். நடைபயிற்சிக்கு இரண்டு செட் காலணிகள் இருக்கட்டும். முடிந்தவரை தினசரி நடைபயிற்சி மற்றும் உணவுப் பழக்கத்தை மாற்றாதீர்கள்.

ஆஸ்பிரினுக்குப் பதில் வேறு வலி நிவாரணிகளை மாரடைப்பு ஏற்படாமல் தடுக்கப் பயன்படுத்தலாமா?

பயன்படுத்தக் கூடாது. ஆஸ்பிரின் தவிர பாரசிடமால், புருபென் போன்றவை வலியைக் குறைக்கலாம். ஆனால் அவற்றிற்கு ஆஸ்பிரின் போல இரத்தம் உறைவதைத் தடுக்கும் சக்தி கிடையாது. சில ஆய்வுகள் புருபென், நாப்ராக்செர் போன்ற மருந்துகளைத் தொடர்ந்து நீண்ட நாட்கள் பயன்படுத்துவதால் இதய நாள நோய்கள் ஏற்படலாம் என்றும் சொல்கின்றன. காக்ஸ்-2 வகை மருந்துகள் மாரடைப்பு, மூளைத்தாக்கு போன்றவற்றை ஏற்படுத்தலாம்.

நீரிழிவால் பாதிக்கப்பட்டவர்களின் சங்கங்களில் நான் இணையலாமா?

பலருக்கும் இது போன்ற சங்கங்கள் நன்மையளிக்கின்றன. உங்களுக்கு நல்ல உறவினர்களோ நண்பர்களோ இல்லாவிடினும் நீரிழிவு பற்றிய தெளிவு அவர்களுக்கு இல்லாவிடினும் அவற்றில் இணையலாம். சில வேளைகளில் உங்கள் குடும்ப உறவினர்களும் நண்பர்களும் உங்களுக்கு உதவியாக இருந்தாலும் மேலும் மன வலுவை அதிகரிக்க இதனைச் செய்யலாம். ஆனால் இது எல்லோருக்கும் தேவையன்று. ஏனெனில் சிலரால் அவர்களுடன் இணைந்து செயல்பட முடியாது.

இச்சங்கங்கள் பற்றி அறிந்துகொள்ள உங்கள் மருத்துவர், நீரிழிவுப் போதனையாளர் மற்றும் உணவியலாளருடன் பேசுங்கள்.

# பகுதி 5

## தனிக் கவனத்திற்குரிய பிரச்சினைகள்

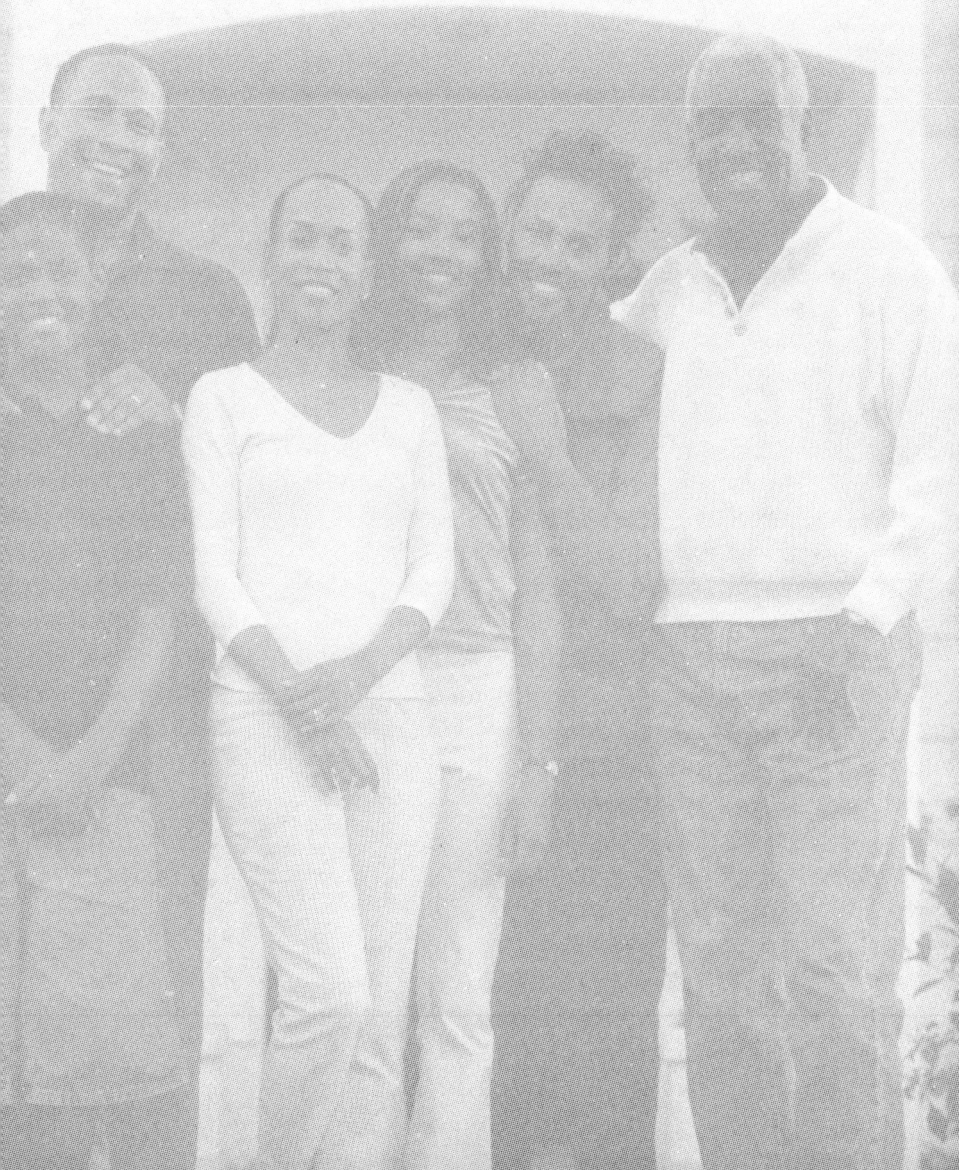

## இயல் 12

## பாலியல் ஆரோக்கியம்: ஆண், பெண் பிரச்சினைகள்

நல்ல ஆரோக்கியமான வாழ்க்கைக்குப் பாலியல் உறவு மிகவும் அவசியம். பாலுறவுக்கும் நீரிழிவுக்கும்கூட நெருங்கிய தொடர்பு உள்ளது. நீரிழிவு எப்படிப் பாலுறவைப் பாதிக்கிறது என்பதனை அறிவதன் மூலம், அதனைக் குறைத்து, தடுத்து மகிழ்ச்சியான பாலுறவைப் பெற இயலும்.

நீங்கள் ஆணாக இருந்தால் நல்ல இரத்த குளுகோஸ் கட்டுப்பாடு மூலம் உங்கள் ஆண்குறி விறைப்புப் பிரச்சினைகள் ஏற்படாமல் தடுக்கலாம். ஏனெனில் நீரிழிவு கட்டுக்குள் இல்லாதபோது நரம்புப் பாதிப்பு ஏற்பட்டு ஆண்குறிக்கான இரத்த ஓட்டம் தடைப்படலாம். உங்களுக்கு ஏற்கெனவே விறைப்புப் பிரச்சினை ஏற்பட்டு இருந்தால் அதற்கும் மருத்துவம் உள்ளது.

நீங்கள் பெண்ணாக இருந்தால் உங்கள் ஹார்மோன் அளவுகளில் ஏற்படும் மாற்றங்கள் இரத்த குளுகோஸ் அளவைப் பாதிப்பதால் அதனை அறிவதன் மூலம் மாதவிலக்கு மற்றும் மாதவிலக்கு நிற்கும் காலங்களில் நீரிழிவை வேறுவிதமாகச் சமாளிக்க இயலும். நீங்கள் கர்ப்பமாக விரும்பினால் கர்ப்பமாவதற்கு முன் நல்ல நீரிழிவுக் கட்டுப்பாட்டில் இருந்தால் பாதிப்பின்றி நன்கு பிரசவம் ஏற்பட வாய்ப்புள்ளது.

பலர் பாலுறவைப் பற்றிப் பேச விரும்புவதில்லை. ஆனால் உங்களுக்குப் பிரச்சினைகள் ஏற்படும்போது மருத்துவரிடம் தயக்கமின்றிப் பேசுங்கள்.

## ஆண்குறி விறைப்புப் பிரச்சினை

50 வயதிற்கு மேற்பட்டவர்களுக்கு நீரிழிவு ஏற்படும்போது அவர்களில் பாதிப்பேருக்கு ஆண்குறி விறைப்புப் பிரச்சினை ஏற்படுகிறது. இதனை

ஆண்மைக்குறைவு எனவும் அழைக்கலாம். ஆனால் வெகு சிலரே இது பற்றித் தங்கள் மருத்துவர்களிடம் பேசுகிறார்கள். இது மிகவும் தவறு. நீங்கள் தயக்கமின்றிப் பேசி மருத்துவம் பெறலாம். ஆண்குறி விறைப்பின்மை என்பது விறைப்பு ஏற்படா நிலையையும் விறைப்பு ஏற்பட்டு நீண்ட நேரம் நீடிக்காத நிலையையும் குறிக்கும்.

### காரணங்கள்

இது மனம் மற்றும் உடல் குறைகளாலும் ஏற்படும். நீரிழிவு உள்ளவர்களுக்கு இரத்த குளுகோஸ் கட்டுப்பாடின்மை காரணமாக நரம்புகள் பாதிக்கப்பட்டு, இரத்த ஓட்டக் குறைவு உண்டாவதால் இது ஏற்படுகிறது. மிகையாகும் இரத்த குளுகோஸ் நரம்புகளைப் பாதிக்கும் என்பது நாம் அறிந்ததே. நரம்புகள் பாதிக்கப்படும்போது இரத்த ஓட்டத் தடை ஏற்படும். இதனால் ஆண்குறி விறைப்பற்றுப் போகும்.

மனஅழுத்தம், மனப்பதற்றம், தளர்ச்சி, மனச்சோர்வு போன்ற மனநலப் பிரச்சினைகளாலும் இவ்விறைப்பின்மை ஏற்படலாம். இந்நிலைகளில் உடலின் இயல்பான ஹார்மோன் சுரப்பிகள் மாறுபடுவதால், அவற்றிற்கான மூளையின் செயல்களும் மாறுபட்டு விறைப்பு ஏற்படுவது குறைகிறது.

இரத்த மிகையழுத்தம், மனச்சோர்வு மற்றும் மனப்பதற்றத்திற்கு எடுத்துக்கொள்ளும் சில மருந்துகளாலும் இது ஏற்படலாம். இந்நிலை ஏற்படும்போது உங்கள் மருத்துவரிடம் நீங்கள் எடுத்துக்கொள்ளும் மருந்துகள் அனைத்தையும் பற்றிக் கூறுங்கள்.

### எப்போது மருத்துவ அறிவுரை பெறுவது?

எப்போதாவது இப்பிரச்சினை ஏற்படுவது பலருக்கும் இயல்பே. ஆனால் மீண்டும் மீண்டும் ஏற்பட்டாலும் தொடர்ந்து ஏற்பட்டாலும் முதல்நிலை மருத்துவரை அல்லது சிறப்பு மருத்துவரை அணுகுங்கள்.

இதற்குப் பல வகையான மருத்துவங்கள் உள்ளன. அம்மருத்துவ முறைகள் நோயின் காரணம் மற்றும் தீவிரத்தைப் பொறுத்து மாறுபடுகின்றன. எனவே நீங்களே மருத்துவம் செய்துகொள்ள வேண்டாம். பரிந்துரைக்கப்பட்ட அளவை மீறாதீர்கள். மருத்துவச் செலவிற்குக் காப்பீட்டுக் கழகம் உதவுமா எனப் பாருங்கள்.

### வாய்வழி மருந்துகள்

சிடனபில் *(வயாக்ரா)*, டெட்னபில், வர்டனஃபில் என்பவை இதற்கான சில மருந்துகள் ஆகும். இவை நீரிழிவுடன் விறைப்புப் பிரச்சினை உள்ள சிலருக்கு உதவுகின்றன. ஆனால் எல்லோருக்கும் இவை பலனளிப்பதில்லை.

மற்ற மருத்துவம் போலன்றி வாய்வழி மருந்துகள் செயற்கையாக விறைப்பு ஏற்படுத்தாமல் இயற்கையாக விறைப்பு ஏற்படுத்துகின்றன. இவை மனத்தைத் தூண்டி ஆண்குறித் தசைகளைத் தளர்வாக்கி இரத்த ஓட்டத்தை அதிகரித்து விறைப்பை ஏற்படுத்தும். இந்த மருந்துகளைப் பாலுறவிற்கு ஒரு மணி நேரம் முன்னதாக எடுத்துக்கொள்ள வேண்டும். இவை நான்கு மணி நேரம் முதல் 36 மணி நேரம் வரை பலனளிக்கக் கூடியவை. மருத்துவர் பரிந்துரையின்றி இதனைப் பயன்படுத்தக்கூடாது.

**பாதுகாப்புப் பிரச்சினைகள்.** இம்மருந்துகள் எல்லோருக்கும் ஏற்றதன்று. நைட்ரேட் மருந்துகள், இரத்த அழுத்தம் குறைக்கும் மருந்துகள், மற்றும் புரோஸ்டேட் சுரப்பி நோய்க்கான மருந்துகளுடன் இணைத்து எடுத்துக் கொள்ளும்போது இரத்த அழுத்தத்தை மிகவும் குறைத்து உயிரைப் பறிக்கும் மாரடைப்பை ஏற்படுத்தும்.

இதுவன்றிப் பல பக்கவிளைவுகளையும் ஏற்படுத்தும். முகம் இரத்த ஓட்ட மிகுதியால் சிவக்கும் (இது 5 முதல் 10 நிமிடங்கள் நீடிக்கும்); தலைவலி, வயிற்றுக் கோளாறு ஏற்படலாம். அதிக மருந்தளவில் பார்வைக் குறைவு, ஒளிக் கூச்சம் ஏற்படும். ஆனால் மருந்து எடுத்த சில மணி நேரங்களில் இவை மறைந்துவிடும். ஒவ்வொரு வகை மருந்திற்கும் ஒரு தடுப்பு நடவடிக்கை தேவைப்படலாம். எனவே உங்கள் மருத்துவரிடம் பேசுங்கள்.

## அல்புரோஸ்டாடில்

இது புரோஸ்டோகிளான்டின் 'இ' வகையைச் சேர்ந்தது. மற்ற உட்கொள்ளும் மருந்துகள் போலவே செயல்பட்டு ஆண் உறுப்பிலுள்ள மென்திசுக்களை விரிவடையச் செய்து விந்து வெளியேற்றத்திற்காக இரத்த ஓட்டத்தை அதிகரிக்கச் செய்கிறது. இது இரண்டு வகையான மருத்துவத்திற்குப் பயன்படுகிறது. இதைச் சிறுநீர்த்தாரை வழியாகவும் சுயமாக ஊசி மூலமாகவும் போட்டுக்கொள்ளலாம்.

**தானாகச் சிறுநீர்த்தாரைக்குள் மருந்து செலுத்தும் முறை.** இம்முறையை மருந்தைச் சிறுநீர்த்தாரைக்குள் செலுத்தி விறைப்பு ஏற்படுத்தும் மருத்துவ முறை என்று அழைப்பர். அரிசியில் பாதியளவு மருந்துள்ள மாத்திரையை சிறிய கருவியின் உதவியால் ஆண்குறியின் நுனியில் செருகப்படும்.

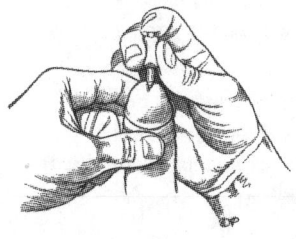

தானாகச் சிறுநீர்த்தாரைக்குள் மருந்து செலுத்தும் முறையில் ஒரு மிகச் சிறிய மாத்திரை ஆண்குறியின் நுனியில் செருகப்பட்டு மிருதுவான தசைத் திசு தளர்வடைய உதவிசெய்து ஆண்குறிக்கு இரத்த ஓட்டத்தை அதிகரிக்கிறது.

சிறுநீர்த்தாரைக்குள் இரண்டு அங்குல ஆழத்தில் செலுத்தினால் அது இரத்த ஓட்டத்தை அதிகரிக்கிறது. விறைப்பை ஏற்படுத்தும். சிலருக்கு இம்முறை வசதியாக இருக்காது. இதனால் வலி, லேசான இரத்தக் கசிவு, எரிவது போன்ற உணர்வு, கிறுகிறுப்புகூட ஏற்படலாம்.

**தானாக ஊசிமூலம் செலுத்தும் முறை.** அல்புரோஸ்டாடில் மருந்தைச் சிறிய மெல்லிய ஊசிமூலம் உங்கள் ஆண்குறியின் அடிப்பாகத்தில் ஏற்ற வேண்டும். 20 நிமிடங்களுக்குள் விறைப்பு ஏற்பட்டு 1 மணி நேரம் வரை நீடிக்கும். இது பல ஆண்களுக்கு ஏற்றதாகும். ஆனால் குத்திய இடத்தில் லேசாக வலி ஏற்படும். மற்ற பக்கவிளைவுகளாகக் குத்திய இடத்தில் இரத்தக் கசிவு, நீண்ட நேரம் விறைப்பு நீடித்தல், ஊசி குத்திய இடத்தில் நார்த்திசு உருவாதல் போன்றவை ஏற்படலாம். இம்மருந்துடன் பேபாவரின் மருந்தினை இணைத்துச் செலுத்தினால் மேலும் பலன் அதிகரிக்கும்.

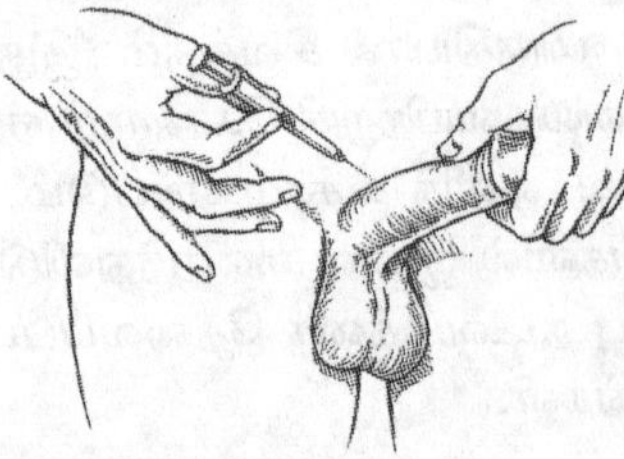

தானாக ஊசி மூலம் செலுத்தும் முறையில், ஆண்குறியின் ஒரு குறிப்பிட்ட பகுதியில் மருந்து ஊசி மூலம் செலுத்தப்பட்டு, ஆண்குறியில் இரத்த ஓட்டம் அதிகரித்து, விறைப்பு ஏற்படுகிறது.

## வெற்றிடக் கருவிச் சிகிச்சை

மருந்துகள் பலனளிக்காதபோதும் பக்கவிளைவுகளால் பாதிக்கப்படும் போதும் பலர் இதனைத் தேர்ந்தெடுக்கின்றனர். இதில் வெற்றிடக் கருவியும் ரப்பர் வளையங்களும் உண்டு. ஆண்குறியை ஒரு பிளாஸ்டிக் குழாய்க்குள் செலுத்தி அதனை ஒரு வெற்றிடக் கருவியுடன் இணைத்து கையால் பம்ப் செய்தால் பிளாஸ்டிக் குழாயினுள் வெற்றிடம் ஏற்பட்டு ஆண்குறியில் இரத்தம் நிரம்பும். பிறகு இரப்பர் வளையத்தை ஆண்குறி அடியில் மாட்ட வேண்டும். இது பிளாஸ்டிக் குழாய் எடுக்கப்பட்ட பின்னரும் விறைப்புத் தன்மை நீடிக்க உதவுகிறது. இந்த ரப்பர் வளையத்தை 30 நிமிடங்களுக்குள் எடுத்துவிட வேண்டும். இல்லையெனில் ஆண்குறியின் இயல்பு இரத்த ஓட்டம் பாதிக்கப்பட்டுத் திசுயிழப்பு ஏற்படும்.

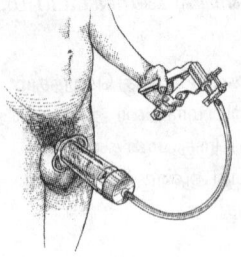

ஒரு வெற்றிடக் கருவி ஆண்குறிக்குள் இரத்தத்தை இழுப்பதற்காக ஒரு கைப்பம்ப் கொண்டுள்ளது. இரத்தம் இழுக்கப்படுவதால் விறைப்பு ஏற்படுகிறது. ஆண்குறியின் அடித்தளத்தில் இடப்பட்டுள்ள நெகிழ்வு வளையம் ஆண்குறியை விறைப்பாக வைத்திருக்கிறது.

### ஆண்குறிக்குள் பதியன் வைத்தல்

மேற்கூறிய வழிகளில் உங்களுக்கு விருப்பமில்லாவிடில் சில மருத்துவக் கருவிகளை ஆண்குறிக்குள் பதியன் வைக்கும் சிகிச்சையைச் செய்து கொள்ளலாம். ஆனால் இது செலவு மிக்கதும் எல்லா அறுவைச் சிகிச்சைகளையும் போன்றே ஓரளவு சிரமமிக்கதுமாகும்.

**வளையும் தன்மையுள்ள, வலுவான பட்டையைப் பதித்தல்.** இதில் ஓரளவு வலுவுள்ள ஆனால் வளையும் தன்மையுள்ள பட்டையொன்றைப் பதியன் வைப்பர். இது எளிதானதுடன், சரியாகச் செயல்படவும் கூடும். இப்பட்டை வயர்களால் ஆன சிலிகான அல்லது பாலியுரித்தோலால் மூட்டப்பட்டது. இவை உங்களுக்கு நிரந்தரமாக விறைப்பை ஏற்படுத்தும். ஆண்குறியை வளைத்து கீழ்நோக்கி பாலுறவு கொள்ளும்போது மேல்நோக்கி மடக்கி கொள்ள வேண்டும். விறைப்பை மறைத்துக் கொள்ளலாம். இதனைப் பதியன் வைக்க சிறிய அறுவைச் சிகிச்சை தேவைப்படும். இது நல்ல வெற்றிகரமான சிகிச்சைகளில் ஒன்றாகத் திகழ்கிறது.

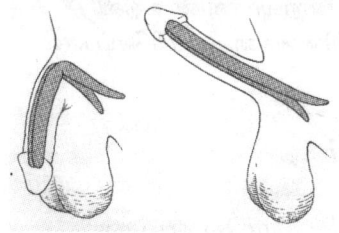

வளையும் தன்மையுள்ள பதியன்களைக் கொண்டுள்ள ஆண்குறி எப்போதும் விறைப்பாகவே இருக்கும். விறைப்பை மறைப்பதற்காகப் பதியன் வைக்கப்பட்ட பட்டைகள் கீழ்நோக்கி வளைக்கப்படுகின்றன.

**ஊதிப் பெருக்கக்கூடியவை.** வளையும் தன்மையுள்ள பட்டைகளைவிட இவை மேலும் இயற்கையாக இயங்குகின்றன. இவை எப்போதும் விறைப்பை ஏற்படுத்தாமல் தேவைப்படும்போது மட்டும் விறைப்பை ஏற்படுத்தும்.

இம்முறையில் இரண்டு காலியான உருளைகள் ஆண்குறிக்குள் வைக்கப்படும். இதை விரைப்பையில் உள்ள சிறிய பம்புடன் இணைப்பர். இதன் சேமிப்புக் கிடங்கு விரைப்பை (விதைப்பை)யினுள்ளோ அல்லது அடிவயிற்றிலோ இருக்கும். பம்பை நாம் அழுத்தும்போது சேமிப்புக் கிடங்கிலிருந்து திரவம் உருளைகளை அடைவதால் விறைப்பு ஏற்படுகிறது. இதை எளிதாக மறைக்கவும் கையாளவும் முடியும். ஆனால் இது எளிதில் தோல்வியடையவும்கூடும்.

மற்றொரு முறையில் பம்ப் உபயோகப்படுத்தப்படுவதில்லை. அதற்குப் பதில் ஆண்குறியின் தலையில் உள்ள கட்டுப்பாட்டுக் கருவியினை இயக்குவதன் மூலம் திரவத்தை உருளைக்குள் செலுத்தலாம். எனவே விறைப்பு தேவைப்படும் நேரத்தில் ஆண்குறியின் நுனியைப் பிசைந்தால்

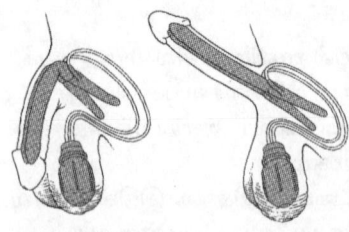

ஊதிப் பெருக்கக்கூடிய பதியன்களில் நீங்கள் ஒரு பம்ப்பை அழுத்திச் சேமிப்புக் கலத்திலிருந்து திரவம் வெளியேறச் செய்து அது ஆண்குறியிலுள்ள உருளைகளை நிரப்பச் செய்கிறீர்கள். இதனால் விறைப்பு உண்டாகிறது. விறைப்பு தேவைப்படாத போது திரவம் சேமிப்புக் கலத்திற்கே திருப்பி அனுப்பப்படுகிறது.

திரவம் உருளைக்குள் சென்று ஆண்குறியை விறைப்பாக்கும். திரவத்தை மீண்டும் சேமிப்புக் கலத்தில் அனுப்ப ஆண்குறியைச் சற்றே வளைத்தால் திறப்பு திறந்து ஆண்குறி தளர்வடையும்.

### ஆற்றுப்படுத்தல்

விறைப்புக் குறைபாடுகளால் மனப்பதற்றம், மனஅழுத்தம், தவறான உறவுப் பிரச்சினைகள், தம்பதியினரிடையே பூசல் போன்றவை ஏற்படலாம். மனநலப் பிரச்சினைகள் சார்ந்ததால் இதைச் சரிசெய்ய மனநல மருத்துவர், மனநல ஆலோசகர் போன்றவர்களின் உதவி தேவைப்படும். மனநல மற்றும் உடல் பிரச்சினைகளைச் சரிசெய்தால் மருத்துவத்தில் வெற்றி கிட்டும்.

## மாதவிலக்கும் இரத்த குளுகோஸும்

உங்கள் கருவகத்தில் ஈஸ்ட்ரோஜென் மற்றும் புரோஜெஸ்டிரான் எனும் இருவகை ஹார்மோன்கள் உற்பத்தியாகின்றன. இவை உங்கள் மாத விலக்குச் சுழற்சியை முறைப்படுத்தும். இந்த ஹார்மோன்கள் சுரப்பில் ஏற்படும் ஏற்றத்தாழ்வுகளால் உங்கள் இரத்த குளுகோஸும் மாறுபடும்.

மாதவிலக்கு இரத்த ஒழுக்கு ஏற்படுவதற்கு 7 முதல் 14 நாட்களுக்கு முன்னர் உங்கள் இரத்த குளுகோஸ் அளவில் மாற்றங்கள் ஏற்படும். மீண்டும் மாதவிலக்கு ஏற்பட்ட 2 நாட்களுக்குள் இரத்த குளுகோஸ் கட்டுப்பாட்டிற்குள் வரும். குறிப்பாக இந்த மாற்றங்கள் மாதவிலக்கு முன் நோய்க்குறித்தொகுதி உள்ளவர்களுக்கு ஏற்படுகின்றன.

மாதவிலக்கு ஏற்படுவதற்கு ஒரு வாரத்திற்கு முன் இந்நோய்க்குறித் தொகுதியின் அறிகுறிகள் ஏற்படும். அவை மனநிலை மாற்றம், மார்பகங்களில் வலி, வயிற்றுப் பொருமல், தளர்ச்சி, உணவுக்கு ஏங்குதல், கூர்ந்து கவனிக்க இயலாமை போன்றவைகளாகும். கார்போஹைட்ரேட் மற்றும் கொழுப்பு உணவுக்கு ஆசை அதிகமாவதாலும் குளுகோஸ் கட்டுப்பாட்டில் சிரமம் ஏற்படலாம்.

அதிகமாகும் இரத்த குளூகோஸ் அளவு காரணமாக வேறு பிரச்சினைகளும் ஏற்படலாம். அவை,

- பெண்குறிப் பகுதியில் ஈஸ்ட் தொற்று
- முறையற்ற மாதவிலக்கு
- பெண்குறியைச் சுற்றி உணர்ச்சிக் குறைவு.

**நீங்கள் என்ன செய்ய வேண்டும்?**

தினமும் உங்கள் இரத்த குளூகோசை அளவிட்டுக் குறித்துவையுங்கள். மாதவிலக்கு ஆரம்பிக்கும் முன்னரும் முடிவுற்ற பின்னரும் இரத்த குளூகோஸை அளவிடுங்கள். எந்த வகையில் ஏற்றத்தாழ்வுகள் ஏற்படுகின்றன எனப் பாருங்கள். அது பற்றி உங்கள் மருத்துவரிடம் பேசுங்கள். அவர் உங்கள் மருந்துகளில் மாற்றம் செய்யக்கூடும். அல்லது உடற் பயிற்சி முறைகளில், உணவு முறையில் மாற்றங்கள் பரிந்துரைக்கப்படலாம்.

## மாதவிலக்குச் சுழற்சி நிற்றலும் நீரிழிவும்

பெண்களுக்கு வயது ஏற ஏற உடல் உற்பத்தி செய்யும் ஈஸ்ட்ரோஜென் மற்றும் புரோஜெஸ்டிரான் குறைய ஆரம்பிப்பதால் மாதவிலக்குச் சுழற்சி நிற்க ஆரம்பிக்கிறது. இது நீரிழிவு உள்ளபோது சில தனிச் சிக்கல்களைக் கொண்டுவருகிறது. உங்களுக்குக் கடைசி மாதவிலக்குச் சுழற்சி ஏற்பட்டு 12 மாதம் ஆகிவிட்டால் அதனை மாதவிலக்குச் சுழற்சி நின்ற நிலை *(மெனோபாஸ்)* எனக் கொள்ளலாம். பெண்களுக்குப் பொதுவாக, 45 முதல் 55 வயதில் இது ஏற்படுகிறது. சிலருக்கு இளவயதிலும் வேறு சிலருக்கு மிக வயதான பிறகும் இது ஏற்படலாம்.

மாதவிலக்குச் சுழற்சி நின்றதும் உங்கள் கருவகம் உற்பத்தி செய்யும் ஹார்மோன்களின் சுரப்பும் நின்றுபோகிறது. இந்த ஹார்மோன் சுரப்பு மாற்றங்கள் இரத்த குளூகோஸ் அளவை எப்படிப் பாதிக்கின்றன என்பது அவரவர் உடல் நிலையைப் பொறுத்தது. பலருக்கு இரத்த குளூகோஸ் அதிகரிப்பும் குறைவும் மாறிமாறி ஏற்படுகின்றன. எனவே நிலையான அளவுகள் நீடிப்பதில்லை. மாதவிலக்குச் சுழற்சி நின்ற நிலையில் ஏற்படும் மனநிலை மாறுபாடுகள், களைப்பு, உடல் சூடேறுதல் போன்ற அறிகுறிகளாலும்கூட இரத்த குளூகோஸ் அளவு மாறுபடுகிறது.

**ஒத்த அறிகுறிகள்**

உடல் சூடேறுதல், மனநிலை மாறுபாடுகள், குறைந்த நேரம் ஞாபக சக்திக் குறைவு போன்ற அறிகுறிகள் ஏற்படும்போது நீங்கள் அவற்றைத் தாழ் குளூகோஸ் நிலை எனத் தவறுதலாகக்கூட உணரலாம். அப்படித்

தவறாக உணர்ந்தால் நீங்கள் மேலும் மேலும் உணவு உட்கொள்ள நேர்ந்து மேலும் இரத்த குளுகோஸ் உயரக்கூடும்.

நீரிழிவு ஏற்படும்போது உங்கள் உடல் நல்ல நிலையில் இருந்தபோதும் குறிப்பாக இரவில் இரத்த தாழ்குளுகோஸ் நிலை ஏற்படலாம். இதனால் தூக்கம் பாதிக்கப்பட்டு மேலும் வியர்த்தலும் உடல் சூடேறுதலும் நிகழக்கூடும்.

இவை இணையும்போது மேலும் சில அறிகுறிகள் ஏற்படும்:

- **புணர்குழல் வறட்சி.** புணர்குழல் சுவர்களுக்கு இரத்த ஓட்டம் குறைவதால் சுவர் தடிமன் குறைந்து மெலிந்து வறட்சி ஏற்படும்
- **ஈஸ்ட் தொற்று.** புணர்குழல் பாதையில் இரத்த குளுகோஸ் உயர்வதால் பாதையில் அதன் சுரப்பிகளில் அமிலத் தன்மை குறைந்து நோய்க் கிருமிகளுக்கான எதிர்ப்புணர்வு குறைந்து தொற்றுகள் ஏற்படும்
- **சிறுநீர்ப் பாதைத் தொற்று.** சிறுநீர்ப்பையின் சுவர்த் தடிமன் குறைவதால் தொற்று ஏற்படும் வாய்ப்பு அதிகரிக்கிறது.

நீரிழிவு மற்றும் மாதவிலக்குச் சுழற்சி நிற்றல் ஆகிய இரண்டின் அறிகுறி களும் ஒன்றுக்கொன்று குழப்பத்தை ஏற்படுத்தினாலும் அறிகுறிகளை உணர்ந்துகொள்வதன்மூலம் அப்பிரச்சினைகளைச் சரிசெய்ய இயலும்.

### நீங்கள் என்ன செய்ய வேண்டும்?

மாதவிலக்குச் சுழற்சி நிற்கும் காலத்தில் உங்கள் நீரிழிவைக் கட்டுப்படுத்த கீழ்வருவன உங்களுக்கு உதவும்.

**அடிக்கடி உங்கள் இரத்த குளுகோஸ் அளவைக் கணக்கிடுங்கள்.** ஒரு நாளுக்குப் பலமுறை (3 அல்லது 4) இரத்த குளுகோஸ் அளவைக் கண்காணியுங்கள். குறிப்பாக இரவு நேரங்களில் அடிக்கடி கணக்கிடுங்கள். உங்கள் கணக்கீடுகளையும் அறிகுறிகளையும் குறிப்பெடுக்கும் போதுதான் உங்கள் மருத்துவரால் உங்களுக்கான மருத்துவ முறைகளை மாற்றி அமைக்க முடியும்.

**மருத்துவருடன் இணைந்து நீரிழிவு மருந்துகளைச் சரிசெய்தல்.** இரத்த குளுகோஸ் அளவு அதிகரிக்கும்போது உங்கள் நீரிழிவு மருந்துகளின் அளவை அதிகரிக்க வேண்டியதிருக்கும். அல்லது புதிய மருந்துகள் சேர்த்துத் தர வேண்டியதிருக்கும். குறிப்பாக உடல் எடை அதிகரிக்கும் போதும் நீங்கள் இயக்கமற்று இருப்பதாலும் மருந்தளவு மாறக்கூடும். உங்கள் இரத்த குளுகோஸ் அளவு குறையும்போது மருந்தளவு குறைக்கப்பட வேண்டும். குறிப்பாக இன்சுலின் அளவு பெருமளவு குறையக்கூடும். உங்கள் எடை மிகுந்து உடற்பயிற்சி குறையும்போது மருந்தளவு மாறாதிருக்கும். ஏனெனில் உடல் எடை மிகுதியும் இயக்கக் குறையும் இன்சுலின் எதிர்ப்புணர்வை அதிகரிக்கும்.

**உங்களுக்குக் கொலஸ்டிரால் குறைக்கும் மருந்துகள் அவசியமா எனக் கேளுங்கள்.** நீரிழிவு வந்தால் இதய நாள நோய்கள் ஏற்படும் வாய்ப்பு மிக அதிகம். மாதவிலக்குச் சுழற்சி நிற்கும்போது எல்டிஎல் கொலஸ்டிரால் அதிகரிப்பதால் ஏற்படும் அதே தீங்கு ஏற்பட வாய்ப்புள்ளது. எனவே பலருக்கும் கொலஸ்டிரால் குறைக்கும் ஸ்டாடின் வகை மருந்துகள் தேவைப்படும். இம்மருந்து இதய நாள நோய்ச்சிக்கல்களைத் தடுக்கிறது (காண்க, 'உங்கள் ஏபிசியை அறிந்துகொள்ளுங்கள்', பக். 189).

**மாதவிலக்குச் சுழற்சி நிற்பதால் ஏற்படும் அறிகுறிகளுக்கு உதவுதல்.** மாதவிலக்குச் சுழற்சி நிற்பதால் ஏற்படும் புணர்குழல் வறட்சி மற்றும் மெலிதாதல் போன்றவற்றில் உடல் சூடேறுதல் ஏற்படும்போது மகளிர் சிறப்பு மருத்துவரைப் பார்க்க வேண்டும். வறண்ட புணர்குழலுக்கு மருத்துவர் ஈரப்பதமாக்க கிரீம்களைப் பரிந்துரைக்கக்கூடும். சிறுநீர்ப்பாதைத் தொற்றுக்கு உயிரெதிர் மருந்துகள் பரிந்துரைப்பார். உடல் எடை கூடினால் உணவு முறையில் மாற்றம் கொண்டுவாருங்கள்.

**ஹார்மோன் மருந்துகள் எடுத்துக்கொள்வது பாதுகாப்பானதா?**

சில பெண்களுக்கு ஹார்மோன் மருந்துகளால் மாதவிலக்கு நின்றபிறகு ஏற்படும் வியர்த்தல், சூடாதல் போன்ற அறிகுறிகள் குறையக்கூடும். சிலர் ஈஸ்ட்ரோஜென் மற்றும் புரோஜெஸ்டிரான் இணைந்த மருந்துகளையோ வேறு சிலர் ஈஸ்ட்ரோஜென் மட்டுமோ (கர்ப்பப்பை நீக்கப்பட்டவர்களுக்கு) எடுத்துக்கொள்வர்.

மருத்துவர்கள் கணித்ததற்கு மாறாகத் தற்போதைய ஆய்வுகளின்படி ஹார்மோன் மருந்துகளால் பெண்களுக்கு இதய நாள நோய் ஏற்படும் வாய்ப்பு குறைவதே இல்லை எனத் தெரியவந்துள்ளது. இந்த ஆய்வில் மேலும் ஈஸ்ட்ரோஜென், புரோஜெஸ்டிரான் இணைத்துக்கொடுக்கும் போது இதய நாள நோய்கள் ஏற்படும் வாய்ப்பு பெண்களுக்கு அதிகரிக்கிறது, அதுமட்டுமன்றி மார்பகப் புற்றுநோய், மூளைத்தாக்கு அதிகரிப்பது தெரியவந்தது. நீங்கள் ஏற்கெனவே நீரிழிவால் பாதிக்கப் பட்டவராக இருந்தால் உங்களுக்கு மேலும் நோய் ஏற்படும் சிக்கல்கள் அதிகரிக்கவும்கூடும்.

மேலும் பல பெண்களுக்கு ஹார்மோன் மருந்துகளால் வாழ்வில் பெரிய மாற்றம் ஏற்படவில்லை என்பதும் கண்டுபிடிக்கப்பட்டது. குறிப்பாக மனநிலை மாறுபாடுகள், பொது உடல்நலம், மனநலம், பாலுறவு மற்றும் உடலியல் நடவடிக்கைகளில் பெரிதாக நல்ல மாற்றம் ஏதும் வரவில்லை. இன்னமும் பல கேள்விகளுக்கு விடை தெரியாத நிலையில் பலர் இதனைப் பின்பற்றி வருகின்றனர்.

நீங்கள் ஹார்மோன் மருந்துகள் எடுத்துக்கொள்வது பற்றி உங்கள் மருத்துவர் உங்களுடைய உடல்நலன் மற்றும் நோய்கள் பற்றி ஆராய்ந்த

பிறகு முடிவு செய்வார். அதன் சாதகபாதக அம்சங்களைக் கணக்கில் கொள்ள வேண்டியது அவசியம். உங்கள் மருத்துவரிடம் பேசி வேறு மாற்று வழிகள் உள்ளனவா எனக் கேளுங்கள்.

## நீரிழிவும் கர்ப்பமும்

உங்களுக்கு நீரிழிவு இருந்து நீங்கள் கர்ப்பம் தரிக்க விரும்புகிறீர்களா? தாயாகி நல்ல ஆரோக்கியமான குழந்தைகளைப் பெற்றெடுக்க விரும்பு கிறீர்களா? இதோ ஒரு நற்செய்தி: நீரிழிவு உள்ள பெண்கள் தங்கள் இரத்த குளுகோஸ் அளவை நல்ல கட்டுப்பாட்டில் வைக்கும்போது எல்லாப் பெண்களையும் போல் குழந்தை பெறும் வாய்ப்பு அவர்களுக்கும் உள்ளது. ஆனால் நீங்கள் கர்ப்பம் தரிப்பதற்கு மூன்று முதல் ஆறு மாதங்களுக்கு முன்னர் உங்கள் இரத்த குளுகோஸ் கட்டுக்குள் இருக்க வேண்டும்.

### ஏன் கர்ப்பம் தரிப்பதைத் திட்டமிட வேண்டும்?

நீரிழிவு சம்பந்தப்பட்ட நோய்ச் சிக்கல்கள் உங்களுக்கும் உங்கள் குழந்தைகளுக்கும் ஏற்படாதிருக்க கர்ப்பம் தரிக்கும் முன் உங்கள் இரத்த குளுகோஸ் அளவைக் கட்டுக்குள்வைக்க வேண்டியது அவசியம். உங்கள் இரத்த குளுகோஸ் அளவு உங்களை மட்டுமல்ல உங்கள் வயிற்றில் வளரும் குழந்தையையும் பாதிக்கும்.

கர்ப்பம் தரித்ததிலிருந்து 6 முதல் 8 வாரங்களுக்குள் குழந்தையின் உடல் உறுப்புகள் உருவாக ஆரம்பிக்கும். நீங்கள் கர்ப்பம் தரித்திருக் கிறீர்கள் எனத் திட்டவட்டமாக அறியும் முன்னரே உங்கள் குழந்தை 2 முதல் 4 வாரங்கள் வளர்ச்சியடைந்திருக்கும். எனவே உங்கள் கர்ப்பம் பற்றி நீங்கள் திட்டமிடாவிடில் மோசமான இரத்த குளுகோஸ் கட்டுப்பாடு காரணமாகக் குழந்தைக்குப் பிறவிக்குறை ஊனங்கள் ஏற்படும் வாய்ப்பு மிக அதிகமாகும். இந்த ஊனம் குழந்தையின் மூளை, இதயம் மற்றும் சிறுநீரகங்களில்கூட ஏற்படலாம்.

இந்தப் பிறவிக்குறை ஊனங்களைத் தடுக்க உங்கள் மருத்துவர் போலிக் அமிலம் உள்ள மாத்திரைகளைத் தினமும் உட்கொள்ள உங்களுக்குப் பரிந்துரைப்பார். உண்மையில் இந்த மாத்திரைகளைக் கர்ப்பம் தரிக்கும் 3 மாதங்களுக்கு முன்பிருந்தே எடுத்துக்கொள்வது நல்லது. மேலும் கர்ப்பகாலம் முழுமைக்கும் எடுத்துக்கொள்ள வேண்டும்.

### கர்ப்பத்திற்கு முன் திட்டமிடல்

உங்கள் மருத்துவரும் உங்கள் மருத்துவக் குழுவும் நன்கு திட்டமிட்டு உங்கள் இரத்த குளுகோஸைக் கட்டுப்படுத்தி ஆரோக்கியமான

கர்ப்பத்திற்கு உங்கள் உடலைத் தயார்செய்வார்கள். ஆனால் இந்தத் திட்டத்தை நீங்கள் கண்டிப்புடன் பின்பற்ற வேண்டும். கர்ப்பத்திற்கு முன்னர் எவையெல்லாம் பற்றித் திட்டமிட வேண்டும் எனப் பார்ப்போம்.

**கருத்தடை முடிவுகள்.** கர்ப்பத்திற்கு முன்னர் சில காலம் தற்காலிகக் கருத்தடை முறைகளை நீங்கள் பின்பற்றுவதன் மூலம் உங்கள் மருத்துவக் குழுவினரால் சரியான கர்ப்பகால நேரத்தைக் கணித்துத் தர முடியும்.

**முழு உடல் பரிசோதனை.** முழு உடல் பரிசோதனை மூலம் உங்கள் உடலில் என்னென்ன சிக்கல்கள் ஏற்படும் என முன்கூட்டியே தீர்மானிக்கலாம். இரத்த மிகை அழுத்தம், கண், நரம்பு, சிறுநீரகப் பாதிப்புகள் இருந்தால் கர்ப்பம் இப்பாதிப்புகளை அதிகரிக்கும். எனவே கர்ப்பத்திற்கு முன் இவற்றைச் சரிசெய்ய வேண்டும்.

**இரத்த குளுகோஸ் கட்டுப்பாடு.** கர்ப்பமடைவதற்கு முன் நல்ல இரத்த குளுகோஸ் கட்டுப்பாடு அவசியமாகும். அப்போதுதான் நீரிழிவு காரணமாக ஏற்படும் சிக்கல்களிலிருந்து நீங்களும் உங்கள் குழந்தையும் தப்பிக்க முடியும்.

உங்களுக்கு வகை 1 நீரிழிவு இருந்தால் தீவிர இன்சுலின் மருத்துவம் மூலம் இரத்த குளுகோஸைக் கட்டுக்குள் வைக்க வேண்டும். இதில் அடிக்கடி இரத்த குளுகோஸ் கண்காணிப்பு, பல வகை இன்சுலின்களை இணைத்துக் கொடுத்தல், மருந்தளவுகளில் மாற்றம், உணவு போன்றவற்றை மாற்றி அமைக்கவும் வேண்டும். வகை 2 நீரிழிவு இருந்தால் உங்கள் மருத்துவ முறையை மாற்றித் தீவிர இன்சுலின் மருத்துவத்திற்கு மாற வேண்டும் (காண்க, 'தீவிர இன்சுலின் மருத்துவமுறை', பக். 117).

நீங்கள் கர்ப்பத்திற்குத் தயாராக உங்கள் இரத்த குளுகோஸ் அளவின் இலக்கு எது என உங்கள் மருத்துவர் கூறுவார். உங்கள் ஏ1சியின் அளவு இயல்பாக அல்லது 7 சதவீதத்திற்கும் கீழ் இருக்கும்போது உங்கள் மருத்துவர் கர்ப்பத்திற்குப் பச்சைக்கொடி காட்டுவார் (காண்க, 'ஏ1சி பரிசோதனை', பக். 168).

**உணவுத் திட்டம்.** நல்ல உணவுப் பழக்கவழக்கம் திட்டமிடப்படும் போது இரத்த குளுகோஸ் அளவு இயல்பு நிலையை எட்டுகிறது. உங்கள் எடையைக் குறைக்க வேண்டுமாயினும் உங்கள் இரத்த குளுகோஸ் அளவைக் கட்டுப்படுத்த சிரமம் ஏற்பட்டாலும் நீங்கள் உணவியலாளருடன் கலந்தாலோசித்துத் திட்டமிடுங்கள். செயற்கை இனிப்பான்கள் (சாக்கரின், அஸ்பார்டேம்) உபயோகிப்பது பற்றி விவரம் தெரியவில்லை. இது உங்கள் குழந்தையைப் பாதிக்குமா என்பது பற்றித் தெளிவுகள் இல்லாத நிலையில் இவற்றை உபயோகிப்பதைத் தவிர்ப்பதே நல்லது.

**முறையான உடற்பயிற்சி.** முறையான உடற்பயிற்சி மூலம் உடல் எடை சீராகப் பராமரிக்கப்படுவதுடன், இரத்த குளுகோஸும் கட்டுக்குள் வருகிறது. ஆனால் பயிற்சிகளை மெல்ல ஆரம்பித்து மெல்ல அதிகப்படுத்துங்கள்.

இன்சுலின் எடுத்துக்கொள்பவராயின் உடற்பயிற்சிக்கு முன்னரும் பின்னரும் இரத்த குளுகோஸ் அளவைக் கண்காணிக்கத் தவறாதீர்கள்.

**கர்ப்பமான பின்**

எல்லாப் பெண்களையும் போலவே கர்ப்பம் உங்களுக்கும் பயத்தையும் மகிழ்ச்சியையும் ஏற்படுத்தும். ஆனால் நீரிழிவு இருந்தால் உங்கள் குழந்தை பாதிக்கப்படுமோ பிரசவத்தில் சிக்கல் ஏற்படுமோ பிறந்த பிறகு குழந்தைக்கு ஏதேனும் குறைகள் இருக்குமோ என ஐயம் ஏற்படலாம்.

உங்களுக்கு நீரிழிவு இருப்பதால் நீங்கள் கூடுதலான பிரச்சினைகளைச் சந்திக்க வேண்டியதிருக்கும். அதில் பல பிரச்சினைகள் இரத்த குளுகோஸ் அளவைக் கட்டுக்குள் வைப்பதைப் பற்றியதாகவே இருக்கும். உங்கள் மருத்துவக் குழுவின் உதவியால் இதனைச் சரிசெய்து கர்ப்பத்தின்போது ஏற்படும் சிக்கல்களைத் தவிர்க்கலாம். உங்கள் மருத்துவக் குழுவில் (காண்க பக். 166) ஏற்கெனவே உள்ளவர்களுடன் கீழ்க்காணும் நபர்களையும் இணைத்துக்கொள்ளுங்கள்.

- மகப்பேறு மருத்துவர் - குறிப்பாக நீரிழிவு, கர்ப்பம், பிரசவம் போன்றவற்றில் நன்கு தேர்ச்சி பெற்றவர்.
- குழந்தை மருத்துவ நிபுணர் அல்லது பச்சிளம் சிசு நிபுணர் அல்லது குறிப்பாக நீரிழிவு பற்றிய தெளிவு உள்ளவர்.

நீங்கள் கிராமத்திலோ சிறிய நகரத்திலோ வாழ நேர்ந்தால் மேற்கூறிய சிறப்புச் சிகிச்சை நிபுணர் இல்லாதபோது உங்கள் மருத்துவரின் நீரிழிவுத் தெளிவு பற்றிக் கேட்டுத் தெரிந்துகொள்ளுங்கள். மருத்துவருக்கு அருகிலுள்ள நகரத்தின் சிறப்பு நிபுணர்களோடு தொடர்புள்ளதா எனவும் கேட்டறியுங்கள். மருத்துவர் சிறப்பு மருத்துவரைச் சந்தித்து உங்கள் நிலை பற்றி அடிக்கடி பேசுவது நல்லது.

**நல்ல தீவிரக் குளுகோஸ் கட்டுப்பாடு.** கர்ப்பத்திற்கு முன்னர் எப்படிக் குளுகோஸ் தீவிரமாகக் கட்டுக்குள் வைக்கப்பட்டிருந்ததோ அதுபோலவே கர்ப்பகாலத்திலும் இருப்பது நல்லது. உங்கள் இலக்கு எது என மருத்துவர் எடுத்துரைப்பார்.

நீங்கள் வகை 2 நீரிழிவால் பாதிக்கப்பட்டவரானால் இதுவரை எடுத்து வந்த வாய்வழிக் குளுகோஸ் குறைக்கும் மருந்துகளை நிறுத்திவிட்டு இன்சுலின் ஊசி போட வேண்டியதிருக்கும். அதிலும் தீவிர இன்சுலின் சிகிச்சையே நன்மை பயக்கும். மேலும் வாய்வழிக் குளுகோஸ் குறைக்கும் மருந்துகள் கர்ப்பகாலத்தில் பயன்படுத்துவது பற்றியும் அவற்றால் கருக்குழந்தைக்கு ஏற்படும் பாதிப்புகள் பற்றியும் தெரியவராததால் வாய்வழி மருந்துகளைவிட இன்சுலின் மருத்துவமே சிறந்ததாகும்.

நீங்கள் இன்சுலினுக்கு மாறும்போது உங்கள் மருத்துவக் குழுவின் ஆலோசனையைக் கேட்டு மருந்தளவைத் தெரிந்துகொள்ளுங்கள்.

## குளுகோஸ் கட்டுப்பாடு பிறவிக்குறையைக் குறைக்கும்

கர்ப்பகாலத்தில் நல்ல குளுகோஸ் கட்டுப்பாடு உங்கள் உடல்நலனுக்கு மட்டுமன்றிக் கருவாக வயிற்றில் உருவாகும் குழந்தையின் உடல்நலனுக்கும் ஏற்றதாகும். முதல் 6 இலிருந்து 8 வாரங்களுக்குள் குழந்தையின் முக்கிய உறுப்புகளான இதயம், நுரையீரல், சிறுநீரகம், மூளை போன்றவை உருப்பெறும் மிகைகுளுகோஸ் நிலை இவற்றில் பிறவிக் குறைகள் ஏற்படுத்தும். இரத்தத்தில் கீடோன்கள் அதிகரிக்கும் போது கருவும் கலையலாம்.

கர்ப்பத்தின் பிற்காலங்களில் பிரசவ காலத்திற்கு முன்னரேகூடப் பிரசவம் ஏற்படலாம். சிலவேளை குழந்தை இறந்தும் பிறக்க நேரலாம். ஆனால் இவைகளில் பல எளிதில் தடுக்கப்படக் கூடியவையும் மருத்துவம் செய்யக் கூடியவையும் ஆகும் (காண்க, 'கட்டுப்படுத்தப்படாத இரத்த குளுகோஸ்', பக்.214).

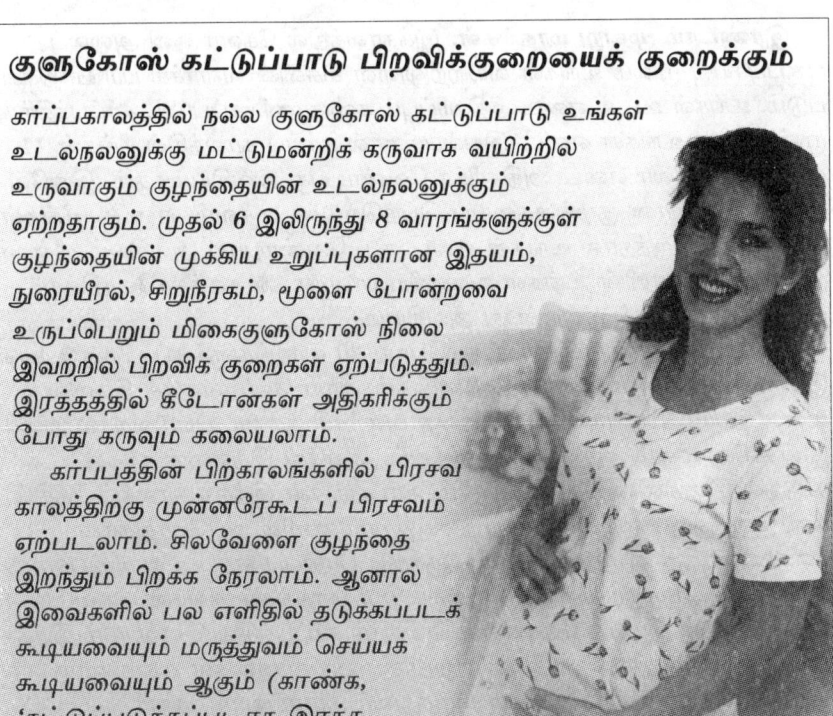

அவர்கள் எப்போது, எப்படி இரத்த குளுகோஸ் அளவை அளக்க வேண்டும் எனக் கூறுவர்.

### கர்ப்பகாலத்தில் என்ன எதிர்பார்க்க வேண்டும்?

கர்ப்பகாலங்களில் என்ன நிகழ்கிறது என இங்கே பார்ப்போம்.

**முதல் மூன்று மாதங்கள்.** கர்ப்பத்தின் முதல் 10 முதல் 12 வாரங்களுக்கு நீங்கள் மகப்பேறு நிபுணரை வாரத்திற்கு ஒருமுறையோ இரண்டு வாரத்திற்கு ஒருமுறையோ சந்திக்க வேண்டியதிருக்கும். இக்காலகட்டத்தில்தான் உங்கள் கருக்குழந்தையின் உறுப்புகள் முழுமைபெற ஆரம்பிக்கும். எனவே இந்தக் காலகட்டத்தில்தான் நல்ல குளுகோஸ் கட்டுப்பாடு அவசியமாகும். இதற்காக அடிக்கடி இரத்தப் பரிசோதனை செய்துகொள்வது அவசியமாகும். இந்தக் காலத்தில் உங்கள் இன்சுலின் தேவை சற்றுக் குறைவதால் தாழ்குளுகோஸ் நிலை ஏற்படுகிறதா எனக் கவனியுங்கள். கர்ப்பகால மசக்கையால் அவதியுற்றால் குமட்டல் மற்றும் வாந்திக்கான மருந்தை உங்கள் மருத்துவரிடம் கேட்டுப் பெறுங்கள்.

**இரண்டாம் மூன்று மாதங்கள்.** இக்காலத்தில் கேளா ஒலி அலைப் பகுப்பாய்வு மூலம் உங்கள் வயிற்றிலுள்ள சிசுவின் வளர்ச்சி பரிசோதிக்கப் படும். உங்கள் உடல் எடை அதிகரிப்பும் கண்காணிக்கப்படும். கர்ப்பத்திற்கு முன்னுள்ள உங்கள் எடை இயல்பானால் கர்ப்ப காலத்தில் நீங்கள் 11 முதல் 16 கிலோ எடை அதிகரிக்க வேண்டியது அவசியமாகும். இதுவே ஆரோக்கியமான குழந்தையைப் பெற்றெடுக்க உதவும். எனவே நீங்கள் ஒல்லியாக இருந்தால் உங்கள் எடை கூடவேண்டியது அவசியம். நீங்கள் குண்டானவராயின் உங்கள் உணவியலாளருடன் கலந்தாலோசித்து உடல் எடையைக் குறைப்பது அவசியம்.

இன்சுலின் எடுத்துக்கொள்ளும்போது 20 வாரங்களுக்குப் பிறகு உங்கள் இன்சுலின் தேவை மெல்ல அதிகரிக்கும். தாய் சேய் ஒட்டுத் திசுவில் உள்ள ஹார்மோன்களால் குழந்தை வளர்ச்சி தூண்டப்படுவதால் அவை இன்சுலின் மீதும் ஆதிக்கம் செலுத்தும். எனவே இதனைச் சரிக்கட்டக் கூடுதல் இன்சுலின் தேவைப்படும். கர்ப்பத்தின் இந்தக் காலகட்டத்தில் கண் மருத்துவரைப் பார்ப்பது நல்லது. ஏனெனில் அப்போதுதான் கண்களின் சிறு இரத்தக் குழாய்களுக்குப் பாதிப்பு ஏற்பட வாய்ப்புள்ளது.

**மூன்றாம் மூன்று மாதங்கள்.** கடைசி 3 மாதங்கள் நீங்கள் மிகவும் கவனத்துடன் இருக்க வேண்டும். எல்லாக் கர்ப்பத்திலும் ஏற்படும் இரத்த அழுத்த உயர்வு, கால் வீக்கம், சிறுநீரகப் பிரச்சினைகள் உங்களுக்கும் இருக்கின்றனவா என உங்கள் மருத்துவர் ஆராய்வார். அவர் பரிந்துரைப்படி நீங்கள் கண்களைப் பரிசோதிப்பதும் அவசியமாகும்.

நீரிழிவு உள்ள பெண்கள் 4 கிலோவுக்கு மேல் எடையுள்ள குழந்தை பெற வாய்ப்புள்ளதால் மேலும் ஒருமுறை கேளா ஒலி அலைப் பகுப்பாய்வு செய்து குழந்தையின் நலம் பற்றி அறிய வேண்டும். அப்போது பிரச்சினைகள் கண்டுபிடிக்கப்பட்டால் உங்களுக்கும் உங்கள் குழந்தைக்கும் சிக்கல் இல்லாமல் பிரசவம் நிகழ்த்துவது பற்றி யோசிக்கலாம்.

### பிரசவமும் வலியும்

உங்களுக்கு எப்போது எப்படிப் பிரசவத்தை நிகழ்த்துவது என்பது பற்றி உங்கள் மருத்துவக் குழுத் தீர்மானிக்கும். வீட்டில் செவிலியர் உதவியுடன் செய்யப்படும் பிரசவம் பொதுவாகப் பரிந்துரைக்கப்படுவதில்லை. ஏனெனில் நீரிழிவினால் சில பிரச்சினைகள் ஏற்படலாம்.

உங்கள் இரத்த குளுகோஸ் அளவு இயல்பாகக் காணப்படும்வரை உங்களுக்கும் உங்கள் குழந்தைக்கும் எவ்விதச் சிக்கல்களும் ஏற்பட வாய்ப்பில்லை. இயல்பான பிரசவம்கூட நிகழலாம். பிரசவத்தின்போது இரத்த குளுகோஸ் ஏற்ற இறக்கங்கள் கூர்ந்து கண்காணிக்கப்படும். உங்களுடைய உடல் குளுகோஸை அதிகமாக உபயோகிப்பதால் உங்கள் இன்சுலின் தேவை குறைவுபடலாம்.

**எதைக் கண்காணிக்க வேண்டும்?**
பிரசவத்தின்போது உங்களுக்குத் தாழ்குளுகோஸ் நிலை ஏற்படுகிறதா, கீடோன் அதிகரிக்கிறதா எனக் கண்காணிக்க வேண்டும் (காண்க, இயல் 2).

**தாழ்குளுகோஸ் நிலை.** நல்ல குளுகோஸ் கட்டுப்பாடு கர்ப்பத்திற்கு அவசியம். எனினும் அது உங்களைத் தாழ்குளுகோஸ் நிலைக்கு ஆளாக்கலாம். தாழ்குளுகோஸ் நிலை கடுமையாகவும் அடிக்கடியும் ஏற்பட்டால் உங்கள் குழந்தையின் உடல்நலன் பாதிக்கப்படும்.

**மிகை இரத்த குளுகோஸ் நிலை.** உங்கள் உடலில் தேவையான இன்சுலின் இல்லாவிட்டாலும் நீங்கள் அதிகம் உண்ண நேர்ந்தாலும் உடற்பயிற்சி குறைவாகச் செய்தாலும் இரத்த குளுகோஸ் அளவு அதிகரிக்கலாம். மனஅழுத்தம், உடல்நலக்குறைவு (ஃப்ளூ காய்ச்சல், ஜலதோஷம்) போன்றவைகூட இரத்த குளுகோஸ் அளவை அதிகரிக்கலாம்.

**கீடோன் அதிகரித்தல்.** இன்சுலின் இல்லாததால் கீடோன்கள் அதிகரித்து இரத்தம் அமில நிலையை அடையும். மேலும் உடலில் குளுகோஸைப் பயன்படுத்த முடியாத நிலை ஏற்படும். இந்த கீடோன் அதிகரிப்புக் காரணமாக உங்கள் உடல்நலமும் குழந்தையின் உடல்நலமும் பாதிக்கப்படும்.

ஏதேனும் சிக்கல்கள் ஏற்பட்டாலோ உங்கள் குழந்தை எடை மிகுந்தோ இயல்பான பிரசவம் நிகழ வாய்ப்பில்லையெனிலோ சிசேரியன் அறுவை மூலம் பிரசவத்தை நிகழ்த்தலாம். நல்ல குளுகோஸ் கட்டுப்பாட்டுடன் உள்ளவர்களுக்கு எவ்வகைப் பிரசவத்திலும் நல்ல பலனே கிடைக்கிறது.

பிரசவத்திற்குப் பிறகு இன்சுலின் அளவு குறைகிறது. எனினும் வழக்கமான மருந்துகளுக்கு மாற உங்கள் உடலுக்குப் பல வாரங்கள் முதல் பல மாதங்கள்கூடத் தேவைப்படலாம்.

### கர்ப்பகால நீரிழிவு

நீங்கள் கர்ப்பம் தரிக்கும்போது மட்டும் காணப்படும் நீரிழிவினைக் கர்ப்பகால நீரிழிவு என அழைப்பர். இது பொதுவாக இரண்டாவது அல்லது மூன்றாவது மூன்று மாதங்களில் ஏற்படுகிறது. மற்ற வகைகளைப் போலவே இதிலும் இரத்த குளுகோஸ் மிகுந்து காணப்படும். கட்டுப் படுத்தாமல் விடப்படும்போது உங்களையும் உங்கள் குழந்தையையும் இது ஊறுசெய்யும்.

கர்ப்பத்தின்போது கருவிலுள்ள குழந்தைக்குச் சத்துகளை எடுத்துச் செல்ல உதவும் தாய் சேய் ஒட்டுத்திசு பல ஹார்மோன்களை உற்பத்தி

## கர்ப்பமும் பல வகை நீரிழிவுப் பாதிப்புகளும்

வகை 1 நீரிழிவு, வகை 2 நீரிழிவு மற்றும் கர்ப்பகால நீரிழிவு ஆகிய மூன்றையும் வேறுபடுத்தி அறிவது அவசியமாகும். ஒத்த வகையாயினும் நல்ல தீவிர இரத்த குளுகோஸ் கட்டுப்பாடும் நீடித்த கண்காணிப்பும் அவசியமாகும். வகை 1 மற்றும் வகை 2 நீரிழிவு கர்ப்பத்திற்கு முன்னரோ அல்லது பின்னரோகூட ஏற்படலாம். ஆனால் கர்ப்பகால நீரிழிவு கர்ப்பகாலத்தில் மட்டும் ஏற்படுகிறது.

கர்ப்பகால நீரிழிவு என்பது கர்ப்பகாலத்தில் அதிகமாகச் சுரக்கப்படும் புரோஜெஸ்டிரான் மற்றும் ஈஸ்ட்ரோஜென் வகை ஹார்மோன்களால் ஏற்படுகிறது. இது பிரசவத்திற்குப் பின் மறைவதன் மூலம் மற்ற வகைகளிலிருந்து வேறுபடுகிறது. ஆனால் இது ஏற்பட்டவர்களுக்கு வாழ்வின் பின்நாட்களில் வகை 2 நீரிழிவு ஏற்படலாம்.

அரிதாகச் சில பெண்களுக்கு வகை 1 மற்றும் வகை 2 நீரிழிவு போன்றவை அவர்களின் கர்ப்பகாலத்தில் ஏற்படலாம். இதனை ஆரம்பத்தில் தவறாகக் கர்ப்பகால நீரிழிவு எனக் கணிக்க வாய்ப்புள்ளது. இவர்களுக்குப் பிரசவத்திற்குப் பிறகு இரத்த குளுகோஸ் அளவு இயல்பு நிலைக்குத் திரும்பாது. இரத்த குளுகோஸ் அளவு அதிகரித்தே காணப்படும்.

செய்கிறது. இவை இன்சுலின் பணியினைத் தடுக்கின்றன. ஆனால் இந்த ஹார்மோன்கள் உங்கள் கர்ப்பத்திற்கு மிகவும் தேவைப்படுகின்றன. ஆனால் இவைதான் உங்கள் உடலின் இன்சுலின் எதிர்ப்புணர்வையும் ஏற்படுத்துகின்றன.

இரண்டாம், மூன்றாம் மூன்று மாத காலங்களில் உங்கள் தாய்சேய் ஒட்டுத்திசுக்கள் மிகவும் பெரிதாவதால் அவை மேலும் அதிக ஹார்மோன் களைக் சுரந்து இன்சுலின் எதிர்ப்புணர்வு மேலும் அதிகரிக்கிறது. இதனைச் சமாளிக்க உங்கள் கணையம் கூடுதல் இன்சுலினை உற்பத்தி செய்யும். ஆனால் சிலவேளை கணையத்தால் ஈடுகொடுக்க முடியாமல் போகலாம். அப்போது உங்களுக்கு இயல்பைவிட மூன்று மடங்கு அதிக அளவில் இன்சுலின் தேவைப்படும். இந்த அளவு சுரப்பு நிகழாதபோது குளுகோஸ் உயிரணுக்களுக்குள் செல்லாமல் இரத்த ஓட்டத்தில் தங்கி மிகையாகிறது.

கர்ப்பகால நீரிழிவு 20 முதல் 24ஆம் வாரங்களில் பொதுவாக ஏற்படுகிறது. 24 மற்றும் 28 வாரங்களில் செய்யப்படும் பரிசோதனை மூலம் இதனை அறியலாம். உங்களுக்குக் குழந்தை பிறந்ததும் தாய்சேய் ஒட்டுத்திசு ஹார்மோன்கள் மறைந்துவிடுவதால் உங்கள் இரத்த குளுகோஸ் அளவும் இயல்பு நிலைக்கு விரைவில் திரும்பிவிடும்.

பல பெண்களுக்குக் கர்ப்பகால நீரிழிவின்போது அறிகுறிகள் ஏதும் ஏற்படமாட்டா. அவ்வாறு ஏற்படும்போது அதிகத் தாகம், அதிகமாகச் சிறுநீர் கழித்தல் போன்றவைதான் ஏற்படும்.

**நோய் ஏற்படுத்தும் காரணிகள்.** யாருக்கும் கர்ப்பகால நீரிழிவு ஏற்படலாம் என்றாலும் கீழ்க்காண்பவர்களுக்கு அது ஏற்படும் வாய்ப்பு மிக அதிகமாகும்:

- 25 வயதிற்கு மேல்
- குடும்பத்தில் கர்ப்பகால நீரிழிவு வரலாறு இருத்தல்
- கடந்த கர்ப்பத்தில் கர்ப்பகால நீரிழிவு ஏற்பட்டிருத்தல்
- கர்ப்பத்திற்குமுன் உடல் பருமனாய் இருத்தல்
- 4 கிலோவுக்கு மேல் எடையுள்ள குழந்தை பிறத்தல்.

**நோயாளிகளைக் கண்டறிதலும் நோய் அறிதலும்.** சில இடங்களில் கர்ப்பகாலக் கவனிப்பில் நீரிழிவுப் பரிசோதனைகளும் சேர்த்தே செய்யப்படுகின்றன. இதைச் செய்வதற்குப் பல மருத்துவர்கள் குளுகோஸ் கொடுத்துச் செய்யப்படும் பரிசோதனையையே பரிந்துரைக்கின்றனர். இப்பரிசோதனை 24 முதல் 28 வாரங்களில் செய்யப்படுகிறது. ஆனால் உங்கள் மருத்துவர் சந்தேகித்தால் இப்பரிசோதனையை முன்னதாகவே கூடச் செய்யலாம். வாய்வழிக் குளுகோஸ் பரிசோதனையின் மாறுபட்ட வடிவமே இப்பரிசோதனையாகும் (காண்க, பக். 19).

**மருத்துவம்.** இரத்த குளுகோஸைக் கட்டுக்குள் வைப்பதன் மூலம் உங்களுக்கு ஏற்படும் சிக்கல்களையும் உங்கள் குழந்தையின் ஆரோக்கியக் குறைகளையும் தவிர்க்கலாம். இரத்த குளுகோஸைத் தீவிரமாகக் கண்காணிப்பதே மிகச் சிறந்த முறையாகும். பல பெண்களுக்கு கர்ப்பகால நீரிழிவு ஏற்பட்டதும் அதனை உணவு, உடற்பயிற்சி மூலமே சரிசெய்யலாம். சிலருக்கு இன்சுலின் மருத்துவம் தேவைப்படலாம்.

சமீபத்திய ஆய்வுகள் கர்ப்பகால நீரிழிவிற்குத் தீவிரக் கண்காணிப்புச் சிகிச்சையே சிறந்தது எனக் கூறுகின்றன. அவர்கள் இரண்டு பிரிவுக் கர்ப்பிணிகளிடம் சோதனை மேற்கொண்டனர். ஒரு பிரிவினருக்குத் தீவிரச் சிகிச்சை முறையைப் பின்பற்றினர். அதாவது உணவுக் கட்டுப்பாடு, அடிக்கடி இரத்த குளுகோஸ் அளத்தல், இன்சுலின் மருத்துவம் போன்றவை மேற்கொள்ளப்பட்டு இரத்த குளுகோஸ் நன்கு கட்டுக்குள் வைக்கப்பட்டது.

மற்றொரு பிரிவினருக்கு வழக்கமான மருத்துவ முறையே பின்பற்றப் பட்டது. அவர்களுக்கு எப்போதாவதுதான் இரத்த குளுகோஸ் அளக்கப்பட்டது. ஆனால் இவர்களைக் காட்டிலும் முதல் பிரிவினருக்கே பக்க விளைவுகள் அற்ற பிரசவத்துடன், குழந்தையும் பிறந்தது. இது வருங்காலத்தில் கர்ப்பகால நீரிழிவிற்கு என்ன வகை மருத்துவம் செய்ய வேண்டும் என்பதை நமக்குக் காட்டுவதாக உள்ளது.

## கட்டுப்படுத்தப்படாத இரத்த குளூகோஸால் ஏற்படும் சிக்கல்கள்

எவ்வகை நீரிழிவால் பாதிக்கப்பட்டிருந்தாலும் பல பெண்கள் ஆரோக்கியமான குழந்தைகளைப் பெற்றெடுக்கின்றனர். ஆனாலும் சிகிச்சையளிக்கப்படாத அல்லது கட்டுப்படுத்தப்படாத இரத்த குளூகோஸ் அளவினால் பல மோசமான சிக்கல்கள் ஏற்படலாம்.

### குழந்தையைப் பாதிக்கும் சிக்கல்கள்

உங்கள் இரத்த குளூகோஸை கட்டுக்குள் வைப்பதன் மூலம் கீழ்க்காணும் சிக்கல்களைத் தவிர்க்கலாம்:

**பெரிய வாய்** *(மேக்ரோசோமியா)*. மிதமிஞ்சிய தாயின் இரத்த குளூகோஸ் தாய்சேய் ஒட்டுத் திசுவைக் கடந்து தொப்புள் கொடி வழியாகக் குழந்தையை அடைகிறது. இந்த குளூகோஸ் வரவினால் குழந்தையின் உடல் அதிக இன்சுலினை உற்பத்தி செய்து வளர்ச்சி விரைவு பெற்று, குழந்தை பெரிய உருவத்தை அடைகிறது.

**தோள்பட்டைத் தளர்வு.** குழந்தையின் உருவம் பெரிதாவதால் அதனை இயல்பாகப் பிரசவிக்கும்போது அதன் பெரிய அகன்ற தோள்பட்டை வெளிவர இயலாமல் தளர்வடையக்கூடும்.

**தாழ்குளூகோஸ் நிலை.** சிலவேளைகளில் நீரிழிவு உள்ள தாய்க்குப் பிறக்கும் குழந்தைகளுக்கு, பிறந்தவுடன் தாழ்குளூகோஸ் நிலை ஏற்படலாம். தாயிடமிருந்து பெறும் குளூகோஸைக் கட்டுப்படுத்த குழந்தையின் உடலில் இன்சுலின் மிகையாகச் சுரக்கிறது.

இது பற்றிய இன்னுமொரு சமீபத்திய ஆய்வு கிளைபுரைட் எனும் வாய்வழி மருந்தை முதல் மூன்று மாதங்களுக்குப் பிறகு பாதுகாப்பாகக் கொடுக்கலாம் எனக் கூறுகிறது. இதனால் நோய்ச் சிக்கல்கள் ஏற்படவில்லை. ஆனால் இதனை இன்னமும் எஃப்டிஏ அங்கீகரிக்கவில்லை. இது பற்றி மேலும் ஆய்வுகள் தேவை.

**பிரசவத்திற்குப் பின்.** உங்களுக்குக் குழந்தை பிறந்த பின்னர் இரத்த குளூகோஸ் இயல்பு நிலையை அடைந்துவிட்டதா என்பதைப் பிரசவத்திற்குப் பின்னரும் 6 வாரங்களுக்குப் பின்னரும் செய்யப்படும் பரிசோதனை மூலம் உறுதிப்படுத்திக்கொள்ள வேண்டும். உங்களுக்குக் கர்ப்பகால நீரிழிவு ஏற்பட்டிருந்தால் வருடத்திற்கு ஒருமுறை மட்டும் இரத்தப் பரிசோதனையை மேற்கொள்ளுங்கள். நீரிழிவுக்குச் செய்யப்படும் ஆரோக்கியமான உணவுமுறை, முறையான உடற்பயிற்சி மூலம் பின்னர் ஏற்பட இருக்கும் வகை 2 நீரிழிவைத் தள்ளிப்போடலாம் என்பதை மறந்துவிடாதீர்கள்.

பிரசவத்திற்குப்பின் இதுவே தாழ்குளுகோஸ் நிலையை ஏற்படுத்துகிறது. இதனை எளிதில் அறிந்து மருத்துவம் செய்யலாம்.

**சுவாசச் சிரம நோய்க்குறித்தொகுதி.** நீரிழிவு உள்ளவர்களுக்குக் குறித்த பிரசவ காலத்திற்கு முன் பிறக்கும் குழந்தைகளுக்கு இந்நோய்க்குறித் தொகுதி ஏற்பட வாய்ப்புள்ளது. இதனால் குழந்தை சுவாசிக்கச் சிரமப்படும்.

**மஞ்சள் காமாலை.** குழந்தையின் கல்லீரல் பழைய இரத்தச் சிவப்பணுக்களைச் சுத்தம் செய்ய இயலாததால் இவற்றால் உருவாகும் பொருட்கள் இரத்தத்தில் தேங்கிக் கண்களில் விழி வெண்படலத்தில் மஞ்சள் நிறத்தை ஏற்படுத்துகின்றன. இதை எளிதில் சரிசெய்யலாம். ஆனால் தீவிரமாகக் கண்காணிக்க வேண்டும்.

**இறந்து பிறத்தல் அல்லது மரணமடைதல்.** தாயின் நீரிழிவு கண்டுபிடிக்கப்படாமல் போகும்போது குழந்தை வயிற்றிலேயே இறந்தும் பிறக்கலாம் அல்லது பிறந்தும் இறக்கலாம்.

## உங்களைப் பாதிக்கும் நோய்ச் சிக்கல்கள்

**கர்ப்பம் மற்றும் அதன் நிலை.** இதில் கர்ப்பிணிகளுக்கு இரத்த அழுத்தம் மிகையாவதுடன் மருத்துவம் செய்யாமல்விடப்படும்போது தாய் சேய் இருவரின் உயிருக்கும் ஆபத்தை விளைவிக்கும்.

**சிசேரியன் அறுவைச் சிகிச்சை.** நீரிழிவு இருப்பதால் சிசேரியன்தான் செய்ய வேண்டும் என்பதல்ல. அதன் தேவையை உங்கள் மருத்துவர் நிர்ணயிப்பார்.

## கேள்விகளும் பதில்களும்

**எனக்கு வகை 1 நீரிழிவு இருப்பது கர்ப்பகாலத்தில் கண்டறியப்பட்டது. என் குழந்தைக்கு இந்நோய் ஏற்படும் வாய்ப்பு இருக்கிறதா?**
ஒரு மரபியல் ஆலோசகர் உங்கள் கேள்விக்கு விடை கூறுவார். ஆனால் மற்ற குழந்தைகளைக் காட்டிலும் உங்கள் குழந்தைக்கு நோய் வரும் வாய்ப்பு கொஞ்சம் அதிகம்தான் (காண்க, 'குடும்ப வரலாறு உங்களுக்கு நீரிழிவை ஏற்படுத்துமா?', பக்.23).

**உடலுறவுக்குப் பிறகு ஏன் இரத்தத்தில் குளுகோஸ் அளவு குறைகிறது?**
உங்கள் உடல் உடற்பயிற்சிக்கான விளைவுகளைக் காட்டுவதுபோலவே உடலுறவுக்கும் காட்டுகிறது. எப்படி உடற்பயிற்சிக்குப் பிறகு இரத்த குளுகோஸ் அளவு குறைகிறதோ அதுபோல உடலுறவுக்குப் பின்னரும் தசைகளும் திசுக்களும் அதிகம் இயங்குவதால் இரத்த குளுகோஸ்

குறைகிறது. உடலுறவுக்கு முன் இரத்த குளுகோஸை அளவிடுங்கள், பின்னரும் அளவிடுங்கள். உங்களுக்கு உடலுறவுக்குப் பின் தாழ்குளுகோஸ் நிலைகூட ஏற்படலாம். எனவே நீங்கள் உடலுறவு கொள்ளும் முன்னரும் அல்லது உடலுறவுக்குப் பின்னரும் ஏதேனும் சாப்பிடுவது நல்லது.

**என் விறைப்புக் குறைபாடுகள் உடலியல் பிரச்சினைகளால் ஏற்படுகிறதா அல்லது மனநலப் பிரச்சினைகளால் ஏற்படுகிறதா என எவ்வாறு அறிவது?**
திடீரென விறைப்புக் குறைபாடு பொதுவாக மனநலப் பிரச்சினைகள் காரணமாகவே ஏற்படுகிறது. குறிப்பாக மனஅழுத்தம், மருந்துகள் (எ.கா: இரத்த மிகையழுத்த மருந்துகள் மற்றும் மனச்சோர்வு நீக்கி மருந்துகள்). உறங்கும்போது உங்களுக்கு விறைப்பு ஏற்பட்டால் பொதுவாக மனநலப் பிரச்சினைகளால்தான் அது ஏற்படுகிறது என உணரலாம். ஆனால் மெல்ல ஏற்பட்டு அதிகரிக்கும் நோய் உடலியல் பிரச்சினைகள், குறிப்பாக நரம்பு மற்றும் இரத்த ஓட்டக் குறைகளால் ஏற்படும். எனினும் எதனால் ஏற்படுகிறது என அறியப் பல பரிசோதனைகள் உள்ளன. இது பற்றி உங்கள் மருத்துவரிடம் பேசுங்கள்.

## இயல் 13

## உங்கள் குழந்தைக்கு நீரிழிவா?

உங்கள் மகனுக்கோ மகளுக்கோ நீரிழிவு இருப்பது கண்டுபிடிக்கப் பட்டால் உடன் இதனைச் சமாளிப்பது எப்படி என்பது பற்றி அறிய நீங்கள் முழுமையாக அறிந்துகொள்ள விரும்பலாம். அதற்கு முன்பு ஒன்றை ஞாபகத்தில் வைத்துக்கொள்ளுங்கள். உங்கள் குழந்தைகளுக்கு ஆதரவும் அரவணைப்பும் தேவைப்படும் நேரத்தில் உங்கள் குழப்பத்தையும் சோகத்தையும் அவர்கள்மீது திணிக்க வேண்டாம்.

நிச்சயமாக நீரிழிவு பற்றி ஏராளமாக நீங்கள் அறிந்துகொள்ள வேண்டியது அவசியம்தான். உங்களுக்கு நன்கு விளக்கம் கிடைத்தால் உங்கள் குழந்தை நீரிழிவுடன் நன்கு வளரும். ஆனால் உங்கள் குழந்தைக்கான சிறந்த மருத்துவமுறையைத் தேர்வுசெய்து கடைப்பிடிக்க நாட்கள் ஆகலாம். அதற்கு முதலில் உங்கள் குழந்தைக்கு ஏற்பட்டது வகை 1 நீரிழிவா, வகை 2 நீரிழிவா என நீங்கள் அறிய வேண்டும்.

## வகை 1 நீரிழிவு

இந்நூலின் இயல் 1இல் நாம் பார்த்ததுபோல் வகை 1 நீரிழிவின்போது கணையத்தில் இன்சுலின் சுரப்பு மிகக் குறைவாகக் காணப்படும். இந்த இன்சுலின் இல்லாமல் உயிரணுக்களுக்குள் இரத்தத்திலுள்ள குளுகோஸ் நுழைய முடியாது. எனவே இரத்தத்தில் அவை மிதமிஞ்சித் தங்கிவிடும். மருத்துவம் செய்யாமல் விடப்படும்போது கடும் சிக்கல்களைக் கொண்டு வந்து முக்கிய உறுப்புகளைச் செயலிழக்கச் செய்யும்.

### வகை 1 நீரிழிவின் அறிகுறிகள்

வகை 1 நீரிழிவின் அறிகுறிகள் மிக விரைவாக, குறிப்பாகச் சில வாரங்களுக்குள், ஏற்படும். குழந்தைகளின் வாயில் ஈஸ்ட் தொற்றும் அணையாடை (டயபர்) வைக்கும் இடத்தைச் சுற்றித் தோல் சிவப்பதும்

முதலில் ஏற்படும். சற்றுப் பெரிய குழந்தைகளுக்குக் களைப்பும் சிடுசிடுப்புத் தன்மையும் அதிகரிக்கும். குறிப்பாகக் கீழ்க்காண்பவற்றுடன் இணைந்து ஏற்படலாம்:

- அடிக்கடி சிறுநீர் கழித்தல்
- கடும் தாகம்
- தொடர்ந்து நீடிக்கும் பசி
- விளக்க இயலாத எடையிழப்பு.

**வகை 1 நீரிழிவிற்கான பரிசோதனைகள்**

உங்கள் குழந்தைக்கு வகை 1 நீரிழிவு இருப்பதாகக் கருதினால் மருத்துவரிடம் அழைத்துச் சென்றதும் அவர் முதலில் குழந்தையின் இரத்த குளுகோஸ் அளவைப் பரிசோதிப்பார். அந்த அளவு இயல்புக்கு அதிகமாக 200மிகி/டெலி என்ற அளவிற்குமேல் இருந்தால் நோய் இருப்பதை உறுதிசெய்யலாம்.

சிலவேளை மருத்துவர் வெறும்வயிற்று இரத்தப் பரிசோதனையைப் பரிந்துரைப்பதுண்டு. இந்தப் பரிசோதனைக்கு முன்பு 8 மணி நேரம் உணவு மற்றும் திரவம் ஏதும் எடுத்துக்கொள்ளாமல் உங்கள் குழந்தையை அழைத்துவர வேண்டும். வெறும் வயிற்று இரத்தப் பரிசோதனையில் குளுகோஸ் அளவு 100 மிகி/டெலி என்ற அளவிற்குக் கீழ் இருந்தால் இயல்புநிலை எனக் கொள்ளலாம். 100 முதல் 125 மிகி/டெலி என்னும் அளவினை நீரிழிவு முன்நிலை எனக் கொள்ளலாம். இவர்களுக்குப் பின்னர் நீரிழிவு ஏற்படலாம். இரண்டு பரிசோதனைகளின் முடிவுகள் 126மிகி/டெலி என்ற அளவுக்குமேல் காட்டினால் உங்கள் குழந்தைக்கு நீரிழிவு உள்ளதெனக் கொள்ளலாம். உங்கள் குழந்தைக்கு வகை 1 நீரிழிவு இருப்பது கண்டுபிடிக்கப்பட்டால் அவரது மருத்துவ முறை பற்றித் தீர்மானிக்க அனுபவம்மிக்க மருத்துவக் குழுவிடம் விட்டுவிடலாம். இதில் குழந்தைகளுக்கான நாளமில்லாச் சுரப்பு நிபுணர் ஒருவர் இருப்பார்.

இது தவிர உங்கள் குழந்தையின் கீடோன் அளவை அளக்கவும் கருவிகள் வாங்கச் சொல்லலாம். இதனைச் சிறுநீரிலும் இரத்தத்திலும் அளக்கலாம். இன்சுலின் பற்றாக்குறையால் இரத்தத்தில் குளுகோஸ் தேங்கி உபயோகிக்க இயலாமல்போவதால் கொழுப்பு அடைக்கப்பட்டு கீடோன் அமிலங்கள் உற்பத்தியாகின்றன. இந்த கீடோன் அமிலங்கள் இரத்தத்தில் தேங்கும்போது அவை நீரிழிவில் கீடோன் அமிலமாதல் நிலையை ஏற்படுத்தும். சரியான மருத்துவமே இதனை மறுசீரமைக்கும். குழந்தைகளுக்கு இந்நிலை ஏற்படும்போது அவர்களை மருத்துவமனையில் அனுமதித்துச் சிகிச்சை செய்வதே நல்லது. ஏனெனில் விரைவாக இன்சுலின் மருத்துவம் ஆரம்பிக்க வேண்டும். இல்லையெனில் உயிருக்கு ஆபத்து ஏற்படலாம் (காண்க, 'கீடோன் மிகையாதல்', பக். 29).

## குழந்தைகளுக்கும் விடலைகளுக்கும் வகை 1 நீரிழிவில் குளுகோஸ் கட்டுப்பாட்டிற்கான இலக்கு

ஒவ்வொரு வயதினருக்குமான இரத்த குளுகோஸ் இலக்களவுகள் கீழே கொடுக்கப்பட்டுள்ளன. ஆனாலும் உங்கள் குழந்தையின் இலக்கு வேறுபடலாம். குறிப்பாக உங்கள் குழந்தைக்குத் தாழ்குளுகோஸ் நிலை ஏற்பட்டால் அதன் இலக்கு தனிப்பட்ட முறையில் மாறுபடலாம்.

நீங்கள் ஒரு குளுகோ மீட்டர் கருவியை உபயோகித்து மதிய உணவு மற்றும் இரவு உணவின்போது இரத்த குளுகோஸை அளவிடுங்கள். 3 மாதத்திற்கு ஒருமுறை உங்கள் மருத்துவர் ஏ1சி பரிசோதனையைப் பரிந்துரைக்கலாம். இது கடந்த இரண்டு அல்லது மூன்று மாத இரத்த குளுகோஸ் கட்டுப்பாட்டினைக் காட்டும்.

| வயது அளவு | உணவுக்கு முன் இரத்த குளுகோஸ் | இரவு படுக்கும் முன் மற்றும் இரவில் | ஏ1சி இலக்கு |
|---|---|---|---|
| இளஞ்சிறார்கள், பள்ளி செல்லும் முன் பருவ வயதினர், 5 வயது உள்ளவர்கள் | 100 முதல் 180 மிகி/டெலி* | 110 முதல் 200 மிகி/டெலி | 7.5 சதத்திற்குக் கீழாகச் செல்லாமலும் 8.5 சதத்திற்கு மிகாமலும் |
| 6 முதல் 12 வயதுடைய குழந்தைகள் | 90 முதல் 180 மிகி/டெலி | 100 முதல் 180 மிகி/டெலி | 8 சதத்திற்குக் கீழ் |
| பதின் வயதினர் 13 முதல் 19 வயதில் உள்ளவர்கள் | 90 முதல் 130 மிகி/டெலி | 90 முதல் 150 மிகி/டெலி | 7.5 சதத்திற்குக் கீழ்** |

\* ஒரு டெசி லிட்டர் இரத்தத்திற்கு மில்லி கிராம் குளுகோஸ்
\*\* அல்லது 7 சதவீதத்திற்கும் குறைவாக, இந்தத் தாழ்ந்த இலக்கு அதிகப்படியான தாழ்குளுகோஸ் நிலையை ஏற்படுத்தாவிட்டால்.
ஆதாரம்: அமெரிக்க நீரிழிவுக் கழகம், 2005.

### வகை 1 நீரிழிவிற்கான மருத்துவம்

வகை 1 நீரிழிவினால் பாதிக்கப்பட்டவர்கள் வாழ்நாள் முழுவதும் இன்சுலின் எடுத்துக்கொள்ள வேண்டும். உங்கள் குழந்தைக்கு இன்சுலினை ஊசி மூலமாகவோ இன்சுலின் பேனா மூலமாகவோ அல்லது இன்சுலின் பம்ப் மூலமாகவோ செலுத்திக்கொள்ளலாம் (காண்க, இயல் 7).

இன்சுலின் மருத்துவத்தின் இலக்கு இரத்த குளுகோஸ் அளவை இயல்பிற்கோ அதற்கு அருகிலோ கொண்டுவருவதேயாகும். வயது வந்தவர்களுக்கான இரத்த குளுகோஸ் இலக்கிலிருந்து குழந்தைகளுக்கும் பருவ வயதினருக்குமான இலக்கு மாறுபடுகிறது. மிகவும் கடுமையாகப் பின்பற்றப்படும் இரத்த குளுகோஸ் இலக்கு தாழ்குளுகோஸ் நிலைக்கு இட்டுச்செல்லலாம். தாழ்குளுகோஸ் நிலை உங்கள் குழந்தையின் மூளை வளர்ச்சியைப் பாதிக்கலாம். எனவே அவர்களைப் பொறுத்து கடுமையான கட்டுப்பாட்டை பின்பற்ற இயலாது. உங்கள் குழந்தையின் மருத்துவத் தேவை மற்றும் உடல்நலனைக் கருத்தில்கொண்டு உங்கள் மருத்துவர் இரத்த குளுகோஸ் இலக்கை நிர்ணயிப்பார்.

குழந்தையின் எடை, வயது, வேலையளவு, பருவ வயது ஆரம்பம் ஆகியவற்றைக் கொண்டு இன்சுலின் தேவை மற்றும் மருந்தளவு நிர்ணயிக்கப்படுகிறது. எனவே மாறும் மருந்தளவுகளை உங்கள் மருத்துவர் அவ்வப்போது அளவிட்டுக் கூறுவார். எனினும் இதைத் தனியாகச் சமாளிக்கும் விதம் பற்றி விவாதிக்க வேண்டும். எனவே உங்களுக்கும் உங்கள் குழந்தைகளுக்கும் நீரிழிவு மற்றும் இன்சுலின் மருந்து பற்றிய தெளிவு அவசியம். மருத்துவர் மற்றும் நீரிழிவு விளக்குநரின் உதவியுடன் உங்கள் குழந்தை தானாகவே இன்சுலின் மருந்தளவை மாற்றி அமைக்கக்கூடும்.

குழந்தைகளுக்கும் இளைஞர்களுக்கும் இன்சுலின் மருத்துவம் கீழ்க்காணும் வடிவங்களில் பின்பற்றப்படுகிறது:

**தினசரி கொடுக்கப்படும் பல ஊசி முறை.** விரைந்து இயங்கும் அல்லது குறுகிய காலம் இயங்கும் இன்சுலின் மருந்தை ஆகாரத்திற்கு முன்னரும் நீண்ட நேரம் இயங்கும் இன்சுலின் மருந்தை ஒரு நாளைக்கு ஒரு முறையும் எடுத்துக்கொள்ளுவதன் மூலம் அடிப்படைத் தேவை பூர்த்தி செய்யப்படுகிறது.

**கலப்பு மருந்தைப் பிரித்துக் கொடுத்தல்.** விரைவாக இயங்கும் அல்லது குறுகிய காலம் இயங்கும் இன்சுலினோடு, நடுத்தர நேரம் இயங்கும் இன்சுலினைச் சேர்த்து ஒரே ஊசியாக ஒரு நாளைக்கு இரண்டுவேளை போட வேண்டும்.

**இன்சுலின் பம்ப்.** உடலுக்கு வெளியில் பொருத்திய கருவி மூலம் தொடர்ந்து குறுகிய காலம் இயங்கும் இன்சுலின் உடலுக்குள் செலுத்தப்படும். குழந்தைகளுக்கு ஊசியைப் போலவே இன்சுலின்

பம்ப் கருவியும் சிறப்பாகச் செயல்படுவதாக ஆய்வுகள் கூறுகின்றன. உங்கள் குழந்தைக்குப் பம்ப் கருவி பொருத்தும் முன் அது பொருத்தப்பட்ட மற்ற குழந்தைகள் பற்றி உங்கள் மருத்துவரிடம் விசாரியுங்கள். பம்ப் கருவிகள் மிகவும் விலை உயர்ந்தவை. இந்தியாவில் பல உள், வெளிநாட்டுக் காப்பீட்டுக் கழகங்கள் இருக்கின்றன. புதிதாகவும் வருகின்றன. எனவே உங்கள் காப்பீட்டுக் கழக அதிகாரிகளுடன் முன்னதாகவே பேசிவிடுங்கள். பல காப்பீட்டுத் திட்டங்கள் கருவி பொருத்தும் செலவை ஏற்றுக்கொள்கின்றன.

## வகை 2 நீரிழிவு

இது வயதுவந்தவர்களுக்கான நோயாகத்தான் கருதப்படுகிறது. இதனை வயது முதிர்ந்த பிறகு ஏற்படும் நீரிழிவு எனவும் அழைப்பதுண்டு. ஆனால் இன்று இவ்வாறு அழைப்பது தவறாகக் கருதப்படுகிறது. ஏனெனில் பல சிறுவர்களுக்குக்கூட வகை 2 நீரிழிவு இருப்பது கண்டுபிடிக்கப்படுகிறது. ஏன் இந்த நிலை? உடல் பருமன் முக்கியப் பங்காற்றுகிறது. கடந்த மூன்று பத்தாண்டுகளில் உடல் பருமன் மிக்க குழந்தைகளின் எண்ணிக்கை இரண்டு மடங்காக உயர்ந்துள்ளது. மிதமிஞ்சிய எடை அவர்களுக்கு எப்போதும் வகை 2 நீரிழிவைக் கொண்டுவரலாம். இன்று கண்டறியப்படும் வகை 2 நீரிழிவால் பாதிக்கப்பட்ட குழந்தைகள் அனைவரும் உடல் பருமன் மிக்கவர்களே. மற்ற பிரச்சினைகள்:

- **குடும்ப வரலாறு.** தாய் தந்தையருக்கும் நெருங்கிய உறவினர்களுக்கும் நோய் இருந்தால் அக்குழந்தைகளுக்கு இவ்வகை நீரிழிவு ஏற்படும் வாய்ப்பு அதிகம். இது வாழ்க்கை முறையினாலா அல்லது மரபியல் விளைவா எனத் தெரியவில்லை.
- **இனங்கள்.** கறுப்பு அமெரிக்கர்கள், அமெரிக்க இந்தியர்கள், ஆசிய இந்தியர்கள், பசிபிக் தீவுவாசிகளுக்கு அதிகம் ஏற்படுகிறது.
- **இன்சுலின் எதிர்ப்புணர்வுக் குறிகள்.** இரத்த மிகை அழுத்தம், நீர்ப்பைக் கட்டியுள்ள கருவகம், கொழுப்பு மிகையாதல் போன்ற அறிகுறிகள்.

### வகை 2 நீரிழிவின் அறிகுறிகள்

வகை 1 நீரிழிவுபோலத் திடீரெனத் தோன்றாமல் வகை 2 நீரிழிவு பாதிப்புக் குறிகள் மெல்ல ஆரம்பமாகும். அவையாவன:

- அடிக்கடி சிறுநீர் கழித்தல்
- கடும் தாகம்
- நீடிக்கும் பசியுணர்வு
- விளக்க இயலா எடைக் குறைவு
- களைப்பு
- பார்வை மங்குதல்
- அடிக்கடித் தொற்றுகள் ஏற்படல்
- புண்கள் மெதுவாக ஆறுதல்.

வகை 2 நீரிழிவுள்ள பல குழந்தைகளுக்குத் தொடையிடுக்கு போன்ற தோல் மடிப்புகளில் தோல் சிவத்தலுடன் கறுப்புப் படையும் காணப்படும். இதை ஏகான்தோஸிஸ் நைகிரிகன்ஸ் என அழைப்பர். இது இன்சுலின் எதிர்ப்புணர்வின் அறிகுறியாகும். இக்குறி இருந்தால் உங்கள் குழந்தைக்கு வகை 2 நீரிழிவு ஏற்படலாம்.

எனினும் சில குழந்தைகளுக்கு அறிகுறிகள் ஏதும் காணப்படாது. இவர்களுக்கு நோய் கண்டுபிடிக்கப்படும் முன்னரே பல கடுமையான பாதிப்புகள் ஏற்பட்டிருக்கும். எனவே மருத்துவ அறிஞர்கள் நோய் வரும் வாய்ப்புள்ள குழந்தைகளுக்கு அறிகுறிகள் இல்லாவிடினும் பரிசோதனை செய்து முன்கணிப்பு செய்வது அவசியம் என்கிறார்கள். இதற்குத் தேர்ந்தெடுக்கப்படும் முக்கியக் காரணி உடல் திண்மக் குறியீடு ஆகும். இது உங்கள் குழந்தையின் வயது, பால் *(ஜெண்டர்)* போன்றவற்றின் அடிப்படையில் 85 அளவீடுக்கும் மேல் இருந்தால் சிக்கலான நிலையாகக் கொண்டு கண்காணிப்புப் பரிசோதனை செய்யலாம். உடல் திண்மக் குறியீடு என்பது உங்கள் குழந்தையின் எடை மற்றும் உயரம் கொண்டு கணக்கிடப்பட்டுக் குழந்தையின் உடலில் தேவையற்ற கொழுப்புப் பொருட்கள் உள்ளனவா என அறிய உதவுகிறது.

உங்கள் குழந்தை சரியான அளவைவிட அதிக உடல் எடை கொண்டதாக இருந்தால் மேற்சொன்ன காரணிகளில் ஏதேனும் இரண்டு இணைந்து காணப்பட்டாலும் உங்கள் குழந்தைக்கு இன்சுலின் எதிர்ப்புணர்வு இருக்கலாம் என்பதால் நீரிழிவுக்கான கண்காணிப்புப் பரிசோதனை செய்வது அவசியமாகும்.

மருத்துவர்கள் பொதுவாக வகை 2 நீரிழிவைக் கண்டறிய வெறும் வயிற்று இரத்த குளுகோஸை அளவிடுவார்கள். இந்தப் பரிசோதனை செய்யும் முன் சுமார் 8 மணி நேரமாவது உங்கள் குழந்தை எந்தவிதமான திட மற்றும் திரவ உணவுகள் உட்கொள்ளாமல் இருக்க வேண்டும். அந்த அளவு 126 மிகி/டெலி என்ற அளவுக்கு மேல் இருந்தால் மற்றுமொரு முறை இதே பரிசோதனையைச் செய்யுங்கள். அதுவும் இதே முடிவைக் காட்டினால் உங்கள் குழந்தைக்கு நீரிழிவு உள்ளதென அறியலாம்.

## நீரிழிவு முன்நிலை

வெறும் வயிற்று இரத்த குளுகோஸ் அளவு 100 முதல் 125 மிகி அளவில் காணப்பட்டால் உங்கள் குழந்தைக்கு நீரிழிவின் முன்நிலை உள்ளதெனக் கொள்ளலாம். இந்நிலை உள்ளவர்களுக்கு விரைவில் நீரிழிவு ஏற்படும் வாய்ப்புள்ளது.

வயது வந்தவர்களுக்கு இந்நிலை இருக்கும்போது வாழ்க்கைமுறை மாற்றங்கள் கொண்டுவரும்போது அதாவது ஆரோக்கியமான உணவு முறை, உடற்பயிற்சி போன்றவற்றால் வகை 2 நீரிழிவு ஏற்படுவதைத் தடுக்க

முடிகிறது என ஆய்வுகள் கூறுகின்றன. அதுபோலக் குழந்தைகளும் இந்நிலையில் உள்ளபோது இம்மாற்றங்களைக் கொண்டுவருவதன் மூலம் நீரிழிவு ஏற்படுவதைத் தடுக்கலாம். இது பற்றிய அறிவுரையை உங்கள் மருத்துவரிடம் கேளுங்கள். மேலும் அடிக்கடி நீரிழிவுப் பரிசோதனைகளையும் மேற்கொள்ள வேண்டும்.

உங்கள் குழந்தைக்கு நீரிழிவு முன்நிலையோ நீரிழிவோ காணப்பட்டாலும் நல்ல உணவுப் பழக்கம் மற்றும் சுறுசுறுப்புடன் இருக்கக் கற்றுக்கொடுத்தல், உடற்பயிற்சி போன்றவற்றின் மூலம் நோயைத் தடுக்கவும் நோய்க்குச் சிகிச்சை செய்யவும் இயலும்.

### வகை 2 நீரிழிவிற்கு மருத்துவம்

சில குழந்தைகளுக்கு உணவு மற்றும் உடற்பயிற்சி மூலம் மட்டுமே இரத்த குளுகோஸ் அளவைக் கட்டுப்படுத்த முடிவதுண்டு. சிலருக்கு மட்டுமே மருந்துகள் தேவைப்படும். பெரும்பாலானவர்களுக்கு வாய்வழி மருந்துகள்கூடப் போதுமானவை. இந்த முடிவு ஒவ்வொரு குழந்தையின் உடல்நிலை, இரத்த குளுகோஸ் அளவு, சுகாதாரம் போன்றவற்றைப் பொறுத்து மாறுபடுகிறது.

வகை 2 நீரிழிவால் பாதிக்கப்பட்ட குழந்தைகளுக்கும் பருவ வயதினருக்கும் மெட்ஃபார்மின் மருந்து அளிக்கலாம் (காண்க, இயல் 8). இம்மருந்து இவ்வகை நோயாளிகளில் பெரும்பான்மையானவர்களுக்குப் பலனளிக்கும். ஆனால் சில தயாரிப்புகள் வயதுவந்தவர்களுக்கு மட்டுமே அளிக்கப்படுகின்றன. எனினும் கல்லீரல், சிறுநீரகம், இதயச் செயலிழப்பு, சீரண மண்டலக் கோளாறுகள் உள்ளவர்களுக்கு மெட்ஃபார்மின் பாதுகாப்பானதன்று.

## மருத்துவத் தேவைகளுக்கான கவனிப்பு

குழந்தையின் தேவைகளைக் கவனிக்க வேறு ஒருவரை நியமிப்பது பெற்றோர்களுக்கு மிகுந்த மன உளைச்சலைக் கொடுக்கக்கூடியதாகும். அதுவும் நீரிழிவுள்ள குழந்தையானால் கேட்கவே வேண்டாம். ஆனால் உங்களைத் தவிர உங்களைச் சுற்றியுள்ளவர்கள் நீரிழிவுள்ள உங்கள் குழந்தையை நன்கு பாதுகாப்பார்களேயானால் அது உங்கள் இருவருக்கும் மகிழ்ச்சி அளிப்பதாகும். மேலும் நீங்கள் இல்லாதபோதும் உங்கள் குழந்தை தன்னம்பிக்கையுடன் அவர்களின் உதவியால் வாழ இயலும். எனவே நன்கு தீர யோசித்து ஒரு முடிவுக்கு வாருங்கள்.

### நீரிழிவின் பாதிப்பைக் கவனிப்பதற்கு ஒரு திட்டம் தயாரித்தல்

நீங்கள் நீரிழிவு விளக்குநர்களுடன் அமர்ந்து உங்கள் குழந்தைகளுக்கான

மருத்துவமுறைகள், மிகை இரத்த குளுகோஸ் நிலை மற்றும் தாழ்குளுகோஸ் நிலையில் சமாளிப்பது எப்படி என்பன பற்றித் திட்டமிடுங்கள். பின்னர் உங்கள் குழந்தையின் பள்ளிக் கவனிப்பாளரிடம் இது பற்றி விளக்கமாகப் பேசுங்கள். உங்கள் குழந்தைக்கு மருத்துவத்தில் உதவும் பெரியவர்களின் பெயர்களைக் குறித்து வைத்துக்கொள்ளுங்கள். இதில் பள்ளிச் செவிலியரும் ஒருவராக இருக்கட்டும்.

பள்ளிச் செவிலியர் மற்றவர்களுடன் அதாவது ஆசிரியர், பள்ளி அலுவலர்கள், பேருந்து ஓட்டுநர்கள் ஆகியோருடன் இணைந்து பணியாற்ற பயிற்சி கொடுக்கவும். இதற்கு உங்கள் மருத்துவரும் நீரிழிவு விளக்குநரும் உதவக்கூடும்.

## இரத்த குளுகோஸ் கண்காணிப்பு

உங்கள் குழந்தைகளுக்கான மருத்துவச் சிகிச்சைத் திட்டம் நன்கு செயலாற்றுகிறதா என அறிய ஒரே வழிமுறை இரத்த குளுகோஸை அளவிட்டுப் பார்ப்பதுதான். வகை 1 நீரிழிவு ஆனாலும் வகை 2 நீரிழிவு ஆனாலும் குழந்தைகளானாலும் பருவ வயதினரானாலும் இன்சுலின் எடுத்துக் கொள்பவரானால் ஒரு நாளைக்கு நான்குமுறை இரத்த குளுகோஸ் பரிசோதனை செய்துகொள்ள வேண்டும். இதற்காக உங்கள் மருத்துவர் ஒரு பரிசோதனை நேரத் திட்டம் தயாரித்து அளிக்கக்கூடும்.

ஒவ்வொருமுறையும் இரத்தப் பரிசோதனை செய்யப்படும் முடிவுகளை ஒரு நோட்டுப்புத்தகத்தில் குறித்துவையுங்கள் (காண்க, 'உங்கள் முடிவுகளைப் பதிவு செய்தல்', பக்.52). பள்ளி நேரத்தில் செய்யும் பரிசோதனை முடிவுகளைக் குறிப்பெடுக்கத் தனிப் புத்தகம் தயார் செய்யவும். இதன் மூலம் உங்கள் குழந்தைகளுக்காக மேலும் சிறப்பான மருத்துவச் சிகிச்சைத் திட்டத்தை உங்கள் மருத்துவர் தயாரித்து அளிக்க முடியும்.

இளவயதுக் குழந்தைகளால் தாழகுளுகோஸ் நிலைக்கான அறிகுறிகளை (காண்க, இயல் 2) எளிதில் உணர்ந்துகொள்ள இயலாது. எனினும் உங்கள் குழந்தைகளுக்கும் அவர்களைக் கவனித்துக்கொள்பவர்களுக்கும் நன்கு கற்றுக் கொடுங்கள். சந்தேகம் ஏற்படும் நேரத்தில் இரத்தப் பரிசோதனை செய்து பார்க்கச் சொல்லுங்கள்.

எந்த வயதினராயினும் அடிக்கடி இரத்தப் பரிசோதனை செய்துகொள்வது சற்றுச் சிரமமானதாகத்தான் இருக்கும். எனினும் குழந்தைகளைத் திட்டுவதைவிட விடாமல் எடுத்துக்கூறித் திருத்த முயலுங்கள். சின்னச் சின்ன விஷயத்துக்குச் சற்று விட்டுக்கொடுங்கள். உங்கள் குழந்தையின் மனநல மாறுபாடுகளை எப்படி அணுகுவது என்பது குறித்து உங்கள் மருத்துவக் குழு உங்களுக்கு உதவக்கூடும்.

## உங்கள் குழந்தையை நீரிழிவுக் கவனிப்பில் ஈடுபடுத்துவது எப்படி?

நீரிழிவுக் கவனிப்பு பற்றிய சங்கங்களின் சந்திப்புகளுக்கு உங்கள் குழந்தையை அழைத்துச் செல்லுங்கள். நாளாக நாளாக குழந்தை தன்னைத்தானே கவனித்துக்கொள்ளும் வண்ணம் முன்னேற்றமடையும். உங்கள் குழந்தையின் வயதிற்குத் தக்கவாறு இன்சுலின் தேவையை அறிந்து உதவுங்கள்.

உங்கள் குழந்தை உங்களோடு ஒத்துழைப்பது அதன் வயது, ஆசை, தகுதி போன்றவற்றைப் பொறுத்து மாறுபடும். கீழே ஒவ்வொரு வயதிற்கும் ஏற்ற வகையில் செயல்படுவது பற்றிக் கொடுக்கப்பட்டுள்ளது.

### இளம்பருவமும் நீரிழிவும்

நீங்கள் உங்கள் குழந்தையின் நீரிழிவை நன்கு கட்டுப்படுத்தி வைத்திருப்பதாக எண்ணும்போது உங்கள் குழந்தை பருவ வயதினை அடையும். இந்த வயதில் ஏற்படும் மனநிலை மாற்றங்களையும் இரத்த குளுகோஸ் ஏற்றத்தாழ்வுகளையும் நீங்கள் எதிர்கொள்ள வேண்டியதிருக்கலாம்.

சில பருவ வயதினர் தங்கள் சுதந்திரத்திற்குத் தடையாக இருப்பதாக எண்ணி நீரிழிவுக் கண்காணிப்பை அலட்சியம் செய்வதுண்டு. இதனால் இரத்த மிகை குளுகோஸோ தாழ்குளுகோஸ் நிலையோகூட ஏற்படலாம். மேலும் வளர்ச்சிக்கு உதவும் ஹார்மோன்கள் மற்றும் பாலியல் ஹார்மோன்கள் குழந்தையின் இன்சுலின் எதிர்ப்புணர்வை அதிகப்படுத்தக்கூடும். எனவே உங்கள் பருவ வயதுக் குழந்தைகளுக்குக் கூடுதல் இன்சுலின் தேவைப்படுவதுடன் அடிக்கடி இரத்த குளுகோஸ் கண்காணிப்பும் அவசியப்படுகிறது. மேலும் மனநிலை மாறுபாடுகள் தாழ்குளுகோஸால் ஏற்படுகின்றனவா எனவும் கவனிக்க வேண்டும்.

பெண் குழந்தைக்கு மாதவிலக்குச் சமயங்களில் இரத்த குளுகோஸ் அளவு உயர்ந்து காணப்பட்டால் அதுகுறித்து மருத்துவரிடம் கூறுங்கள். மருத்துவர் மாதவிலக்குச் சுழற்சி மாற்றங்களுக்கு ஏற்ப மருத்துவத் திட்டத்தை மாற்றி அமைக்கக்கூடும்.

பருவ வயதுள்ளவர்கள் சுயமரியாதை காரணமாக முழு நீரிழிவுக் கண்காணிப்பையும் தாங்களே ஏற்றுக்கொள்ள முன்வருவதுண்டு. அதை ஏற்காதீர்கள். குழந்தைகளிடம் பக்குவமாகப் பேசி மெல்ல மெல்ல மாற்றம் ஏற்பட உதவுங்கள். மற்றவரின் கவனிப்பும் பெற்றோர்களின் அரவணைப்பும் நீரிழிவுக்கு அவசியம் என எடுத்துக் கூறுங்கள். ஆனால் ஒன்றை மறந்துவிடாதீர்கள். உங்கள் குழந்தை விரைவில் வளர்ந்து எல்லாப் பொறுப்புகளையும் தானே ஏற்கவும் கூடும்.

> **அடையாள அட்டை அணிதல்**
> உங்கள் குழந்தைகளுக்கு எந்த வயதானாலும் பரவாயில்லை, நிச்சயம் அடையாள அட்டை அணிவது அவசியமாகும். ஏனெனில் இது அவசரக் காலங்களில் அவர்களுக்கு நிச்சயம் உதவும். இதனைக் கழுத்திலோ, கைப்பட்டைப் பக்கமோ கவர்ச்சிகரமான முறையில் அணிந்துகொள்ள முன்வருவார்கள். சிலருக்குக் காலணிகளில் அணியும் முறையும் பிடிக்கலாம். பலவகை அடையாள அட்டைகள் உள்ளன. இது குறித்து இணையதளத்தில் தேடுங்கள். பாக்கெட்டுக்குள் செருகும் அட்டைகள் பெரிய அளவில் பயன்படுவதில்லை.

எனினும் உங்கள் குழந்தை பற்றி மருத்துவரிடம் அறிவுரை கேட்டுக் கொள்ளுங்கள்.

2 முதல் 3 வயது வரை. இந்த வயதுக் குழந்தைகளால் இரத்த குளுகோஸ் பரிசோதனை அட்டையை எடுக்க மட்டுமே முடியும். எந்த இடத்தில் குத்திப் பரிசோதிப்பது, எப்படி ஊசி குத்தும் முன் மருந்துள்ள பஞ்சைத் தடவுவது என்பது பற்றிக் கற்றுக்கொடுங்கள்.

4 முதல் 7 வயது வரை. இரத்த குளுகோஸ் அளவீடுகளை உங்கள் குழந்தையால் குறித்துவைக்க இயலும். மேலும் உணவுத் திட்டத்தை மகிழ்ச்சியுடன் பின்பற்றக் கற்றுக்கொடுங்கள்.

8 முதல் 11 வயது வரை. விரலில் குத்தி இரத்த குளுகோஸைப் பரிசோதிப்பதை உங்கள் கண்காணிப்புடன் இவ்வயதுக் குழந்தைகள் செய்ய இயலும். மேலும் தாமாக இன்சுலின் ஊசிகூடப் போட்டுக்கொள்ள இயலும்.

12 முதல் 15 வயது வரை. இயல்பான தொடர்பால் தாங்களாக இரத்த குளுகோஸைக் கண்காணித்துக்கொள்ள இயலும். இன்சுலின் ஊசியைத் தாங்களாகவே போட்டுக்கொள்ளவும் முடியும்.

17 முதல் 18 வயது வரை. இவர்களால் தங்களுக்குத் தாங்களே நீரிழிவைச் சமாளித்துக்கொள்ள இயலும். பள்ளிக் கல்வி முடியும் தருவாயில் இந்நிலை ஏற்படுகிறது. இவர்களால் தாழ்குளுகோஸ் நிலையைக்கூடச் சமாளிக்க முடியும்.

## மனநல மற்றும் சமூகப் பிரச்சினைகள்

குழந்தைகளும் பருவ வயதினரும் தங்களுக்கு நீரிழிவு இருப்பது தெரியவரும்போது அதிர்ச்சிக்குள்ளாகிறார்கள். மிகவும் சிறிய வயதுக் குழந்தைகளுக்கும் ஊசியும் மருந்துகளும் பரிசோதனைகளும் ஒரு

தண்டனைபோலத் தோன்றுகின்றன. வயதுவந்த குழந்தைகளுக்குத் தாங்கள் இயல்பு வாழ்க்கையில் பயணிக்க முடியாமல் இந்நோய் தடுக்கிறதே எனக் கோபமும் ஆதங்கமும் ஏற்படுகின்றன. உங்கள் குழந்தைகளிடம் ஆதரவாகப் பேசிப் புரியவையுங்கள். அவர்களை அன்புடன் அரவணைக்கப் பலர் உள்ளதாகச் சுட்டிக்காட்டுங்கள். குழந்தை தனக்குள்ள பிரச்சினை பற்றி மற்றவர்களிடமும் சக மாணவர்களிடமும் சொல்லக் கூச்சப்படலாம். இதற்குச் சிறப்புப் பயிற்சி அளிப்பதன் மூலம் எந்த அளவு கூற வேண்டும், என்னவெல்லாம் கூறலாம் எனப் பயிற்றுவியுங்கள்.

ஆசிரியர் போன்ற நம்பிக்கையான ஒருவரிடம் குழந்தை பேச விரும்பலாம். இதற்கு வழிசெய்யுங்கள். நீரிழிவு விளக்குநர் இது போன்ற குழுக்களை உங்கள் குழந்தைகளுக்கு ஏற்படுத்தித் தரக்கூடும்.

### வருத்தத்தைவிடச் சோகம் அதிகரிக்கும்போது

நீரிழிவு மனச்சோர்வை ஏற்படுத்தவல்லது. எனவே பின்வரும் அறிகுறிகள் உங்கள் குழந்தையிடம் ஏற்படுகின்றனவா எனக் கவனிக்கவும்:

### நீரிழிவும் மதுப்பழக்கமும்: மோசமான இணை

பருவவயதுக் குழந்தை நண்பர்களுடன் அடிக்கடி மகிழ்ச்சியாக இருக்கப் போனால் பெற்றோர்களுக்கு அவர்களின் மது குடிக்கும் அளவு பற்றிக் கவலை ஏற்பட வாய்ப்புள்ளது. இது பற்றி உங்கள் குழந்தையிடம் தெளிவாகப் பேசுங்கள். மதுவால் நீரிழிவு உள்ளவர்களுக்கு ஏற்படும் சிக்கல் பற்றி எடுத்துக் கூறுங்கள்.

மதுவினால் தாழ்குளுகோஸ் நிலை ஏற்பட வாய்ப்புள்ளது. மேலும் மதுவை இனிப்பு கலந்த பானங்கள் கலந்து அருந்தும் போது இரத்த குளுகோஸ் அளவு மிகை யாகவும் வாய்ப்புள்ளது. விருந்துக்குப் பிறகு உங்கள் குழந்தைக்கு மிகை குளுகோஸ் அல்லது தாழ்குளுகோஸ் நிலை ஏற்படும்போது அவர்களது நண்பர்கள் அறிகுறிகளை மதுவால் ஏற்படுவது எனத் தவறாகக் கணித்து உதவாமல் விட்டுவிடக்கூடும். எனவே உங்கள் குழந்தைகளிடம் அவர் களின் நண்பர்கள் மது அருந்தச் சொல்லும்போது மறுத்துவிடச் சொல்லுங்கள்.

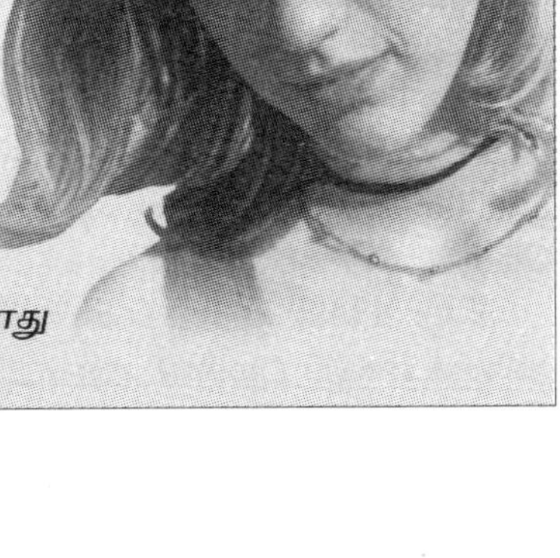

- வழக்கமாகச் செய்யும் பணிகளைப் புறக்கணித்தல்
- உறங்குவதில் சிரமம்
- அதிக நேரம் படுக்கையிலேயே செலவிடுதல்
- வழக்கத்தைவிட அதிகமாகவோ அல்லது குறைவாகவோ உண்ணுதல்
- எந்த முயற்சியுமின்றி எடை கூடுதல் அல்லது குறைதல்
- கூர்ந்து கவனிக்க இயலாமை
- மனப்பதற்றம்
- அதிக அழுகை
- அடுத்தவரையோ தன்னையோ காயப்படுத்துதல் அல்லது தற்கொலை முயற்சி.

இந்த அறிகுறிகள் காணப்பட்டால் உடன் உதவி தேவை. இதற்கு மனநல ஆலோசகரை நாடுங்கள்.

## வாழ்க்கை முறை மாற்றங்கள் மூலம் நலவாழ்வு

சுறுசுறுப்பாக இயங்குதல் மற்றும் ஆரோக்கியமான உணவு முறையினால் நீரிழிவை எளிதில் சமாளிக்கலாம். உங்களுடைய மகிழ்ச்சிகரமான ஈடுபாடும் நிரந்தர வாழ்வியல் மாற்றங்களும் இதற்கு அவசியமாகும்.

### ஆரோக்கியமான உணவுப் பழக்கத்திற்குச் சில குறிப்புகள்

நீரிழிவிற்கான உணவு என ஒன்றும் கிடையாது. இது எல்லோருக்கும் பரிந்துரைக்கப்படும் அதே உணவு மாற்ற முறைகள்தான். பொதுவாக ஓரளவு குறைவாக, தினசரி உணவில் எடுத்துக்கொள்பவைகளைக் கூடுதலாகப் பயன்படுத்த வேண்டும். குறிப்பாகக் காய்கறிகள், பழங்கள், முழுத் தானியங்கள், கொழுப்பற்ற பால் பொருட்கள் போன்றவற்றை அதிகம் உபயோகிக்க வேண்டும். பொரித்த உணவுகள், சோடா, ஏற்கெனவே சமைத்து டின்களில் அடைக்கப்படுபவை போன்றவற்றைக் குறைக்க வேண்டும். எனவே நீங்கள் மட்டுமன்றிக் குடும்பத்தில் உள்ள அனைவருமே இந்த மாற்றத்தினைப் பின்பற்றினால் அனைவருக்கும் நல்லது. இன்சுலின் உபயோகிக்கும் குழந்தையின் உணவு அனைத்தையும் இன்சுலின் தேவையையும் சமநிலைப்படுத்தக் கற்றுக்கொள்ள வேண்டும்.

ஆசையைத் தூண்டும் கொழுப்பு மிகுந்த உணவைத் தவிர்க்க ஒரு குடும்ப உணவுத் திட்டம் அவசியமாகும். இரவு தொலைக்காட்சி பார்க்கும்போது உண்ணுவதற்கு பாப்கார்ன், கொழுப்பற்ற சிப்ஸ்கள், வெஜிடபிள் கட்லெட், சாலட் வகைகளைத் தேர்ந்தெடுக்கலாம்.

கீழே உள்ள குறிப்புகள் உங்கள் குடும்பத்தினர் அனைவருக்கும் நல்ல உணவுப் பழக்கம் ஏற்பட உதவும்:

## இரத்த சர்க்கரை மற்றும் இரத்த குளூகோஸ்

நீங்கள் அடிக்கடி கேள்விப்படும் இரத்த சர்க்கரை மற்றும் இரத்த குளூகோஸ் எனும் இருவேறு வார்த்தைகளால் குழப்பம் அடையக்கூடும். ஆனால் இரண்டும் ஒன்றுதான். ஆனால் இதனைத் தெளிவாக உங்கள் குழந்தைகளிடம் எடுத்துக் கூறுங்கள் (காண்க, இயல் 1).

மற்ற வகை கார்போஹைட்ரேட் உணவுகள் உட்கொண்டாலும் இரத்த குளூகோஸ் உயரும் எனக் கூறுங்கள். சில பெரியவர்கள்கூட நீரிழிவு வந்தால் இனிப்புகள் உண்ணக் கூடாது எனத் தவறாக எண்ணுகிறார்கள். இதனை அதிகம் உண்பதன் மூலம் இரத்த குளூகோஸ் அதிகம் உயருகிறது என்பதை மட்டும் உணருங்கள். எனவே குறைந்த அளவில் இவற்றை உண்ணுவதில் தவறில்லை.

உணவு தயாரிக்கும்போது உங்கள் குழந்தைகளின் உதவியைக் கேட்டுப் பெறுங்கள். இதனால் புதிய காய்கறி உணவு வகைகளை நீங்கள் தேர்ந்தெடுத்துச் சமைக்கலாம்.

குடும்பத்தில் அனைவரும் சேர்ந்து உண்ணுங்கள். உண்ணும்போது மகிழ்ச்சியான செய்திகளைப் பரிமாறிக்கொள்ளுங்கள்.

குழந்தைகளுக்குப் பிடித்தமானதாக உணவை உங்கள் உணவியலாளர் துணைகொண்டு மாற்றி அமையுங்கள்.

உங்கள் உணவியலாளருடன் சேர்ந்து சமச்சீரான உணவைப் பற்றி அறிந்து அதைச் சமைத்துப் பரிமாறுங்கள்.

### வீட்டைவிட்டு வெளியில் செல்லும்போது உண்ணும் முறை

குழந்தை படிக்கும் பள்ளியில் உள்ள உணவகத்தில் ஆரோக்கியமான உணவு கிடைக்கிறதா எனப் பாருங்கள். இல்லையெனில் சத்தான மதிய உணவை நீங்களே தயாரித்துக் கொடுங்கள்.

குழந்தைகளுக்கும் பருவ வயதினருக்கும் இடைவேளையில் சிற்றுண்டி தேவைப்படலாம். இதற்கு அவர்கள் உணவகங்களை நாடித் தேவையற்ற உணவுப் பொருட்களை உண்ணுவதைத் தவிர்க்க

- கொழுப்பற்ற சிற்றுண்டிகள்
- முழுத் தானியங்களினால் ஆன ரொட்டி
- நிலக்கடலையினாலான வெண்ணெய் *(டார்பிலா)*
- பழங்கள்

போன்றவற்றை நீங்களே கொடுத்து அனுப்பலாம்.

நண்பர்களின் வீடுகளுக்கு உங்கள் குழந்தை செல்லும்போது அவர் களுடைய உறவினர்களை முன்கூட்டியே அழைத்து (உங்கள் குழந்தையின்

சம்மதத்தோடு) அதன் உணவுத் தேவை பற்றிக் கூறுங்கள். அவர்கள் அவற்றைத் தயாரிக்க இயலாவிடில் நீங்களே செய்து குழந்தையிடம் கொடுத்து அனுப்புங்கள். அதை மற்றக் குழந்தைகளுடன் பகிர்ந்து உங்கள் குழந்தை மகிழ்ச்சியுடன் பொழுதைக் கழிக்கட்டும்.

### இப்போதே சுறுசுறுப்புடன் செயல்படுங்கள்

உங்கள் குழந்தை சுறுசுறுப்புடன் செயல்படவும் ஒழுங்காக உடற்பயிற்சி செய்யவும் நீங்களும் அவர்களுடன் அச்செயல்களில் உங்களை ஈடுபடுத்திக் கொள்ள வேண்டும். குடும்பத்துடன் உடற்பயிற்சியிலும் வேறு வேலைகளிலும் ஈடுபடக் கீழ்க்காணும் குறிப்புகள் உங்களுக்கு உதவும்:

- குழந்தைகளுடன் சேர்ந்து நடந்து புதுப்புதுப் பாதைகளைத் தேர்ந்தெடுத்து, பல விஷயங்களைக் குழந்தையுடன் ரசித்துப் பகிர்ந்துகொள்ளுங்கள்.
- மற்ற நேரத்தில் தோட்டத்தில் சுறுசுறுப்புடன் பொழுதைக் கழியுங்கள்.
- பந்துகளைப் போட்டுப் பிடித்து எறிந்தும் விளையாடலாம்
- இசை ஒலிக்கச் செய்து நடனமாடலாம்
- சின்னக் குழந்தைகளுடன் ஓடிப் பிடித்தல், பாண்டி ஆடலாம்.

### வெற்றிப் படிக்கட்டுகள்: எல்லையில்லாதவை

உங்கள் குழந்தைகளின் கனவுகளை நீரிழிவு தடுப்பதாக நீங்கள் எண்ணினால் கேரி ஹால் ஜூனியரின் கதையைக் கேளுங்கள். கேரிக்கு ஒலிம்பிக்கில் நீச்சலுக்கான 4 தங்கப் பதக்கங்கள் கிடைத்துள்ளன. ஆனால் அதற்கு முன் பயிற்சியின்போது 1999ஆம் ஆண்டில் அதிகத் தாகம் ஏற்பட்டு, கண் மங்க ஆரம்பித்து அவருக்கு வகை 1 நீரிழிவு உள்ளதெனக் கண்டறியப்பட்டது.

கேரிக்கு முதலில் அதிர்ச்சி ஏற்பட்டது. அவரது குடும்பத்தில் எவருக்கும் இந்நோய் கிடையாது. அவர் கடுமையாக உடற்பயிற்சி செய்து உடல்நலனை அதுவரை பேணியிருந்தார்.

ஆனால் கேரி தனது பயிற்சியையும் கனவுகளையும் நீரிழிவால் இழக்க முன்வரவில்லை. மருத்துவரின் உதவியோடு இரத்த குளூகோஸ் கண்காணிப்போடு கடும் பயிற்சிகளில் ஈடுபட்டார்.

ஆஸ்திரேலியாவில் சிட்னியில் 2000ஆம் ஆண்டு நடந்த ஒலிம்பிக்கில் 4 தங்கப் பதக்கங்களைப் பெற்றார். மீண்டும் 2004ஆம் ஆண்டு கிரீசிலுள்ள ஏதென்ஸ் நகரில் நடைபெற்ற ஒலிம்பிக்கில் 50 மீட்டர் நீச்சலில் தங்கப் பதக்கத்தைப் பெற்றுச் சாதனைபடைத்தார்.

### நீரிழிவுப் பாதிப்புக்கான பயிற்சி முகாம்கள்

உங்கள் குழந்தை நீரிழிவுள்ள மற்ற குழந்தைகளுடன் பழகுவது நல்லது என நினைக்கிறீர்களா? நீரிழிவுக் கழகம் நடத்தும் முகாம்கள் பற்றி அறிந்துகொள்ளுங்கள். அந்த முகாம்களில் சிறப்பு நிபுணர்கள் நீரிழிவுக்கு ஏற்ற வகையில் வாழ்க்கை முறையை மாற்றும் விதத்தைப் பற்றியும் அனைவருக்கும் போதிப்பர். ஆனால் இப்பயிற்சி முகாம்களின்போது ஆட்டம் பாட்டம், கொண்டாட்டம் எனப் பொழுதுபோக்கிற்கும் இடமுண்டு. இது பற்றி உங்கள் மருத்துவரிடம் கேளுங்கள்.

பொதுவாக, குழந்தைகள் தொலைக்காட்சி மற்றும் கணினிமுன் அதிக நேரம் – அதாவது ஒரு நாளைக்கு 2 மணி நேரத்திற்கு மேல் – உட்கார்ந்து விளையாடுவதைத் தவிர்க்கச் செய்யுங்கள். அவர்களுக்கு உடல்நலத்தின் முக்கியத்துவத்தை எடுத்துக் கூறுங்கள். இந்த அறிவுரையைக் குடும்பத்திலுள்ள அனைவரும் கடைப்பிடிப்பது நல்லது.

## கேள்விகளும் பதில்களும்

என் குழந்தைக்கு நீரிழிவு இருக்கிறது. அவன் இன்னமும் பேச ஆரம்பிக்க வில்லை. ஆனால் அடிக்கடி அழுகிறான். அவனுக்குத் தாழ்குளுகோஸ் நிலை ஏற்படுவதை நான் எப்படி அறிவது?

ஆரம்பத்தில் சற்றுச் சிரமமாக இருந்தாலும் போகப்போக நீங்கள் உங்கள் குழந்தையின் தாழ்குளுகோஸ் நிலை அழுகையை எளிதில் பிரித்துத் தனித்து உணர இயலும். அல்லது அந்த அழுகையுடன் கீழ்க்காணும் அறிகுறிகள் இருக்கின்றனவா என்று பாருங்கள்:

1. குழந்தையின் தோல் வெளுத்தல், விரல் நுனி மற்றும் உதடுகளில் நீலநிற மாற்றங்கள் ஏற்படுதல்
2. வியர்த்தல், உடல் நடுக்கம்
3. சுறுசுறுப்புக் குறைவு.

உங்களுக்குச் சந்தேகம் வரும்போது உங்கள் குழந்தையின் இரத்த குளுகோஸ் அளவைப் பரிசோதியுங்கள். அது சாத்தியம் இல்லாதபோது சந்தேகம் வரும்போதெல்லாம் தாழ்குளுகோஸ் நிலை ஏற்படும்போது என்ன செய்ய வேண்டுமோ அதனைச் செய்யுங்கள். அதாவது பழச்சாறு கொடுத்தல், குளுகோகான் ஊசி போன்றவற்றைப் போடுதல். இதன் அளவுகள் பற்றி உங்கள் மருத்துவர் உங்களுக்கு விளக்குவார்.

**என் குழந்தைக்கு வகை 2 நீரிழிவு ஏற்படும் வாய்ப்பு உள்ளது. தொடர் கண்காணிப்புப் பரிசோதனைகளை எப்படி மேற்கொள்வது?**
உங்கள் மருத்துவரிடம் பேசுங்கள். வழக்கமாக வெறும் வயிற்று இரத்த குளூகோஸ் அளவு 2 வருடங்களுக்கு ஒருமுறை என 10 வயது ஆரம்பம் வரை செய்து பாருங்கள். அல்லது பருவம் அடைந்தவுடன் செய்ய ஆரம்பிக்கலாம்.

**நானும் என் கணவரும் வெளியூர் செல்ல வேண்டியிருக்கிறது. குழந்தையைக் காப்பாளர்களிடம் விட்டுச் செல்ல மனமில்லை. என்ன செய்வது?**
நீரிழிவுள்ள குழந்தையைப் பராமரிப்பது என்பது மனதுக்கும் உடலுக்கும் கடினமானதுதான். ஆனால் கவலையை மறக்க, பயணம் மேற்கொள்ளும் போது குழந்தையை யாரிடம் விட்டுச்செல்வது என்பதில் பிரச்சினைகள் ஏற்படலாம். எனினும் நன்கு விவரம் தெரிந்த உறவினர்களிடம் விட்டுச் சொல்லலாம். அவர்களிடம் அடிக்கடி குழந்தையின் உடல் நிலையைக் கண்காணிக்கச் சொல்லலாம். உங்கள் நீரிழிவு விளக்குநர் மற்றும் அருகிலுள்ள நண்பர்களிடம் இது பற்றிப் பேசுங்கள்.

எனினும் நீங்கள் உங்கள் குழந்தையின் காப்பாளர்களை நம்புவது அவசியம். சரியான நபரைத் தேர்ந்தெடுத்துப் பயிற்சியளியுங்கள். குழந்தைகளைக் குழந்தைகளாகக் கருதுபவர்களைத் தேர்ந்தெடுங்கள். நோயாளிகளாகக் கருதுபவர்களைத் தவிர்த்துவிடுங்கள்.

**பருவ வயதுப் பெண் குழந்தைகளுக்கு உண்ணும் நோய்கள் *(ஈடிங் டிஸ்ஆர்டர்ஸ்)* ஏற்பட வாய்ப்புள்ளதா?**
ஆம். அமெரிக்க நீரிழிவுக் கழகத்தின் ஆய்வின்படி குறிப்பாக வகை 1 நீரிழிவு உள்ள பெண் குழந்தைகளுக்கு மற்றவர்களைக் காட்டிலும் இரு மடங்கு இவ்வகை நோய்கள் ஏற்பட வாய்ப்புள்ளது எனத் தெரிய வருகிறது. இதில் இரண்டு வகைகள் உள்ளன. பட்டினி இருந்து உடலை வருத்துவது மற்றும் மிகையான தீனி தின்பது ஆகும்.

எனவே பெண் குழந்தைகளின் உணவுப் பழக்கவழக்கங்களைக் கூர்ந்து கவனியுங்கள். நீரிழிவுள்ள குழந்தைகள் மற்றவர்களைக் காட்டிலும் உடல் பருமனாக இருக்கக்கூடும். எனவே உடல் எடை பற்றிப் பல தவறான சிந்தனைகள் அவர்களுக்கு எழலாம். இன்சுலின் போட்டு உடல் எடையைக் குறைக்க முயல்வார்கள்.

உணவு மாறுபாட்டு நோய்களால் நீரிழிவின் சிக்கல்களும் அதிகரிக்க வாய்ப்புள்ளது. மேலும் இது உயிருக்கு ஆபத்தாகக்கூட முடியலாம். எனவே பெண் குழந்தைகளுக்குக் கீழ்க்காணும் அறிகுறிகள் தென்படுகின்றனவா எனக் கவனியுங்கள்:

- இரத்த குளுகோஸ் அளவில் கடும் ஏற்றத்தாழ்வுகள்

- அடிக்கடி மிகை குளுகோஸ் மற்றும் தாழ்குளுகோஸ் நிலை ஏற்படுதல்
- இன்சுலின் தேவையோடு ஒத்துப்போகாமல் இருப்பது
- உணவுகள் பற்றியும் உடல் எடைக் குறைப்பு பற்றியும் தவறான எண்ணங்கள்
- உடல் பருமனாவதைத் தவிர்க்கும் உத்திகளை மேற்கொள்ளுதல்
- உடல் எடை குறைவதைத் தவிர்க்கும் வகையில் உடை அணிதல்
- குடும்பத்தினருடன் உணவு உண்ணுவதைத் தவிர்த்தல்
- அடிக்கடி உண்ணுதல்.
- கடும் உடற்பயிற்சிகள்
- மாதவிலக்குச் சுழற்சி முறையாக இல்லாமை அல்லது மாதவிலக்குச் சுழற்சி நின்றுபோதல்.

உங்கள் மகளுக்கு உணவு மாறுபாட்டுக் கோளாறுகள் உள்ளதாக நீங்கள் கருதினால் மருத்துவரிடம் செல்லுங்கள். உணவுப் பழக்கவழக்கக் கோளாறுகளில் சிறப்புப் பயிற்சி பெற்ற ஒரு மனநல மருத்துவரை உங்கள் மகள் சந்திக்க அவர் ஏற்பாடு செய்வார்.

## விரிவான வாசிப்புக்கு

நீரிழிவைப் பற்றி விரிவாக அறிந்துகொள்ள பின்வரும் அமைப்புகளின் இணையதளங்களைப் பாருங்கள். ஆனால் இவை அனைத்தும் ஆங்கிலத்தில்தான் செய்தியை வழங்குகின்றன. சில அமைப்புகள் நலவாழ்வுக்கான கல்வி மற்றும் கருவிகளை இலவசமாகவோ விலைக்கோ வழங்குகின்றன:

அமெரிக்க நீரிழிவுப் பணியாளர் அமைப்பு
மின்னஞ்சல்: aade@aadenet.org, இணையதளம்: www.aadenet.org

அமெரிக்க நீரிழிவு அமைப்பு
மின்னஞ்சல்: askad@diabetes.org, இணையதளம்: www.diabetes.org

கனடிய நீரிழிவு அமைப்பு
மின்னஞ்சல்: info@diabetes.org, இணையதளம்: www.diabetes.org

நோய்த் தடுப்பு மற்றும் கட்டுப்பாட்டு மையம்
மின்னஞ்சல்: diabetes@cdc.gov, இணையதளம்: www.cdc.gov/diabetes

நீரிழிவுக்கான உடற்பயிற்சி மற்றும் விளையாட்டு அமைப்பு
மின்னஞ்சல்: desa@diabetes-exercise.org, இணையதளம்: www.diabetes-exercise.org

சர்வதேச நீரிழிவுச் சம்மேளனம்
மின்னஞ்சல்: info@idf.org, இணையதளம்: www.idf.org

ஜுவனைல் நீரிழிவு ஆராய்ச்சிக்கான சர்வதேச அறக்கட்டளை
மின்னஞ்சல்: info@jdrf.org, இணையதளம்: www.jdrf.org

உறுப்பு தானத்திற்கான ஐக்கியக் கூட்டமைப்பு
இணையதளம்: www.unos.org, இணையதளம்: www.transplantliving.org

இலவசத் தொலைபேசி வழிகாட்டுதலுக்கு 'அடையாளம்': *(+91) 04332 273444* என்கிற எண்ணில் தொடர்புகொள்ளலாம்.

# கலைச்சொற்கள்

**அழற்சி** (Inflammation): நோய்த் தொற்று அல்லது காயம் காரணமாக, ஓர் உடலுறுப்பு சிவந்து, வீக்கமடைந்து வலி உண்டாக்கும் உடல் நலக்கேடு.

**ஆக்ஸிஜன் ஏற்றம்** (Oxygenation): ஒரு பொருளுடன் குறிப்பாக இரத்தத்தில் உயிர்வளியை செறிவூட்டுதல்.

**ஆழ்மயக்கம்** (Coma): நெடுங்காலம் தொடர்வதும் கடுமையான ஒரு நோய் அல்லது காயம் காரணமாக நேர்வதுமான ஆழ்ந்த மயக்க நிலை.

**இதயத் தசையழிவு** (Ischeamic heart disease): இதயத் தசைக்கு செல்லும் இரத்தப் பற்றாக்குறை யினால் இதயத் தசைக்கு பாதிப்பு ஏற்படுகிறது. இதனால் நெஞ்சுவலி ஏற்படுகிறது.

**இதயநாள மாற்றுப் பாதை அறுவைச் சிகிச்சை** (Coronary Artery Bypass Surgery - CABG): இதயத் தசைகளுக்கு இரத்தம் எடுத்துச்செல்லும் நாளங்களில், இரத்த ஓட்டத்தை மேம்படுத்தும் வகையில் செய்யப்படும் அறுவைச் சிகிச்சை.

**இதயவலி, நெஞ்சுவலி** (Angina): இதயத் தசைகளுக்குச் செல்லும் இரத்தம் குறைவதால் மார்பில் ஏற்படும் வலி.

**இரட்டைப் பார்வை** (Diplopia, Double vision): ஒரு பொருளைப் பார்க்கும்போது இரண்டாக தெரியும் கண் கோளாறு.

**இரத்த அழுத்தம்** (Blood pressure): இயல்பாக உடலினுள் சுற்றிலும் பாயும் குருதியின் உந்துவலி அல்லது அழுத்த விசை.

**இரத்த மிகை அழுத்தம்** (High blood pressure, Hypertension): இயல்பு நிலைக்கு அதிகமாக உடலினுள் சுற்றிப் பாயும் குருதியின் உந்துவலி அல்லது அழுத்த விசை.

**இரத்தச் சர்க்கரை/குளுகோஸ்** (Blood sugar/Glucose): இயல்பான உடலுக்குத் தேவைப்படும் எரிபொருள் சர்க்கரை. குளுகோஸ் சர்க்கரையின் ஒரேவகை.

**இரத்த சுத்திகரிப்பு** (Heamodialysis): இரத்தத்திலிருந்து திடப்பொருட் களை, குறிப்பாக சிறுநீரகம் பாதிக்கப்பட்டவர்களின் குருதியில் கலந்துள்ள திடக் கழிவுகளைப் பிரித்தெடுக்கும் செயல்முறை.

**இளவயது நீரிழிவு** (Juvenile diabetes): குழந்தைப்

பருவத்திலும் பதின் பருவத்திலும் வரும் நீரிழிவு.

**இனிப்பான்** (Artificial sweetner): சர்க்கரைக்குப் பதிலாகப் பயன் படுத்தக்கூடிய மிக இனிப்பான வேதியியற் பொருள் வகை; மணிவெல்லம்.

**உடல் பருமன்** (Obesity): ஆரோக்கியமற்ற வகையில் மிகுதியாகப் பெருத்துக் காணப்படுகிற உடம்பு.

**உணவியலாளர்** (Dietician): உண்ணும் உணவு மற்றும் உடல் நலத்தின் மீதான அதன் பாதிப்பு பற்றிய விளக்குநர்.

**உயிர்ச்சத்து, ஊட்டச்சத்து மாத்திரை** (Vitamin tablets): உணவுப் பொருட்களின் குறிப்பிட்ட வகைகளில் காணப்படுவனவும் உடல் வளர்ச்சிக்கும் உடல் நலத்திற்கும் முக்கியமாகத் தேவைப்படுவனவுமான பல பொருட்களில் ஒன்று.

**உயிரணு** (Cell): ஒரு விலங்கு அல்லது தாவரத்தின் நுண்ணிய உயிர்க்கூறு.

**உயிரெதிர் மருந்துகள்** (Antibiotics): பாக்டீரியாத் தொற்றைக் குணப் படுத்த அளிக்கப்படும் மருந்துகள்.

**ஊட்டக்குறை** (Malnutrition): போதுமான உணவின்மை அல்லது உடல் நலத்திற்கு ஏற்ற உணவு போதுமான அளவு இல்லாமையால் உண்டாகும் நலக்கேடு.

**எலும்புத் தேய்வு நோய்** (osteo porosis): எலும்பு மெலிவுற்று எளிதில் முறிந்துவிடக் கூடிய உடற்கேடு.

**ஒட்டறுவை, உறுப்பு மாற்று, அங்கமாற்று** (Transplant): உடலின் ஓர் உறுப்பை அல்லது வேறோர் உடற்பகுதியை வெளியில் எடுத்து அதனை வேறொருவர் உடலினுள் பொருத்தும் அறுவை மருத்துவம்.

**ஒவ்வாமை** (Allergy): அயற்பொருள் ஒன்றை உட்கொள்வதால்/தொடுவதால்/சுவாசிப்பதால் உடல்நலத்திற்குக் கெடுதல் ஏற்படும் பிணி நிலை.

**கண்புரை** (Cataract): நோயுற்றக் கண்ணின் கருவிழிக்கு மேல் தோன்றும் வெண்ணிறப் பகுதி. இதனால் பார்வை கோளாறு ஏற்படும்.

**கணினி வெட்டுப் பகுப்பாய்வு** (Computed Tomography - CT): எக்ஸ் கதிர்கள் மூலம் உடலின் குறுக்கு வெட்டுத் தோற்றத்தைப் படமெடுக்கப் பயன்படும் செயல்முறை.

**கணையம், சதையி** (Pancreas): குருதியிலுள்ள சர்க்கரையின் அளவைக் கட்டுப்படுத்துவதும் செரிமானத்திற்கு உதவுவதுமான சுரப்பு நீர் சுரக்கும், இரைப்பைக்கு அருகிலுள்ள உறுப்பு.

**கர்ப்பகால நீரிழிவு** (Gestational diabetes): கர்ப்பம் தரிக்கும்போது மட்டும் காணப்படும் நீரிழிவைக் கர்ப்பகால நீரிழிவு என அழைப்பர். பொதுவாக இரண்டாம் அல்லது மூன்றாம் மூன்று மாதங்களில் ஏற்படுகிறது.

**கருவகம், சூலகம்** (Ovary)**:** பெண்ணிய உடலில் முட்டைகள் உண்டாகும் இரு உறுப்புகளில் ஒன்று.

**கல்லீரல், ஈரல்** (Liver)**:** குருதியைத் தூய்மை செய்யும் முக்கியமான உடலுறுப்பு.

**கீடோன் அமிலமாதல்** (Keto acidosis)**:** நீரிழிவுக்கான இன்சுலின் ஊசி மருந்து எடுத்துக்கொள்ளாதபோது தசையணுக்களுக்குச் சக்தி இழப்பு ஏற்படுகிறது. இதைச் சரிசெய்ய தசையணுக்கள் கொழுப்பை எரிபொருளாக பயன்படுத்த ஆரம்பிக்கும். கொழுப்பு எரிபொருளாக உபயோகிக்கும் போது அவை கீடோன் எனும் அமிலங்களை உற்பத்தி செய்யும். இவ்வகை கீடோன் அமிலங்கள் குருதியில் மிகையாகும்போது கீடோன் அமிலமாதல் என அழைப்பர்.

**குகைப் பார்வை** (Tunnel vision)**:** கண்களில் உள்ள அழுத்தம் கூடியுள்ளதை கவனிக்கப்படாத போது ஏற்படும் பார்வைக் கோளாறு. இக்கோளாறில் பார்வை குறுகித் தெரியும்.

**குடல் வெளிச்சவ்வுச் சுத்திகரிப்பு** (Peritoneal dialysis)**:** குடல் வெளிச்சவ்வை வடிகட்டி சவ்வாக பயன்படுத்தி உடலிலிருந்து கழிவு மற்றும் நச்சுப் பொருட்களை பிரித்தெடுக்கும் செயல்முறை.

**குளுகோஸ்** (Glucose)**:** ஒருவகைச் சர்க்கரை. நாம் உண்ணும் உணவு சக்தியாக மாறுவதற்கு தேவைப் படும் மிக அவசியமான எரிபொருள்.

**கூட்டு மருந்துகள்** (Combination pills)**:** இரண்டு வெவ்வேறு மருந்துகளின் இணைப்பாகக் கொடுக்கப்படும் மருந்து, கூட்டு மருந்து என அழைக்கப்படுகிறது.

**கேளாஒலி அலைப் பகுப்பாய்வு** (Ultra sonopraphy)**:** நுட்பமான ஒலியைப் பயன்படுத்தி உடலில் உள்ள உறுப்புகளை பார்க்கக் கூடிய வகையில் படமெடுக்கும் முறை.

**சிரைவழி நீர்மம்** (Intravenous fluids)**:** குருதி நாளத்தினுள் செலுத்தும் உடலுக்குத் தேவையான மருந்துகள், நீர்மங்கள்.

**சிறுநீரகச் சுத்திகரிப்பு** (Kidney dialysis)**:** சிறுநீரகங்கள் செயல்பட இயலாதபோது உடலில் தேங்கி யுள்ள கழிவுப் பொருட்களையும், தேவையற்ற திரவத்தையும் செயற்கையாக வெளியேற்றும் முறை. இது இரு வகைப்படும். இரத்தச் சுத்திகரிப்பு, குடல்வெளிச் சவ்வுச் சுத்திகரிப்பு.

**சிறுநீரகச் செயலிழப்பு** (Kidney failure)**:** சிறுநீரகம் உடலுக்கு பாதிப்பு ஏற்படுத்தும் கழிவுப் பொருட்களை இரத்தத்திலிருந்து நீக்கமுடியாத நிலை. இதனால் கூடுதல் திரவம் உடலில் தேங்கிவிடும்.

**டிரான்ஸ்-கொழுப்பு** (Trans-fat)**:** மாரடைப்பு அல்லது மூளைத் தாக்கு வரும் சாத்தியத்தை அதிகப் படுத்தும் ஒருவகைக் கொழுப்புப் பொருள். இது நீண்ட நாள்களுக்கு எண்ணெய் கெடாமலிருக்க

வேண்டும் எனத் தயாரிக்கப்படும் போது உருவாகிறது. இது துரித உணவுகளிலும் கடலை எண்ணெயிலிருந்து உருவாக்கப் படும் வெண்ணெய்களிலும் இருக்கிறது. எண்ணெயைக் கொதிக்க வைக்கும்போது அல்லது உணவுப்பொருளில் ஊற்றி வறுக்கும்போது உருவாகிறது.

**தடைநீக்கி செருகுதல் (Stenting):** வலை போன்ற சாதனத்தைப் பயன்படுத்தி, இறுகிய அல்லது குறுகிய இரத்தக் குழாய்களைத் திறக்கும் அறுவைச்சிகிச்சை முறை.

**தன்னுயிர் எதிர்ப்பு நோய் (Auto immuno disease):** வழக்கமாக நோய்த் தடுப்புக்கு உரிய பொருள் களினால் ஏற்படுகிற நோய்.

**தாழ்குளுகோஸ் நிலை (Hypoglycemia):** குளுகோஸ் 70 மி.கி/டெலிக்கு குறைவாக இருக்கும் நிலை.

**தொற்று (Infection):** தீய நுண்மங்கள் முதலியவற்றால் உண்டாகி ஓர் உறுப்பைப் பாதிக்கும் நோய் அல்லது நலக்கேடு.

**நரம்பு வலுவிழப்பு (Neuropathy):** நீரிழிவின் நாள்பட்ட சிக்கல்களால் ஏற்படும் நரம்பு பாதிப்பு.

**நல்லக் கொழுப்பு (High density cholesterol):** மாரடைப்பு அல்லது மூளைத்தாக்கிலிருந்து பாதுகாக்கும் 'நல்ல' கொலஸ்டிரால்.

**நாளக் கடினமாதல் (Atherosclerosis):** இதயத்திலிருந்து இரத்தத்தைக் கொண்டு செல்லும் குழாய்களின் உட்புறத்தில் படிப்படியாகக் கொழுப்புப் படிவதால் குழாயின் உட்பகுதி குறுக்கி கொண்டே வரும் நிலை. இதனால் இரத்த நாளங்களில் அடைப்போ, இரத்த உறைவோ உருவாகலாம்.

**நாளச் சீராக்கல் முறை (Angioplasty):** இரத்த உறைவால் அல்லது கொழுப்புப் படிவால் அடைபட்ட இதய நாளத்தைத் திறக்கும் செயல் முறை; இது குறிப்பாக இதயத் தசைக்கு இரத்தம் கொண்டு செல்லும் இதய நாளத்தில் செய்யப்படுகிறது. இந்த அறுவைச் சிகிச்சை பொதுவாகப் பலூன் அல்லது வலை போன்ற சாதனத்தைக் கொண்டு செய்யப்படுகிறது.

**நாளமில்லாச் சுரப்பு, அகச்சுரப்பு (Hormone):** உடலின் குறிப்பிட்ட செயல்பாடுகளுக்காகப் பல்வேறு சுரப்பிகள் சுரக்கும் பொருள். இன்சுலின் ஒரு ஹார்மோன் ஆகும்.

**நிறைவுறாக் கொழுப்பு (Unsaturated fat):** பொதுவாக சன்ஃபிளவர், எள், சூரியகாந்தி, கனோலா, ஆலிவ் போன்ற தாவரங்களில் காணப்படும் ஒரு வகைக் கொழுப்பு.

**நீர்ப்போக்கி மருந்துகள் (Diuretics):** சிறுநீர்ப் போக்கை அதிகப்படுத்த உதவும் மருந்துகள்.

**நீர்மம் (Fluids):** ஒழுகும் தன்மையுள்ள திரவம்.

**நீரிழப்பு (Dehydration):** உடலில் இருந்து அளவுக்கதிகமாக நீரை இழத்தல் அல்லது வெளியேற்றுதல்.

**நீரிழிவு** (Diabetes)**:** முறையாக இன்சுலினைச் சுரக்க அல்லது பயன்படுத்திக்கொள்ள இயலாத நாள்பட்ட நோய். இரத்தத்தில் அதிகமாகக் காணப்படும் சர்க்கரை அளவோடு தொடர்பு படுத்தப்படும் நோய்.

**நீரிழிவு முன்நிலை** (Prediabetes)**:** வெளிவயிற்று சர்க்கரை பரிசோதனையில் 100லிருந்து 1252 மி.கி./டெலிக்குள் குளுகோஸ் இருந்தால் அந்நிலையை நீரிழிவு முன்நிலை என்பர்.

**நோயெதிர்ப்பு முறைமை** (Immune system)**:** ஒரு நோய்க்கு அல்லது உடல்நலக் கேட்டுக்கு எதிரான இயற்கையான பாதுகாப்பைக் கொண்டிருக்கிற முறைமை.

**நோய்க்குறி** (Symptom)**:** நோயின் அறிகுறியாக உடலில் தோன்றும் ஒரு மாற்றம்.

**பதற்றம்** (Anxiety)**:** எதிர்காலம் பற்றிய அதீத கவலை அல்லது அச்சவுணர்வு.

**பதியன்** (implant)**:** பெரும்பாலும் உடலின் ஓர் உறுப்பைப் பெரிதாக்கும் பொருட்டு அல்லது அதன் வடிவமைப்பை மாற்றும் பொருட்டு அறுவை மருத்துவ வழி அதனுள் பொறுத்தப்படும் பொருள், ஒட்டுத்திசு முதலியன.

**பனிக்கடிக்காயம்** (Frostbite)**:** மிகவும் தாழ்ந்த தட்பவெப்ப நிலை காரணமாக கை, கால் விரல்களில் காணப்படும் கடுமையான நோய்நிலை.

**பிளாஸ்மா குளுகோஸ்** (Plasma glucose)**:** நீங்கள் 8 மணி நேரத்துக்கு உணவு உண்ணாத நிலையில் இருக்கும்போது உங்கள் இரத்தத்தில் உள்ள குளுகோஸின் அளவு. பிளாஸ்மா என்பது இரத்தத்தில் உள்ள மஞ்சள் நிறத் திரவம். இதிலிருந்து இரத்தக் குளுகோஸின் (ஒரு வகைச் சர்க்கரை) அளவைக் கண்டறியலாம்.

**பிறவிக்குறை** (Birth defect, congenital anomaly)**:** பிறந்ததிலிருந்து வருகிற ஒரு குறைபாடு.

**நிறைவுற்றக் கொழுப்பு, பூரிதக் கொழுப்பு** (Saturated fat)**:** மாரடைப்பு மற்றும் மூளைத்தாக்கு வரும் ஆபத்தை அதிகரிக்கச் செய்யும் ஒரு வகைக் கொழுப்புப் பொருள்கள். சில வகைத் தாவரங்களிலும் (எ-கா: தேங்காய்), இறைச்சிகளிலும் காணப்படுகிறது. இவை இரத்தத்தில் கொழுப்பின் அளவை அதிகரிக்கச் செய்து மாரடைப்பு அல்லது மூளைத் தாக்கு வரும் சாத்தியத்தை அதிகப்படுத்தும்.

**மரபியல்** (Genetics)**:** பெற்றோர்களிடமிருந்து குழந்தைகள் பெறும் மரபுவழிப் பண்புகளால் உயிர்பொருள்களின் வளர்ச்சி கட்டுப்படுத்தப்படும் முறை குறித்த அறிவியல்.

**மரபியல் நோய்** (Genetic disorder)**:** மரபுக்கூறு தொடர்பான நோய் அல்லது கோளாறு.

**மனஅழுத்தம்** (Mental stress)**:** கையாள வேண்டியவை மிகைப்

படியாக உள்ளமையால் ஏற்படும் கவலை; வேலைப்பளுத் தொல்லை.

**மனச்சோர்வு** (Depression): நீடித்து இருக்கக்கூடியதும் நோய்நிலையாக ஆகக் கூடியதும், தூக்கமின்மை முதலிய அறிகுறிகளை உடையது மாகிய மகிழ்வின்மை உணர்வு.

**மாரடைப்பு** (Heart attack): இதயத் தசைகளுக்கு இரத்தம் கொண்டு செல்லும் இரத்த நாளங்களில் அடைப்பு ஏற்படுவதால் இதயத் தசைகளின் ஒரு பகுதி இறந்து போதல்.

**மிகை குளுகோஸ் நிலை** (Hyperglycemia): இயல்பான உடம்புக்கு தேவையான இரத்த குளுகோஸ் அளவைவிட அதிகமாக இருக்கும் நிலை.

**மின் அயனிகள், மின் பகுபொருள்கள்** (Electrolytes): ஒரு பொருளின் திரவம் அல்லது நீர்மம் மின்சாரத்தை கடத்தக் கூடியதாக இருப்பின் அப்பொருளின் பகுபொருட்கள் அயனிகள் என்று அழைக்கப் படுகிறது. எ.கா: சோடியம், பொட்டாசியம், கால்சியம், பாஸ்பரஸ் ஆகியவை.

**மூளைத்தாக்கு** (Stroke): பொதுவாக ஓர் இரத்தக் குழாயில் அடைப்பு அல்லது இரத்த உறைவு காணப் படுதல் அல்லது நாளம் வெடித்தல் போன்ற காரணங்களால் மூளைக்குச் செல்லும் இரத்த ஓட்டம் தடைப்பட்டு, மூளைத் திசுக்கள் பாதிக்கப்பட்ட நிலை.

**ரைஸ் நோய்க்குறித் தொகுதி** (Reye's syndrom): 21 வயதுக்கு உட்பட்டவர்கள் ஆஸ்பிரின் மாத்திரை எடுத்துக் கொள்வதால் மூளையில் நீர்வீக்கம், கல்லீரல், சிறுநீரகம் போன்ற உறுப்புகளில் கொழுப்பு பரவுவதால் ஏற்படும் நோய்.

**வலிநீக்கி** (Analgesics, Painkiller): வலியை நீக்கும் மருந்து அல்லது பொருள்.

**வாய்வழி மருத்துவம்** (Oral medication): மாத்திரை, திரவ மருந்து போன்றவற்றை வாய்வழி யாக எடுத்துக்கொள்ளுதல்.

**விடியல் விளைவு** (Dawn phenomenon): அதிகாலை நேரத்தில் சில உடம்பில் குளுகோஸ் உற்பத்தி மிக அதிகமாக இருக்கும் இதனை விடியல் விளைவு என்று அழைக்கப்படும்.

**விழித்திரை வலுவிழப்பு** (Retinopathy): குளுகோஸ் மிகைநிலையால் கண்ணில் புதிய சிறு நாளங்கள் உருவாகின்றன. இதிலிருந்து இரத்தக் கசிவு ஏற்பட்டால் விழித்திரை வலுவிழப்பு ஏற்படுகிறது.

**வெப்பப்புண்** (Sunburn): மிகை வெப்பத்தால் வலி உண்டாகுமாறு தோல் கன்றிச் சிவந்திருத்தல்.

**ஹைட்ரஜன் ஏற்றம்** (Hydrogenation): ஒரு பொருளுடன் நீர்வாயுவை செறிவூட்டுதல்.

# சுட்டி

அதிரோஸ்கிளீரோசீஸ்/நாளக் கடினமாதல் *31-35, 172*
அபாயக் குறிகள் *108*
ஒவ்வாமை விளைவுகள் *129*
அமெரிக்க இந்தியர்கள் *221*
அமைஸின் மிமெடிக்ஸ் *149*
அறிகுறிகளும் நோய்க்குறிகளும் *11-14, 26*
அறுவைச் சிகிச்சை
தொடர் கவனிப்பு *159*
சிகிச்சைக்கு முன் *133-134*
அல்ரோஸ்டாடில் *199-200*
அஸ்பர்டேம் *78*
ஆசிய அமெரிக்கர் *15*
ஆசிய இந்தியர்கள் *221*
ஆண்குறி
பதியன் வைத்தல் *201-202*
மருந்துகள், செலுத்தும் முறை *198-202*
விறைப்பு பிரச்சினை *197-202, 214*
ஆல்ஃபா–குளுகோஸிடேஸ் *136, 140-151*, பார்க்க மெட்ஃபார்மின், சல்பனைல் யூரியா
இன்சுலினுடன் *147*
ஆழ்மயக்கம் (கோமா) *41*
ஆஸ்பிரின் மருத்துவம் *186-187,193*
ஆஸ்மொலாலிடி மிகுந்த மிகை குளுகோஸ் நிலை *28-29*
இடுப்புச் சுற்றளவு *79-83*
இணைப்பு மருந்துகள் *143-146*
இதய மற்றும் நாள நோய் *31-35, 96, 172, 179-180*
இதயத்துடிப்புப் பரிசோதனை *104*
இலக்கு அளவு *105*
இனமும் நீரிழிவும் *15*
இனிப்பு ஆல்கஹால் *78*
இனிப்புகள் (எளிய கார்போஹைட்ரேட்டுகள்) *64*
இன்ஃப்ளுயன்சா/தடுப்பூசி *180-181*
இன்சுலின் *116*
அதிர்ச்சி *25*
அறுவைச் சிகிச்சைக்கு முன் *133-134*
அஸ்பர்ட் *118*
ஊசி *129, 133*
இடத்தைத் தேர்வு செய்தல் *124*
பேனா ஊசி *122*
போட மறந்துவிட்டால் *133*
போட்டபின் உடற்பயிற்சி செய்யலாமா? *111*
போடுவது எப்படி? *123-125*
எதிர்ப்புணர்வு நோய்க்குறித் தொகுதி *16*
எதிர்ப்புணர்வு/எதிர்விளைவு *22, 25-27*
கிளார்ஜின் *118*
குளுலிசின் *118*
செலுத்தும் ஜெட் கருவி *122*
டிடெமிர் *118*

தீவிர மருத்துவ முறை 117, 123
பக்கவிளைவுகள் 129,
   தாழ்குளுகோஸ்நிலை 147
பம்ப் 121
   வேலை செய்யும் விதம் 130-133
பாதகமான அம்சங்கள் 123
மருத்துவம் 115-134, 145-151
மருந்தளவும் நேரமும் 117
மருந்துகளைக் கலக்கும் விதம்
126-127
முன்கலப்பு இன்சுலின் 116
ரெகுலர் 118
லிஸ்புரோ 118
வகைகள் 118-123
இரத்த அழுத்தம் 167, 188
   அளவுகள் 188
   கண்காணிப்பு 187-188
   பரிசோதனை 170
இரத்த குளுகோஸ் 17-19, 54, 60,
65, 76, 132, 202-203, 219, 222
   அதிகரிக்கும் உணவு 54
   அளவு குறைதல் 25
   இயல்பான அளவு 19
   இலக்கு அளவு 46
      குழந்தைகளுக்கு 219
   உடற்பயிற்சியின்போது 95-97
   உடலுறவின்போது 216
   எப்போது பரிசோதனை
   செய்வது? 46-47, 224
   கட்டுப்பாடுக்குள் வைத்தல் 117,
120-121, 207-216
   கண்காணிப்பு/கருவிகள் 58-59, 108
   தற்செயலாகச் செய்யும்போது
   உள்ள அளவு 18
   பாதிக்கும் காரணிகள் 53-56
   மது(வும்) 56
   மாதவிலக்கு 202
   மிகையாதல் 12

வரையறை 4
வெப்பம் பாதிக்குமா? 60
வெறும் வயிற்றுப் பரிசோதனை
17, 218
இரத்த சுத்திகரிப்பு 153
இரத்த மிகை அழுத்தம் 66,
174-175, 187-188
இறந்து பிறத்தல் அல்லது
   மரணமடைதல் 215
இறப்புவிகிதம் 4
ஈறுநோய் 14, 179-180
ஈஸ்ட் தொற்று 204
உடற்பயிற்சி 55
   ஆரோக்கிய உணவு 106-111
   இரத்த குளுகோஸ்
   கண்காணிப்பு 108-112
   இலக்கு 105
   உடற்பயிற்சிக்கு முன் 108-109
   உடற்பயிற்சியின்போது அபாய
   குறிகள் 108
   உடல்உழைப்பு 93-95
   உழைப்பாளியான எனக்கு
   அவசியமா? 112
   ஒழுங்கான உடற்பயிற்சி 95
   கண்காணிப்புக் கருவி 94
   காற்றில் ஆடிச் செய்தல் 97-101,
104-106
   கெண்டைக்கால் தசை
   வலுவாக்கல் 100
   தசைத் தளர்வுப் பயிற்சிகள் 192
   தள்ளு பயிற்சி 100
   திட்டம் 97
   தொடங்குவது எப்படி? 102-104
   நடைப்பயிற்சி 97
   பயிற்சிக்கு ஏற்ற உடை 106
   பலன்கள் 95-97
   போதையுடன் 112
   வலுவாக்கும் பயிற்சி 98-101

வேகத்தை கணக்கிடுதல் 104-106
உடலின் மொத்த நலன் 95
உடலுறவு 215, 216
உடல் உருவம் 79-83 பார்க்க வயிறு
உடல் எடை 14-15
   அதிகரிப்பு/அதிக எடை 12, 79-86, 123-124
   ஆரோக்கியமான அளவு 79-92
   குறைப்பு மருந்து 91
   குறைப்பு/அறுவைச் சிகிச்சை மூலம் 12, 84-92, 95, 176
   பரிசோதனை 170, 177
   பருமன், பார்க்க உடல்
உடல்
   திண்மக் குறியீடு 79-83
   பரிசோதனை 177
   பருமன் 79-92, 221-222
   வெளிச்சவ்வு சுத்திகரிப்பு 153-154
உணவியலாளர் 70-74, 166
   சேர்ந்து பணியாற்றுதல் 70
உணவு
   அளவு நிர்ணயம் 75
   ஆரோக்கியமானது 62
   குடும்பத்தினருக்குப் பிடித்தது 75-76
   குறிப்பேடு 88
   திட்டமிடுதல் 69-74
   பரிந்துரைகள் 63-75
   பரிமாறப்படும் அளவு 74-76
   பொட்டாசியம் குறைந்தது 66
   மாற்றியமைப்பது எப்படி? 87
   மாற்று உணவு பட்டியல் 72-75
   விரும்பத்தகாதவை 86
   வெளியில் சாப்பிடுதல் 85
உதவிக் குழு 83
உயிர்ச்சத்து மாத்திரைகள் 77-78
ஊனங்கள், பிறவிக் குறை 206
எக்சினடைட் 148
ஏ1சி பரிசோதனை 168-171, 175

ஏஆர்வி வகை மருந்துகள் 38
ஏகான்தோஸில் நைகிரிகன்ஸ் 221
ஏசிஇ குறைப்பான் 174-175
ஏசிஈ வகை மருந்துகள் 38
ஒட்டறுவை
   ஐலெட் உயிரணு 160-162
   ஆய்வில் பங்கேற்க வேண்டுமா? 162,
   சிறுநீரக-கணைய ஒட்டறுவை, பார்க்க சிறுநீரகம்
   செய்யலாமா?, ஒட்டறுவை 162
   மையத்தைத் தேர்ந்தெடுப்பது எப்படி? 161-162
ஒட்டுறுப்பு பற்றி அமெரிக்கா 157
ஓமேகா 3 கொழுப்பு அமிலங்கள் 69
ஒருமுனை நிறைவுறா கொழுப்பு 68
கட்டுப்பாட்டுத் திரவம் 51
கணையம் 4-9
   அழற்சி 11
   ஒட்டறுவை 157-160
கண்
   கண்புரை நோய் 179
   பரிசோதனை, புறக்கண், விழித்திரை 170, 178, 179
   பாதிப்புகள் (விழித்திரை வலுவிழப்பு) 12-13, 37-38
   பெருகும் தன்மை 39
   மருத்துவர் 166
கர்ப்பமும் நீரிழிவும் 10, 132, 206-216
   எதிர்பார்க்க வேண்டியவை 209,
கறுப்பு அமெரிக்கர் 15, 221
கலோரி 78
   தினசரி இலக்கு 84-92
கல்லீரல் 4-5, 54-55
காக்ஸ்-2 வகை மருந்துகள் 193
காயங்களைத் தவிர்ப்பது எப்படி? 106-111
காய்கறிகள் 64-65, 72-73, 85-86, 90-91

கார்போஹைட்ரேட் 54, 63-66, 70-72
   கணக்கீடு 70-72
   குறைந்த உணவு 71-72, 86
   சிக்கலான வகை 64
காலணியும் உடல்நலமும் 183-185
கால் 168
   உறைகள் 183
   நகங்களைக் குறைத்தல் 183
   பரிசோதனை 170
   பாதுகாப்பு 181-187
   மருத்துவர் 166
கிரியேட்டினின் 172-173
கிளாகோமா பரிசோதனை 178-179
கிளிபிசைட் 136, 138, 144
கிளிபென்கிளமைட் 136, 138
கிளிமிபிரைட் 136, 138
கிளைகேட்டட்
   ஹீமோகுளோபின் 168-171
கிளைகோஜென் 54
கிளைசிமிக் குறியீடு 71
கிளைபுரைட் 144
கீடோன் 174, 218-219
   அதிகரித்தல் 28, 29-31, 211
   அமிலநிலை 109
   அளவு 218
   பரிசோதனைக் கருவி 30
குடல் வெளியுறை சுத்திகரிப்பு 154
குடல் வெளியேற்ற சுத்திகரிப்பு 154
குடும்ப, சமூக ஆதரவு 75-76
குடும்ப வரலாறு 14, 20, 82-83
குறைப்பான்கள் 136
குளுகோ மீட்டர் 48-51, 58-59
   வரையறுப்பைச் சரிபார்த்தல் 51
குளுகோகான் 27
குளுகோஸ் 4
   இயல்பான செயல்பாடு 4-6
   கட்டுப்பாடு 123

   பரிசோதனை 213
குளோர்புரோபமைட் 136
குழந்தைகளும் நீரிழிவும் 217-233
   இன்சுலின் அளவு 220
   குளுகோஸ் கட்டுப்பாடு 220-221
   தன்கவனிப்பில் ஈடுபடுத்துவது எப்படி? 224
   வகை 1 நீரிழிவு 217-221
கூட்டு மாத்திரைகள் 144
கேப்சைசின் பி 37
கை கால்
   இழப்பு 35-37
   உணர்ச்சி மாறுபாடுகள் 13
   ஊனம் 24
   நடுக்கம் 36-37
கொலஸ்டிரால் 96, 171-172
   எச்டிஎல் 171-176
   எல்டிஎல் 171-176
   கண்காணிப்பது எப்படி? 188-190
கொழுப்பு 63, 67-69 171, 188-190
   டிரான்ஸ் கொழுப்பு 68
   பரிசோதனை 171-172
   பலமுனை நிறைவுறாதது 68
   பூரிதக் கொழுப்பு 68
சர்க்கரை 65-66
சல்பனைல் யூரியாக்கள் 136-151, 136
   ஆல்ஃபா-குளுகோஸிடேஸ் 144-145
   தயாசோலிடின்டையோன் 145-151
   மெட்ஃபார்மின் 144
சாக்கரின் 78
சார்பிடால் 78
சிடனபில் (வயாக்ரா) 198
சிமெடிடின் 140
சிறுநீரகம்
   கீடோன் பரிசோதனை 30
   குளுகோஸ் பரிசோதனை 59

சிறுநீரக நோய்கள் 37-38, 152
சிறுநீரக-கணைய ஒட்டறுவை 159-160
சிறுநீர் கழித்தல், அடிக்கடி 12, 110, 218, 221
சிறுநீர்த்தாரை 199
சிறுநீர்ப் பாதைத் தொற்று 204
செயற்கை சுத்திகரிப்பு 153-154
செயலிழப்பு, இறுதி கட்ட 24, 38, 152, 157
 புரதப் பரிசோதனை 170, 173-175
 மாற்று அறுவைச் சிகிச்சை 152-153, 155-157, 158
 வீட்டில் பரிசோதனை 174
சீரம், கிரியேட்டினின் 170
 பரிசோதனை 172-173
சீர்கேடுகளையும் சிக்கல்களையும் தடுப்பது எப்படி? 20, 177
 பயிற்சி முகாம்கள்
சுக்ரலோஸ் 78
சுறுசுறுப்பு 15
சுவாசம்
 தளர்வுப் பயிற்சி 191
 நோய்க்குறித் தொகுதி 215
சூடேற்றுதல் மற்றும் குளிரச் செய்தல் 108
சூரிய வெப்பம் 60
செயற்கை இனிப்பான் 78, 207
சோடியம் குறைந்த உணவு 66
டயபிடிஸ் இன்சிபிடிஸ்/ மெலிடஸ் 7
டிரைகிளிசரைட் 171-176, 188-190
டெட்னபில் 198
டொலாசாமைட் 136
டோல்புடாமைட் 136
தடுப்பூசி, அட்டவணை 180-181
தயாசோலிடின்டயோன்கள் 136, 142-146
தளர்ச்சி 12

அறிய உதவும் அளவுகோல் 106
தாகம், அதிக 12, 218
தாழ்குளுகோஸ் நிலை 25-27, 111, 147, 211
 உணர இயலாமை 26
 என்ன செய்ய வேண்டும்? 26-27
தொற்றுகள், அடிக்கடி 13, 40-41
நரம்பு பாதிப்பு 13, 36-37, 181, 198
நார்சத்து 64
நாளம் கடினமாதல், பார்க்க, அதீரோஸ்கிளீரோசீஸ்
நிமோனியா தடுப்பூசி 180-181
நீரிழப்பு 12
நீரிழிவு
 அமைப்புகள் 193
 ஆழ்மயக்கம் 41
 இனம் 15
 இளம்பருவத்தில் 225
 உணவு 62
 கண்காணிப்புப் பரிசோதனை 222
 கண்டறிதல் 17-20
 கர்ப்ப காலம், பார்க்க: நீரிழிவும் கர்ப்பமும் 206
 சிக்கலைக் குறைத்தல் 177-193
 சிக்கல்கள் 206-207, 214-216
 தடுக்க வழியுண்டா? 20-22
 பயிற்சி முகாம்கள் 231
 பாதிப்புக்குள்ளாதல் 56
 பாதிப்பைக் கவனிப்பதற்கு ஒரு திட்டம் 223
 மது(வும்) 56
 மிகைப்படுத்தும் காரணிகள் 14-17
 முன்னிலை 18, 60-61
 மோடி வகை 11
 லாடா வகை 11
 வகை 1 நீரிழிவு 15, 217,
 பரிசோதனைகள் 218
 மருத்துவம் 220

வரையறை 7-8
வகை 2 நீரிழிவு 9, 79, 116, 217
   அறிகுறிகள் 221
   வரையறை 9
   வகைகள் 7-11
   வயதும் நீரிழிவும் 15
நேடிகிளைனைட் 136
நைட்ரேட் மருந்துகள் 199
நோயுறுதல் 56
நோய் எதிர்ப்பு
   உயிரணுக்கள் 40
   திறன் குறைவு 156
   மருந்துகள் 156
   முறைமை (இம்யூன் சிஸ்டம்) 8, 156, 159, 160-162
பசிபிக் தீவுவாசிகள் 221
பசியின்மை 12, 38
பயண ஏற்பாடு 61, 192-193
பரிசோதனை, முக்கிய 165-172
   அட்டை 47, 48-51
   குளுகோஸ் தாங்கும் பரிசோதனை 19
   பல் 179-180
   பாதிக்கும் காரணிகள் 57
   முடிவுகளைப் பதிவுசெய்தல் 52-53
பருமன், பார்க்க உடல்
பருவவயதினர் 227
பல ஊசிமுறை 220
பல், பார்க்க பரிசோதனை
பள்ளிக்கூடம்
   கவனிப்பாளர் 224
   செவிலியர் 224
பழங்கள் 64-65, 72-73, 85-86, 90-91
பார்வை
   கூர்மைப் பரிசோதனை 178
   பார்வையிழப்பு 24, 39, 178
பாலியல் ஆரோக்கியம்/
   மருத்துவம் 197-216

பைகுவனெடுகள் 136, 139-140
பிரம்லின்டைட் (சிம்லின்) 115, 149
பிளாஸ்மா குளுகோஸ் அளவு 60
பீன்ஸ், பட்டானி, சோயா உணவுகள் 67
புகைபிடித்தல் 186
புண்கள் 13
புணர்குழல் வறட்சி 204
புரதம் 62-68
   குறைந்த உணவு 63, 66
புரோஜெஸ்டிரான் 202
புறத் தமனி நோய்கள் 35, 181
   மருத்துவம் உண்டா? 35
மஞ்சள் காமாலை 215
மது 56
   இரத்த குளுகோஸ் 76-77
   குடித்துவிட்டு உடற்பயிற்சி செய்யலாமா? 112
   நீரிழிவு 56
மனச்சோர்வை அறிவதெப்படி? 190
மனஅழுத்தம் 190-192
மனதையும் உடலையும்
   தளர்த்துதல் 192
மனநல மற்றும் சமூகப்
   பிரச்சினைகள் 226
மரபியல் காரணிகள் 14, 20, 215
மருத்துவ நலக் குழு 166
மருத்துவத் தேவைகளுக்கான
   கவனிப்பு 223
மருத்துவமனையில் அனுமதித்தல் 61
மருத்துவரை அழைத்தல் 58, 166
மருந்தாளுனர் 149
மருந்துகள் 115-134, 135-151, 156
   செலவு 150
   மருந்துகளைக் கலக்கும் விதம், பார்க்க இன்சுலின்
மாதவிலக்கு நின்றுபோதல் 203-204
மானிடால் 78

மாரடைப்பு 24, 32, 42, 186-187, 193, 205
மாற்று
அறுவைச் சிகிச்சை 152,
அறுவைச் சிகிச்சை ஒத்துக் கொள்ளாமை 155-158, 160-161
உணவு முறை 72,
திரவ பானங்கள் 90-91,
மால்டிடால் 78,
மிகை இரத்த குளுகோஸ் நிலை 27, 211
மீன் 69
முடிவுகளைப் பதிவு செய்தல் 52, 88
முராக்லிட்ஜார் 150
மூலிகை மருந்துகள் 77-78
மூளைத்தாக்கு 24, 34, 186-187, 193
மெக்ளிடினைட் 136, 143
மெக்ளிடால் (கிலிசரைட்) 136
மெட்ஃபார்மின் 136, 139-151
ஆல்ஃபா–குளுகோஸிடேஸ் 145-146
தயாசோலிடின்டையோன் 146-147
மெனோபாஸ், பார்க்க மாதவிலக்கு நின்றுபோதல்
மெரிடியா 91
மேக்ரேஅல்புமினுரியா 174
மேக்ரோசோமியா 214
மைக்ரோஅல்புமினுரியா 174
மைக்ரோஅல்புமின் பரிசோதனை 173-175
ரிபோகிளைனைட் 136
ரைஸ் நோய்க்குறித்தொகுதி 187
ரோசிகிளைடசோன் 144
லாக்சிடால் 78
லாக்டிக் அமிலநிலை 140
லெக்யூம் 64, 67
லேன்செட் ஊசி 47
வளர்சிதைமாற்ற நோய்க்குறித் தொகுதி 16
வயிறு
ஆப்பிள் வடிவம் 80
பேரிக்காய் வடிவம் 80
வாய்வழி மருந்துகளின் இணைப்புகள் 143
விடியல் விளைவு 132
வேலைகளைக் குறைத்தல் 191
வெள்ளை அமெரிக்கர் 15
ஸ்டாட்டின் வகை மருந்துகள் 188-190
ஹார்மோன் மருந்துகள் 205
ஹீமோகுளோபின் 169
ஹெப்படைட்டிஸ் பி தடுப்பூசி 181
ஹைபோகிளைசிமியா 24
ஹைப்பர்கிளைசிமியா 27
ஜெனிகால் 91
ஜைலிடால் 78

ஃஃஃ

# குறிப்புகள்

#  குறிப்புகள்

## நலவாழ்வு எல்லாருக்கும்
## தரமான, மருத்துவ மலிவுப் பதிப்புகள்

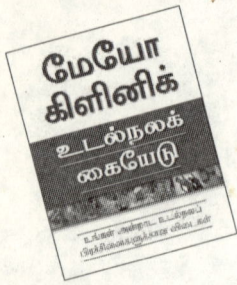

### மேயோ கிளினிக் உடல்நலக் கையேடு
ஃபிலிப் ஹாகென், எம்.டி.

தமிழ்ப் பதிப்பாசிரியர்
மருத்துவர் சிவசுப்ரமணிய ஜெயசேகர்

சிக்கலான மருத்துவப் பிரச்சினைகளை விரிவாக ஆராய்ந்து, அதற்கான சிகிச்சைகளை மேற்கொள்வது மேயோ கிளினிக்கின் தனிச் சிறப்பு. இதனை 100 ஆண்டுகளுக்கு மேலாகத் தொடரும், உலகப் புகழ்பெற்ற மேயோ கிளினிக்கின் நிபுணத்துவம், இப்போது தமிழில், உங்களுக்குப் புரிந்துகொள்வதற்கு எளிதான, தகுதியான இக்கையேட்டின் மூலம் கிடைக்கிறது. நம்பத்தகுந்த இந்தக் கையேட்டில் இன்றைய 150க்கும் மேற்பட்ட பொதுவான உடல்நலப் பிரச்சினைகள் பற்றிய நடைமுறைத் தகவல்கள் உள்பட உங்களுக்குத் தேவைப்படும் ஏராளமான விவரங்கள் இடம்பெற்றுள்ளன.

காய்ச்சல் எப்போது அபாயகரமானதாக இருக்கிறது? ● முதுகு வலியைத் தடுப்பது எப்படி? ● தலைவலியை எவ்வாறு தவிர்ப்பது? ● தோலில் இருப்பது மச்சமா அல்லது புற்றுநோயா? ● மாமோகிராம் யாருக்கு தேவை? எப்போது? ● உங்களுக்கு மாரடைப்பு ஏற்படுவதைத் தவிர்ப்பது எப்படி? ● உங்களுடைய ஆரோக்கியமான உடல் எடை எது? ● மனஅழுத்தத்தைத் தவிர்ப்பது எப்படி? ● நல்ல மருத்துவரைத் தேர்ந்தெடுப்பது எப்படி? ● மருத்துவ முறைகளை எப்படிக் கையாளுவது? ● வீட்டில் மருத்துவப் பரிசோதனை – நல்லதா? கெடுதலா? ● உணவுடன் இணைத்து உண்ணத் தகுந்தவை எவை? ● மாற்று மருத்துவத்தை எவ்வாறு மதிப்பீடு செய்வது?

☙

### டாக்டர் இல்லாத இடத்தில்
விரிவாக்கப்பட்ட புதிய பதிப்பு
டேவிட் வெர்னர்

### டாக்டர் இல்லாத இடத்தில் பெண்கள்
விரிவாக்கப்பட்ட புதிய பதிப்பு
அகஸ்ட் பார்ன்ஸ், ரோனி லோவிச்,
ஜான் மேக்ஸ்வெல், கேதரின் சேப்பிரோ

### பொது மருத்துவம்
முதல்முறையாகத் தமிழில் முழுமையான மருத்துவ நூல்
மருத்துவர் சிவசுப்ரமணிய ஜெயசேகர்